学建書院

口腔顎顔面疾患学
臨床口腔病理診断学

Oral Maxillofacial Disease

立川哲彦

学建書院

序　文

　疾病の病態と病因を知ることは治療の第一歩であり，これらを知らずして治療はあり得ず，医療を目指す人の最も基本的な知識である．近年の病態は人類環境の変化によりつねに変化する一方で，医療の進歩による病態解明も急速に進んでいる．その結果，われわれが診るべき疾病は年々増加するとともに，その病態も非常に多岐にわたる．

　歯科領域の病態においては，歯科の二大疾患である齲蝕と歯周病の病態，病因，治療が確立され，より高い医療が行われているが，かわって口腔粘膜疾患や口腔悪性腫瘍の発生増加がみられ，歯科医が取り扱う疾患も多岐にわたっている．さらに，全身疾患とそれにかかわる口腔疾患の増加もみられ，その傾向はますます増加することが予想される．したがって，歯科医は全身状態を見極めたうえでの多岐にわたる口腔疾患を正確かつ迅速に診断し，治療しなければならない．そのためにはこれらの病態の特徴をいかに整理し，理解しておくかが最も重要なことである．

　本書での口腔顎顔面疾患学（臨床口腔病理診断学）の勉強はあなた自身の知識の獲得はいうに及ばず，最も重要なことは「あなたが診察する患者さんのための勉強である」ということである．そのために本書は口腔顎顔面疾患を理論的に学ぶ手引書として書かれたもので，本書には組織の発生から病因論，病態の最近の学説の概要を記載してある．また，病因論や診断に関しては免疫組織化学，免疫蛍光法および電子顕微鏡所見も加え，さらに，診断，治療，予後を知るうえで「注意すべき点」として記載してある．

　本書が oral physician（口腔内科医）を目指すうえでの疾病の理解により効果的に役立てば幸いである．

平成 22 年 12 月

立川　哲彦

目　次

1　歯の発育異常

1　歯の大きさの異常 …………………………………… 3
　1）矮小歯 ………………………………………………… 3
　2）巨大歯 ………………………………………………… 3
2　歯の形の異常 ………………………………………… 3
　1）融合歯 ………………………………………………… 3
　2）癒着歯 ………………………………………………… 3
　3）彎曲歯 ………………………………………………… 3
　4）重積歯（歯内歯） …………………………………… 4
　5）過剰根 ………………………………………………… 4
　6）エナメル滴（エナメル真珠） ……………………… 4
　7）タウロドント（タウロドンティズム） …………… 4
　8）歯冠の異常結節 ……………………………………… 4
　9）歯髄腔の異常 ………………………………………… 4
3　歯の数の異常 ………………………………………… 5
　1）無歯症 ………………………………………………… 5
　2）過剰歯 ………………………………………………… 5
4　歯の萌出異常 ………………………………………… 5
　1）早期萌出 ……………………………………………… 5
　2）萌出遅延 ……………………………………………… 6
　3）生歯病 ………………………………………………… 6
　4）埋伏歯 ………………………………………………… 6
5　歯の位置の異常および咬合の異常 ………………… 7
　1）歯の位置の異常 ……………………………………… 7
　　（1）転位…7　（2）傾斜…7　（3）捻転…8　（4）高位と低位…8　（5）移転…8　（6）逆生…8　（7）正中離開…8　（8）叢生…8
　2）歯列弓の形態の異常 ………………………………… 9
　　（1）狭窄歯列弓…9　（2）間隙歯列弓…9
　3）上下歯列弓関係の異常（咬合の異常） …………… 9
　　（1）上顎前突…9　（2）下顎前突…9　（3）切縁咬合（切端咬合）…9　（4）交叉咬合…9　（5）過蓋咬合…9　（6）開咬…9
6　咬合異常を伴う先天性疾患 ………………………… 10
　1）上顎前突（下顎の遠心咬合，鳥貌）を発現する疾患 …………………………………………………… 10
　2）下顎前突（反対咬合）を発現する疾患 …………… 11
　3）顔面，顎骨の非対称を発現する疾患 ……………… 12
　4）頭蓋縫合部の早期癒合を発現する疾患 …………… 12
7　原因による歯の形成異常 …………………………… 12
　1）局所的原因による歯の形成異常 …………………… 12
　2）全身的原因による歯の形成異常 …………………… 12
　3）遺伝による歯の形成異常 …………………………… 13
　　（1）エナメル質形成不全症…13　（2）象牙質形成不全症…14　（3）象牙質異形成症…14
　4）エナメル質および象牙質の形成異常を伴う遺伝性疾患 …………………………………………………… 14

2　歯の損傷

1　咬　耗 ………………………………………………… 15
2　磨　耗 ………………………………………………… 15
3　歯の破折 ……………………………………………… 16
4　放射線による歯の変化 ……………………………… 16
5　化学的損傷 …………………………………………… 17

3　歯の沈着物および着色

1　沈着物 ………………………………………………… 19
　1）ペリクル ……………………………………………… 19
　2）プラーク（歯垢） …………………………………… 19
　3）歯　石 ………………………………………………… 20
2　着色と変色 …………………………………………… 21
　1）着　色 ………………………………………………… 21
　2）変　色 ………………………………………………… 22

4　齲　蝕

1　エナメル質齲蝕 ……………………………………… 25
2　象牙質齲蝕 …………………………………………… 26
3　セメント質齲蝕 ……………………………………… 27

5　象牙質・歯髄複合体の病変（歯髄の病変）

- A 歯髄炎 …… 29
- 1 細菌性歯髄炎 …… 30
  - 1）急性歯髄炎 …… 30
    - (1) 急性一部性漿液性（単純性）歯髄炎…30　(2) 急性一部性（全部性）化膿性歯髄炎…30　(3) 壊疽性歯髄炎（歯髄壊疽）…31
  - 2）慢性歯髄炎 …… 31
    - (1) 慢性閉鎖性歯髄炎…31　(2) 慢性開放性歯髄炎…31　(2)-1 慢性潰瘍性歯髄炎…31　(2)-2 慢性増殖性歯髄炎…32
  - 3）上行性歯髄炎 …… 32
  - 4）血行性歯髄炎 …… 32
- 2 物理的歯髄炎 …… 32
- 3 化学的歯髄炎 …… 33
- 4 内部性肉芽腫または内部性吸収 …… 33
- B 歯髄の退行性病変 …… 33
- 1 歯髄萎縮 …… 33
- 2 歯髄の変性 …… 33
- 3 象牙質・歯髄複合体の加齢的変化 …… 34
- 4 辺縁性歯周炎における歯髄の変化 …… 34
- C 歯髄の進行性病変 …… 34
- 1 象牙質の増生 …… 34
- 2 歯髄の化生 …… 35
- 3 歯髄切断と覆髄（歯髄の創傷の治癒） …… 35

6　根尖性歯周組織の病変

- 1 急性根尖性歯周炎 …… 37
  - 1）急性根尖性漿液性歯周炎 …… 37
  - 2）急性根尖性化膿性歯周炎 …… 37
- 2 慢性根尖性歯周炎 …… 38
  - 1）慢性根尖性単純性歯周炎 …… 38
  - 2）慢性根尖性化膿性歯周炎 …… 38
  - 3）慢性根尖性肉芽性歯周炎 …… 38
    - (1) 歯根肉芽腫…39　(2) 歯根囊胞…39

7　辺縁性歯周組織の病変（歯周病）

- 1 歯肉病変 …… 42
  - 1）プラーク性歯肉炎 …… 42
    - (1) プラーク単純性歯肉炎…42　(2) 全身因子関連歯肉炎…42　(3) 栄養障害関連歯肉炎…43
  - 2）非プラーク性歯肉炎 …… 43
  - 3）歯肉増殖 …… 43
- 2 歯周炎 …… 43
  - 1）慢性歯周炎（成人性歯周炎） …… 43
  - 2）侵襲性歯周炎 …… 44
  - 3）遺伝性疾患に伴う歯周炎 …… 44
- 3 壊死性歯周疾患 …… 45
  - 1）壊死性潰瘍性歯肉炎 …… 45
  - 2）壊死性潰瘍性歯周炎 …… 45
- 4 歯肉―歯周病変 …… 45
  - 1）エプーリス …… 45
  - 2）機械的因子による歯周組織の病変 …… 46
    - (1) 外傷性による歯周組織の変化…46　(2) 矯正移動による歯周組織の変化…47　(3) 咬合機能低下による歯周組織の変化…47　(4) 根管治療に伴う歯周組織の変化…47　(5) 抜歯創の治癒…48
- 5 セメント質の病変 …… 48
  - 1）セメント質の増殖 …… 49
  - 2）セメント粒 …… 49
  - 3）セメント質の吸収 …… 49
  - 4）歯根と歯槽骨の強直 …… 50
- 6 加齢に伴う歯周組織の変化 …… 50
- 7 病巣感染・歯性病巣感染 …… 51

8　口腔顎顔面領域の形成障害

- 1 口腔顎顔面領域における披裂 …… 55
  - 1）一次口蓋の披裂 …… 55
  - 2）二次口蓋の披裂 …… 55
  - 3）一次口蓋披裂と二次口蓋披裂の合併 …… 55
  - 4）口蓋裂（一次，二次）の合併症 …… 55
  - 5）その他の顔面披裂 …… 55
- 2 舌の形成異常 …… 56
  - 1）無舌症，小舌症 …… 56
  - 2）分裂舌，分葉舌 …… 56
  - 3）正中菱形舌炎 …… 56
  - 4）舌甲状腺と甲状舌瘻 …… 56
  - 5）溝状舌 …… 56

6）巨舌症 … 57	8）顔面と顎の非対称 … 59
7）舌癒着症（舌強直症）… 57	5 奇形症候群 … 59
3 口唇および頬などのその他の形成障害 … 57	1）眼耳脊椎異形成症（ゴルドナール症候群）… 60
1）二重唇 … 57	2）唇裂口蓋裂症候群 … 60
2）先天性口唇小窩および口唇瘻 … 57	(1) 傍正中下唇瘻・唇裂，口蓋裂症候群…60　(2) 口腔顔面指趾症候群Ⅰ型…60　(3) アペール症候群（尖頭合指症）…60　(4) 耳口蓋指症候群…60　(5) トレチャー・コリンズ症候群（下顎顔面異骨症）…61
3）フォーダイス顆粒（異所性脂腺）… 57	
4）小帯の異常 … 58	
5）小口症 … 58	
6）鰓瘻 … 58	
4 顎骨の形成障害 … 58	3）エリス・ファンクレフェルト症候群 … 61
1）無顎症 … 58	4）ハレルマン・ストライフ症候群 … 61
2）半顎症 … 58	5）マルファン症候群 … 61
3）関節突起の欠如 … 59	6）眼歯骨異形成症 … 61
4）オトガイ隆起の無形成 … 59	7）プレーダー・ウイリー症候群 … 62
5）重複口蓋 … 59	8）ルービンステイン・テイビー症候群 … 62
6）小顎症 … 59	9）ムコ多糖症 … 62
7）大顎症 … 59	10）ダウン症候群 … 62

9　口腔粘膜の疾患

A　粘膜水疱性病変 … 64	疱症…70　(5) 後天性表皮水疱症…70
1 ウイルス性疾患 … 64	B　粘膜潰瘍性病変 … 70
1）ヘルペスウイルス群による病変 … 64	1 外傷性病変 … 70
1）-1 単純疱疹ウイルスによる病変 … 64	2 細菌性病変 … 70
(1) 急性疱疹性歯肉口内炎…64　(2) 疱疹性湿疹…64	1）結　核 … 70
(3) 口唇疱疹（口唇ヘルペス）…65	2）梅　毒 … 71
1）-2 水痘・帯状疱疹ウイルスによる病変 … 65	3）らい病 … 71
(1) 水痘…65　(2) 帯状疱疹（帯状ヘルペス）…65	4）放線菌症 … 71
2）ピコルナウイルス群による病変 … 66	5）クリプトコックス症 … 71
2）-1 コクサッキーウイルスによる病変 … 66	6）ムコール症 … 71
(1) ヘルパンギーナ…66　(2) 手足口病…66	7）ヒストプラズマ症 … 72
3）ポックスウイルス群による病変 … 66	8）酵母菌症 … 72
(1) 痘瘡…66　(2) 伝染性軟属腫…67	9）水　癌 … 72
4）パラミクソウイルス群による病変 … 67	3 免疫不全性病変 … 72
(1) 流行性耳下腺炎…67　(2) 麻疹（はしか）…67	1）アフタ性口内炎 … 72
2 免疫関連性疾患：天疱瘡 … 67	2）ベーチェット病（症候群）… 73
1）尋常性天疱瘡 … 67	3）ライター症候群 … 73
2）増殖性天疱瘡 … 68	4）多形（滲出性）紅斑 … 73
3）落葉性天疱瘡 … 68	5）紅斑性狼瘡 … 73
4）紅斑性天疱瘡 … 68	4 アレルギー反応性病変 … 74
5）水疱性類天疱瘡 … 68	1）接触性アレルギー … 74
6）粘膜類天疱瘡，瘢痕性類天疱瘡 … 68	2）薬物アレルギー … 74
7）疱疹状皮膚炎 … 69	3）ウエゲナー肉芽腫 … 75
3 その他の疾患 … 69	5 腫　瘍 … 75
1）表皮水疱症 … 69	1）扁平上皮癌 … 75
(1) 単純性表皮水疱症…69　(2) 栄養障害型表皮水疱症…69　(3) 接合部型表皮水疱症…69　(4) 致死性表皮水	C　粘膜白色病変 … 76
	1 遺伝性疾患 … 76

- 1）白色水腫 …… 76
- 2）白色海綿状母斑 …… 76
- 2 反応性病変 …… 76
  - 1）ニコチン性口内炎 …… 76
- 3 その他 …… 77
  - 1）白板症 …… 77
  - 2）毛状白板症 …… 77
  - 3）毛舌 …… 77
  - 4）地図状舌 …… 78
  - 5）扁平苔癬 …… 78
  - 6）カンジダ症 …… 78
- D 粘膜の赤色 ― 青色病変 …… 79
- 1 反応性病変 …… 80
  - 1）化膿性肉芽腫（膿原性肉芽腫） …… 80
  - 2）妊娠性エプーリス …… 80
  - 3）周辺性巨細胞肉芽腫 …… 80
  - 4）正中菱形舌炎 …… 80
- 2 腫瘍および腫瘍様病変 …… 81
  - 1）血管腫 …… 81
  - 2）紅板症 …… 81
  - 3）カポジ肉腫 …… 82
- 3 感染症 …… 82
  - 1）風疹 …… 82
- E 粘膜の色素沈着病変 …… 82
- 1 外来性色素沈着 …… 83
  - 1）アマルガム入墨 …… 83
  - 2）黒毛舌（毛舌） …… 83
- 2 内生色素沈着 …… 83
  - 1）メラニン沈着症 …… 83
  - 2）アジソン病 …… 83
  - 3）ポイッツ・イエーガー症候群 …… 83
  - 4）アルブライト症候群 …… 83
  - 5）フォン・レックリングハウゼン病 …… 83
- 3 腫瘍および腫瘍類似病変 …… 84
  - 1）色素性母斑 …… 84
  - 2）悪性黒色腫 …… 84
- F 粘膜の疣贅 ― 乳頭状病変 …… 84
- 1 反応性病変 …… 85
  - 1）乳頭状過形成 …… 85
  - 2）oral florid papillomatosis …… 85
  - 3）歯肉増殖症 …… 85
- 2 感染性病変 …… 85
  - 1）尖圭コンジローマ …… 85
- 3 腫瘍 …… 85
  - 1）乳頭腫 …… 85
  - 2）リンパ管腫 …… 86
  - 3）疣贅性癌 …… 86

10　顎骨の病変

- 1 遺伝性疾患 …… 87
  - 1）ケルビズム …… 87
  - 2）骨形成不全症 …… 87
  - 3）大理石骨病 …… 88
  - 4）鎖骨頭蓋異骨症 …… 89
  - 5）クルーゾン症候群（頭蓋顔面異骨症） …… 89
  - 6）トレチャー・コリンズ症候群（下顎顔面異骨症） …… 90
  - 7）ピエール・ロバン症候群 …… 90
  - 8）マルファン症候群 …… 90
  - 9）ダウン症候群（トリソミー21） …… 90
- 2 代謝障害性疾患 …… 91
  - 1）骨ページェット病 …… 91
  - 2）副甲状腺機能亢進症 …… 92
  - 3）副甲状腺機能低下症 …… 92
  - 4）下垂体機能亢進症 …… 92
  - 5）下垂体機能低下症 …… 92
  - 6）腎性骨異栄養症 …… 93
  - 7）小児皮質骨過剰症（カフィー病） …… 93
  - 8）大量骨融解（ファントム骨疾患） …… 93
  - 9）ビタミン欠乏による顎骨病変 …… 93
- 3 原因不明 …… 94
  - 1）半側顔面肥大 …… 94
  - 2）進行性顔面半側萎縮（ロンベルク症候群） …… 94
  - 3）無歯顎の進行性萎縮 …… 94
  - 4）進行性全身性硬化症（強皮症） …… 95
  - 5）巣状骨多孔性骨髄欠損 …… 95
- 4 炎症 …… 95
  - 1）非特異性顎骨炎 …… 95
    - （1）顎骨骨膜炎…95　（1）-1 骨膜下膿瘍…95　（1）-2 ガレー骨髄炎（化骨性骨膜炎）…96　（2）顎骨骨髄炎…96　（2）-1 乳児の急性骨髄炎…96　（2）-2 成人の急性骨髄炎…96　（2）-3 慢性硬化性骨髄炎…96　（2）-4 慢性巣状硬化性骨髄炎…97　（2）-5 慢性び漫性硬化性骨髄炎…97　（3）化学的顎骨炎…97　（4）放射線作用による骨病変…97　（5）歯性上顎洞炎…98
  - 2）特異性顎骨炎 …… 98
  - 3）放線菌性骨髄炎 …… 98
- 5 顎骨の骨折 …… 98
  - 1）骨折の治癒 …… 98
  - 2）病的骨折 …… 98

3）外傷性骨折 …… 98
　　4）骨折の合併症 …… 99
6　腫瘍および腫瘍関連病変 …… 99
　　1）ランゲルハンス細胞組織球症 …… 99
　　2）ハンド・シュラー・クリスチャン病 …… 100
　　3）骨の好酸性肉芽腫 …… 100
　　4）レットラー・シーベ病 …… 100

11　顎関節の病変

1　発育異常 …… 101
　　1）関節突起の無形成 …… 101
　　2）関節突起の形成不全 …… 101
　　3）関節突起の過形成 …… 102
2　外　傷 …… 102
　　1）脱　臼 …… 102
　　2）骨　折 …… 102
3　炎　症 …… 102
　　1）外傷性顎関節炎 …… 102
　　　（1）急性外傷性顎関節炎…102　（2）慢性外傷性顎関節炎…103
　　2）感染性関節炎 …… 103
　　　（1）化膿性顎関節炎…103　（2）慢性顎関節炎…103
　　3）リウマチ性顎関節炎 …… 103
　　4）変形性関節炎 …… 104
　　5）その他の関節炎 …… 104
　　　（1）痛風性関節炎…104　（2）乾癬性関節炎…104　（3）ライター症候群…104
4　顎関節症 …… 105
5　顎関節強直症 …… 105

12　口腔領域の囊胞

A　歯原性上皮性囊胞 …… 107
1　発育性囊胞 …… 107
　　1）含歯性囊胞 …… 107
　　2）歯原性角化囊胞 …… 108
　　3）歯肉囊胞 …… 108
　　4）萌出囊胞 …… 109
　　5）側方性歯周囊胞 …… 109
　　6）腺様歯原性囊胞 …… 109
2　炎症性囊胞 …… 109
　　1）歯根囊胞 …… 109
　　2）残存囊胞 …… 110
　　3）歯周囊胞 …… 110
B　非歯原性囊胞 …… 110
1　顎骨の非歯原性囊胞 …… 110
　　1）鼻口蓋管囊胞 …… 110
　　2）鼻歯槽囊胞（鼻唇囊胞） …… 111
　　3）球状上顎囊胞 …… 111
　　4）術後性上顎囊胞 …… 111
　　5）単純性骨囊胞（孤立性骨囊胞） …… 111
　　6）脈瘤性骨囊胞 …… 111
　　7）静止性骨空洞 …… 112
2　軟部組織に発生する囊胞 …… 112
　　1）類皮囊胞および類表皮囊胞 …… 112
　　2）リンパ上皮性囊胞 …… 112
　　3）鰓囊胞 …… 112
　　4）甲状舌管囊胞 …… 113
　　5）粘液囊胞 …… 113

13　歯原性腫瘍

A　良性腫瘍 …… 116
1　歯原性上皮由来で歯原性外胚葉性間葉を伴わない腫瘍 …… 116
　　1）エナメル上皮腫 …… 116
　　2）扁平性歯原性腫瘍（歯原性扁平上皮腫） …… 117
　　3）石灰化上皮性歯原性腫瘍（歯原性石灰化上皮腫） …… 117
　　4）腺腫様歯原性腫瘍 …… 118
　　5）角化囊胞性歯原性腫瘍 …… 118
2　歯原性上皮と歯原性外胚葉性間葉からなり，硬組織を伴うあるいは伴わない腫瘍 …… 118
　　1）エナメル上皮線維腫 …… 118
　　2）エナメル上皮線維象牙質腫 …… 118
　　3）エナメル上皮線維歯牙腫 …… 119
　　4）歯牙腫 …… 119
　　5）歯牙エナメル上皮腫 …… 119
　　6）石灰化囊胞性歯原性腫瘍（石灰化歯原性囊胞） …… 120
　　7）象牙質形成性幻影細胞腫瘍 …… 120
3　間葉あるいは歯原性外胚葉性間葉からなり，歯原性上皮を伴うあるいは伴わない腫瘍 …… 120
　　1）歯原性線維腫 …… 120

2）歯原性粘液腫 … 120
　　3）良性セメント芽細胞腫 … 121
　4　骨関連病変 … 121
　　1）骨形成線維腫 … 121
　　2）線維性異形成症 … 121
　　3）中心性巨細胞病変（中心性巨細胞肉芽腫） … 121
　　4）ケルビズム … 122
　　5）脈瘤性骨嚢胞 … 122
　　6）単純性骨嚢胞 … 122
 B　その他の腫瘍 … 122
　　1）乳児の黒色性神経外胚葉性腫瘍 … 122
 C　悪性腫瘍 … 123
　1　歯原性癌腫 … 123
　　1）転移性（悪性）エナメル上皮腫 … 123
　　2）原発性骨内癌 … 123
　　3）歯原性嚢胞に由来する癌腫 … 123
　2　歯原性肉腫 … 123
　3　その他の歯原性上皮性悪性腫瘍 … 123

14　非歯原性腫瘍

 1　良性上皮性腫瘍 … 125
　　1）乳頭腫 … 125
　　2）逆性乳頭腫 … 125
 2　良性非上皮性腫瘍 … 125
　　1）線維腫 … 125
　　2）粘液腫 … 126
　　3）黄色腫病変 … 126
　　4）化骨性線維腫 … 127
　　5）線維性骨異形成症 … 127
　　6）骨腫および類似疾患 … 127
　　　（1）骨腫…127　（2）軟部組織の骨腫…127　（3）ガードナー症候群…128　（4）口蓋隆起と下顎隆起…128
　　7）類骨骨腫 … 128
　　8）骨芽細胞腫 … 128
　　9）軟骨性腫瘍 … 129
　　　（1）軟骨腫…129
　　10）巨細胞性腫瘍病変 … 129
　　　（1）巨細胞腫…129　（2）巨細胞肉芽腫…129　（3）ケルビズム…129　（4）褐色腫…129
　　11）脂肪腫 … 130
　　12）血管腫 … 130
　　13）リンパ管腫 … 130
　　14）筋腫 … 130
　　　（1）平滑筋腫…130　（2）血管筋腫…130　（3）横紋筋腫…130
　　15）顆粒細胞腫 … 131
　　16）神経系腫瘍 … 131
　　　（1）神経鞘腫…131　（2）神経線維腫…131　（3）神経線維腫症，フォン・レックリングハウゼン病…132　（4）粘膜神経腫…132
　　17）色素性母斑 … 132
 3　前癌病変 … 133
　　1）上皮性異形成 … 133
　　2）白板症 … 133
　　3）紅板症 … 133
　　4）粘膜下線維症 … 133
 4　上皮内癌 … 134
 5　悪性上皮性腫瘍（癌腫） … 134
　　1）口唇癌 … 139
　　2）頬粘膜癌 … 139
　　3）歯肉癌 … 139
　　4）硬口蓋癌 … 139
　　5）口腔底癌 … 139
　　6）舌　癌 … 139
　　7）口峡咽頭癌 … 140
　　8）多発性癌 … 140
　　9）顎骨中心性癌 … 140
　　10）上顎洞癌 … 140
 6　悪性非上皮性腫瘍（肉腫） … 140
　　1）線維肉腫 … 141
　　2）脂肪肉腫 … 141
　　3）悪性線維組織球性腫瘍 … 141
　　4）骨肉腫 … 141
　　5）軟骨肉腫 … 142
　　6）滑膜肉腫 … 142
　　7）血管肉腫 … 142
　　8）カポジ肉腫 … 143
　　9）平滑筋肉腫 … 143
　　10）横紋筋肉腫 … 143
　　11）ユーイング肉腫 … 143
　　12）骨髄腫 … 144
　　13）白血病 … 144
　　14）悪性リンパ腫 … 144
　　　（1）ホジキンリンパ腫…144　（2）濾胞性リンパ腫…145　（3）び漫性大細胞型リンパ腫…145　（4）小リンパ球性リンパ腫…145　（5）マントル細胞リンパ腫…145　（6）粘膜関連リンパ組織型リンパ腫…146　（7）バーキットリンパ腫…146
　　15）悪性黒色腫 … 146
 7　口腔への転移性腫瘍 … 146

15 唾液腺の疾患

- A 唾液腺の発生と構造 … 148
- B 唾液腺の疾患 … 149
- 1 発育異常 … 149
- 2 退行性病変 … 149
- 3 非感染性の反応性病変 … 149
  - 1）化生的変化 … 149
    - （1）オンコサイト…149　（2）扁平上皮化生…150
  - 2）放射線による唾液腺の障害 … 150
  - 3）唾石症 … 150
  - 4）粘液囊胞 … 150
  - 5）唾液腺症 … 151
  - 附）唾液腺の内分泌 … 151
- 4 感染性唾液腺病変 … 151
  - 1）非特異性唾液腺炎 … 151
    - （1）急性唾液腺炎…151　（2）慢性唾液腺炎…151　（3）慢性再発性耳下腺炎…151　（4）慢性硬化性唾液腺炎…152
  - 2）特異性唾液腺炎 … 152
  - 3）ウイルス性唾液腺炎 … 152
    - （1）流行性耳下腺炎（おたふくかぜ）…152　（2）巨細胞封入体症…152
  - 4）サルコイドーシス … 152
- 5 免疫不全による唾液腺疾患 … 153
  - （1）シェーグレン症候群…153　（2）良性リンパ上皮性疾患…153
- 6 唾液腺の腫瘍 … 153
  - 1）唾液腺の良性腫瘍 … 153
    - （1）多形腺腫…154　（2）筋上皮腫…154　（3）基底細胞腺腫…154　（4）ワルシン腫瘍…155　（5）オンコサイトーマ…155　（6）脂腺腫…155　（7）乳頭状囊胞腺腫…155　（8）細管状腺腫…156　（9）導管乳頭腫…156　（10）リンパ腺腫…156
  - 2）唾液腺の悪性腫瘍 … 156
    - （1）粘表皮癌…157　（2）腺房細胞癌…157　（3）腺様囊胞癌…158　（4）多形低悪性度腺癌…158　（5）上皮筋上皮癌…158　（6）唾液腺導管癌…159　（7）筋上皮癌…159　（8）多形腺腫由来癌…159
  - 3）唾液腺の非上皮性腫瘍 … 159
    - （1）血管腫…160　（2）悪性リンパ腫…160
  - 4）小唾液腺の腫瘍 … 160
- C 唾液腺疾患のまとめ … 161
  - 1）腫瘍細胞の分化における唾液腺腫瘍分類 … 161
  - 2）囊胞化のみられる唾液腺領域の病変 … 161
  - 3）リンパ球浸潤のみられる唾液腺領域の病変 … 161
  - 4）粘液細胞のみられる唾液腺病変 … 161
  - 5）脂腺細胞のみられる唾液腺病変 … 162
  - 6）扁平上皮細胞のみられる唾液腺領域の病変 … 162
  - 7）好酸性細胞のみられる唾液腺病変 … 162
  - 附）筋上皮細胞がある腺組織 … 162

16 老化と口腔病変

- 1 老化 … 163
- 2 老年病 … 164
- 3 加齢に伴う口腔組織の変化 … 165
  - 1）歯と歯周組織の加齢変化 … 165
  - 2）顎骨および顎関節の加齢的変化 … 165
  - 3）口腔粘膜の加齢的変化 … 166
  - 4）舌組織の加齢的変化 … 166
  - 5）唾液と唾液腺の加齢的変化 … 166

17 全身疾患と口腔病変

- A 全身の症候 … 167
- 1 発熱 … 167
- 2 悪心・嘔吐 … 168
- 3 食欲不振 … 168
- 4 動悸 … 168
- 5 浮腫 … 169
- 6 発疹 … 169
- 7 貧血 … 170
- 8 出血傾向 … 170
- 9 リンパ節腫脹 … 171
- 10 チアノーゼ … 172
- 11 脱水 … 172
- 12 意識障害 … 173
- 13 頭痛 … 173
- 14 胸痛 … 174
- 15 痙攣 … 174
- 16 めまい（眩暈） … 174
- 17 ショック … 175
- 18 呼吸困難 … 175
- 19 嚥下障害 … 176

20 視力障害 …… 176	2）悪性貧血 …… 179
21 口　渇 …… 176	3）溶血性貧血 …… 180
22 るいそう …… 177	4）血小板減少性紫斑病 …… 180
23 疼　痛 …… 177	5）血友病 …… 180
B　全身性疾患 …… 179	6）遺伝性出血性末梢血管拡張症（オスラー病）…… 181
1 ウイルス性疾患 …… 179	7）播種性血管内凝固症候群 …… 181
2 細菌感染症 …… 179	8）白血病 …… 181
3 代謝障害 …… 179	（1）急性骨髄性白血病…181　（2）慢性骨髄性白血病…182　（3）急性リンパ性白血病…182　（4）慢性リンパ性白血病…182　（5）単球性白血病…182
4 栄養障害 …… 179	
5 血液疾患 …… 179	
1）鉄欠乏性貧血 …… 179	

18　口腔病変と症候群

1 歯・顎骨の病変を主徴候とする症候群 …… 183	4 神経の病変を主徴候とする症候群 …… 185
2 口腔軟組織の病変を主徴候とする症候群 …… 184	5 代謝および内分泌病変を主徴候とする症候群 …… 185
3 皮膚・粘膜の色素沈着の病変を主徴候とする症候群 …… 184	6 唾液腺病変を主徴候とする症候群 …… 185
	7 その他の病変を主徴候とする症候群 …… 186

19　口腔病変の病理組織診断

1 細胞診 …… 187	2 病理組織検査 …… 188

索　引 …… 189

1 歯の発育異常

歯の発生過程	1．歯の発生は胎生6〜7週にかけて，口腔粘膜上皮が落ち込み歯堤を形成する．この歯堤は馬蹄形を呈し，下顎弓と上顎弓の中に形成される．

1．歯の発生は胎生6〜7週にかけて，口腔粘膜上皮が落ち込み歯堤を形成する．この歯堤は馬蹄形を呈し，下顎弓と上顎弓の中に形成される．
　　歯堤は神経堤由来の外胚葉性間葉で囲まれ，その間には基底膜が形成される．
2．歯堤形成後，細胞増殖が起こり，歯蕾 tooth bud と呼ばれる上皮層が形成され，この時期を蕾状期 bud stage という．
3．歯蕾の細胞は増殖し，形が変化し，帽状期 cap stage となる．
　1）帽状期の細胞は3層構造を呈し，エナメル器は外エナメル上皮，エナメル網状期，内エナメル期となる．
　2）外エナメル上皮と内エナメル上皮は先端部でつながり，歯頸ループをつくり，エナメル網状期をはさむ．
　3）エナメル器は周囲の外胚葉性間葉と基底膜で境界され，この部分の分化で歯の形が決定され，その制御は内エナメル上皮に隣接するエナメル結節で行われる．
　4）エナメル結節の細胞は骨形成タンパク（BMP-2，-4，-7），ソニックヘッジホック，線維芽細胞成長因子-4（FGF-4）などの分泌により歯冠の咬頭の形態形成が調節されている．
　5）エナメル結節の細胞には上皮成長因子（EGF）とFGF-4が必要であり，それが不足するとエナメル結節の細胞はアポトーシスを引き起こす．
　6）エナメル器の陥凹部は外胚葉性間葉細胞が密集し歯乳頭を形成する．
　　　この歯乳頭は歯髄と象牙質の形成となる．
　7）歯胚を取り囲む外胚葉性間葉細胞は歯小嚢といい，血管が発達した線維性膜である．この部からはセメント質，歯根膜，歯槽骨が形成される．
　8）歯胚とはエナメル器，歯乳頭，歯小嚢で形成される．
4．その後，エナメル器はさらに陥凹し，釣鐘状となる．この時期を鐘状期 bell stage という．
　1）鐘状期は外エナメル上皮，エナメル網状層，中間層，内エナメル上皮の4層からなる．
　2）内エナメル上皮はエナメル芽細胞へ分化し，エナメル質を形成する．
　3）歯乳頭の最外縁部で，基底膜に接した細胞は分化して象牙芽細胞となる．
　4）象牙芽細胞が基底膜に象牙質の基質を分泌しはじめると，エナメル芽細胞もエナメル基質を形成する．エナメル象牙境の形成である．
5．エナメル質と象牙質の形成が完了すると，歯頸ループから外エナメル上皮と内エナメル上皮が伸展し，鞘状のヘルトウィヒ上皮鞘を形成する．この時期が歯根形成期である．
　1）この部分は中間層を欠くために，内エナメル上皮はエナメル芽細胞に分化しない．
　2）歯根乳頭の最外表の細胞は象牙芽細胞に分化し，歯根象牙質を形成する．
　3）歯頸部ではヘルトウィヒ上皮鞘が消失し，かわりにその部分へ歯小嚢の外胚葉性間葉細胞が侵入し，象牙質の誘導を受け，セメント芽細胞へ分化し，セメント基質を形成する．

エナメル質形成の特徴

1．エナメル器の内エナメル上皮から分化する．
2．内エナメル上皮はエナメリンというエナメルタンパクを歯乳頭に分泌し，歯乳頭細胞から象牙芽細胞への分化を誘導する．
3．象牙質の形成がはじまるとただちに内エナメル上皮はエナメル芽細胞に分化する．
4．エナメル芽細胞はアメロゲニンを分泌し，エナメル質の有機性基質となる．
5．アメロゲニンの分泌とともにエナメル芽細胞はカルシウムとリン酸イオンを基質に向け能動輸送し，アパタイトの結晶と沈着を起こす．
6．エナメル質の有機性基質は，歯の萌出前にエナメル芽細胞によって分解，除去され，エナメル質の無機結晶の含有量が高くなる（エナメルタンパクの脱却）．
7．エナメル質は形成直後は20〜30％の有機質，15〜30％が無機質で，残りが水分であるが，エナメル質の有機性基質の分泌直後に水酸化アパタイトまたはハイドロキシアパタイトが沈着し，石灰化する（エナメル質の2段階形成）．

象牙質形成の特徴

1．内エナメル上皮が産生した基底膜に沿って，歯乳頭から分化した象牙芽細胞によって形成される．
2．象牙芽細胞はエナメル質形成誘導の必須条件である．

	3．象牙芽細胞の遠位端より基質小胞が分泌される． 4．基質小胞は初期石灰化の場である． 5．基質小胞内でリン酸カルシウムの結晶の沈着が起き，基質のコラーゲン線維上へと結晶が移行し，象牙質基質の石灰化がはじまる（コラーゲン性石灰化）． 6．象牙芽細胞は後退しながら基質を形成する．象牙芽細胞突起の形成がある．	
発育異常の原因	1．外　因 　1）感染因子 　（1）風疹ウイルス：無歯症 　（2）梅毒スピロヘーター：ハッチンソンの歯 　2）栄養因子 　　ビタミンD欠乏：矮小歯，円錐歯 　3）物理的因子 　　放射線などによる歯の形成不全 　4）化学的因子 　　抗生物質などによる斑状歯 　5）ホルモン因子 2．内　因 　1）遺伝子の異常 　2）染色体異常 　　などが原因で無歯症，融合歯，栓状歯などが生じる．	
分　類	1．歯の大きさの異常 　1）矮小歯 　2）巨大歯 2．歯の形の異常 　1）融合歯 　2）癒着歯 　3）彎曲歯 　4）重積歯（歯内歯） 　5）過剰根 　6）エナメル滴 　7）タウロドント 　8）歯冠の異常結節 　　① 切歯結節，犬歯結節 　　② 中心結節 　　③ カラベリー結節 　　④ 臼傍結節 　　⑤ プロトスタイリッド 　　⑥ 臼後結節 　9）歯髄腔の異常 　　① 異常髄室角 　　② 根管の異常分岐 　　③ 側　枝 3．歯の数の異常 　1）無歯症 　2）過剰歯 4．歯の萌出異常	1）早期萌出 2）萌出遅延 3）生歯病 4）埋伏歯 5．歯の位置の異常および咬合の異常 　（不正咬合） 　1）歯の位置の異常 　　① 転　位 　　② 傾　斜 　　③ 捻　転 　　④ 高位と低位 　　⑤ 移　転 　　⑥ 逆　生 　　⑦ 正中離開 　　⑧ 叢　生 　2）歯列弓の形態の異常 　　① 狭窄歯列弓 　　② 間隙歯列弓 　3）上下歯列弓関係の異常（咬合の異常） 　　① 上顎前突 　　② 下顎前突 　　③ 切縁咬合 　　④ 交叉咬合 　　⑤ 過蓋咬合 　　⑥ 開　咬
原因による歯の形成異常	1．局所的原因による歯の形成異常 　1）外　傷 　2）炎　症 　3）放射線 2．全身的原因による歯の形成異常 　1）一般的栄養障害 　2）ビタミン欠乏	

3）内分泌障害
　　　4）先天梅毒
　　　5）無機質
　3．遺伝による歯の形成異常
　　1）エナメル質形成不全症
　　2）象牙質形成不全症
　　3）象牙質異形成症
　　4）エナメル質および象牙質の形成異常に伴う遺伝性疾患
　　　① ビタミンD抵抗性くる病
　　　② 低ホスファターゼ症
　　　③ 仮性甲状腺機能低下症

1　歯の大きさの異常

1）矮小歯　microdontia

種類とその特徴	1．真正全体性矮小歯 　下垂体性小人症などで，すべての歯が小型な場合をいう． 2．相対性全体性矮小歯 　顎骨の大きさと比較して，小さな歯の場合をいう． 3．局所性矮小歯 　1）この症例が一番多く，蕾状歯，栓状歯，円錐歯として現れる． 　2）上顎第三大臼歯に好発し，蕾状歯となる． 　3）上顎側切歯に好発し，栓状歯，円錐歯となる． 　4）過剰歯にも現れる．
ポイントワード	小さな歯，蕾状歯，栓状歯，円錐歯，上顎第三大臼歯

2）巨大歯　macrodontia

種類とその特徴	1．真性全体性巨大歯 　下垂体性巨人症の場合で，すべての歯が大型な場合をいう． 2．相対性全体性巨大歯 　顎骨の大きさと比較して，大きな歯の場合をいう． 3．局所性巨大歯 　下顎智歯にみられることがある．また，半側顔面肥大の場合も発現する．
ポイントワード	巨大，巨人症，下顎智歯

2　歯の形の異常

1）融合歯　fused teeth

疾患の特徴	1．2つの歯胚の融合で，歯の発育中の結合があり，少なくとも象牙質で結合している場合をいう． 2．歯根歯髄は別々にみられるが，歯冠歯髄は共有している場合が多い． 3．好発部位は下顎中切歯と側切歯の融合，側切歯と犬歯の融合がある．
ポイントワード	歯胚癒合，下顎中切歯，下顎側切歯，犬歯

2）癒着歯　concrescent teeth

疾患の特徴	1．萌出後にセメント質が増生し近接した歯根と結合した場合をいう． 2．原因は外傷などで歯槽骨が吸収し，セメント質の増生をきたした結果である． 3．上顎第二大臼歯と第三大臼歯に好発する．
ポイントワード	癒着，セメント質，上顎第二大臼歯，第三大臼歯

3）彎曲歯　dilaceration

疾患の特徴	歯の発生過程中における外傷により歯冠部，歯頸部，歯根の彎曲がみられる．
ポイントワード	歯冠部彎曲，歯頸部彎曲，歯根部彎曲

4）重積歯（歯内歯）　dense invaginatus (dens in dente)

疾患の特徴	1．歯の発生時の歯胚の段階で，歯冠形成期の細胞が外圧や局所発育障害により，歯髄中に陥入し，発育することで生じる． 2．好発部位は上顎側切歯，上顎中切歯，上顎犬歯であり，両側性に発現することがある．また，乳歯より永久歯に好発する．
ポイントワード	外傷，発育障害，歯胚，永久歯，上顎側切歯

5）過剰根　supernumerary root

疾患の特徴	1．歯根の数が1ないし2本増加している場合をいう． 2．下顎犬歯，下顎小臼歯，上下顎第三大臼歯に好発する． 3．抜歯，抜髄，根管治療時に注意を要する．
ポイントワード	歯根過剰，下顎犬歯，下顎小臼歯，第三大臼歯

6）エナメル滴（エナメル真珠）　enamel drop (enamel pearl)

疾患の特徴	1．異所性に発生するエナメル質の小滴で，歯頸部や根面に発生する． 2．エナメル滴はヘルトウィヒ上皮鞘が活性化し，エナメル器へ分化してエナメル質が形成されたものである． 3．好発歯は上下顎大臼歯である．
注意すべき点	エナメル滴は象牙質で裏打ちされ，髄角が入り込んでいる場合がある．
ポイントワード	ヘルトウィヒ上皮鞘，エナメル器，エナメル真珠，大臼歯

7）タウロドント（タウロドンティズム）　taurodont (taurodontism)

疾患の特徴	1．大臼歯の歯根が短く，歯冠が長い歯をいい，牛などの有蹄動物の歯に似ていることからタウロドンティズムという名がついた． 2．Down（ダウン）症候群やKlinefelter（クラインフェルター）症候群を伴う． 3．好発歯は下顎第一乳臼歯である．
ポイントワード	短根，長い歯冠，下顎第一乳臼歯，Down症候群

8）歯冠の異常結節　anomalies of the cusp

疾患の特徴	歯冠部の表面に結節をつくり，髄室を含むものが多い．
種類とその特徴	1．切歯結節と犬歯結節　incisor and canine tubercle 　　切歯あるいは犬歯の近・遠心辺縁隆線が合流する基底結節が異常に肥厚したものである． 2．中心結節　central cusp 　　下顎第二小臼歯や下顎第三大臼歯に好発し，その咬頭に異常結節を認める．破折し急性歯髄炎を伴うことがある． 3．カラベリー結節　Carabelli's cusp 　　上顎大臼歯（とくに第一大臼歯）の舌側近心咬頭の舌側面にみられる結節である． 4．臼傍結節　paramolar cusp 　　上顎大臼歯（とくに第二・第三大臼歯）の頰側近心咬頭の頰側面に発現する結節である． 5．臼後結節　distomolar cusp 　　上下第三大臼歯の遠心側にみられる異常結節である． 6．プロトスタイリッド　protostylid 　　下顎大臼歯の頰側近心咬頭の頰側面にみられる結節で，下顎臼傍結節と区別する．
ポイントワード	切歯結節，中心結節，カラベリー結節，臼後結節

9）歯髄腔の異常　anomalies of the pulp chamber

種類とその特徴	1．異常髄質角　abnormal pulp horn 　　歯冠の異常結節やエナメル滴などの内部に深く入り込んでいる歯髄をいう． 2．根管の異常分岐　abnormal ramification of the root canal 　　単根歯の根管が2ないし3本に分かれている根管をいう． 3．側枝　lateral branch 　　1）管外側枝：主根管からほぼ直角に外側へ出ている根管をいう．

3　歯の数の異常

1）無歯症　anodontia

疾患の特徴	歯胚の欠如（無発生）または無形成になった場合である．
種類とその特徴	1．完全無歯症 　1）永久歯，乳歯ともに全部の歯の先天性欠如である． 　2）遺伝性外胚葉性異形成を伴うことがある． 2．部分的無歯症 　1歯またはそれ以上の歯の先天的欠如である．
原因	1．系統発生的退化現象 2．発育早期の栄養障害 3．遺伝性因子
好発部位	好発部位は上下第三大臼歯，上下第二小臼歯，上顎側切歯である．
ポイントワード	歯の欠如，遺伝性外胚葉性異形成，退化現象，栄養障害

2）過剰歯　supernumerary teeth

疾患の特徴	歯胚の発生早期に過形成されたか，または分裂したことにより発生し，正常より歯の数が多くなる．
種類（多い順）	1．正中歯で単一，萌出，逆生，両側性，埋伏したりする． 2．上顎第四大臼歯（臼後歯）で，非常に小さい場合が多い． 3．下顎過剰小臼歯
特性	1．過剰歯の80％は上顎に発生する． 2．定型的過剰歯は下顎に多い． 3．乳歯より永久歯に多い． 4．歯列不正をまねき，食物停滞しやすく，齲蝕になりやすい．
ポイントワード	歯胚早期分裂，正中歯，臼後歯，永久歯，上顎

4　歯の萌出異常

歯の萌出時期	1．乳歯 　中切歯　　　6〜10か月 　側切歯　　　6〜12か月 　犬歯　　　　15〜20か月 　第一乳臼歯　1〜1.5年 　第二乳臼歯　2〜2.5年 2．永久歯 　第一大臼歯　6〜7年 　中切歯　　　6〜8年 　側切歯　　　7〜9年 　犬歯　　　　9〜15年 　第一小臼歯　9〜12年 　第二小臼歯　11〜14年 　第二大臼歯　10〜12年

1）早期萌出　premature eruption

乳歯の早期萌出の特徴	1．出生時に萌出しているか，または出生早期に萌出してくる下顎乳中切歯を先天歯という． 2．まれに，乳犬歯や乳臼歯にもみられるが，多くは形成不全歯が多い．
分類	1．出産時に萌出している歯を出産歯という 2．生後1か月以内に萌出する歯を新生歯という．
原因	1．遺伝的要因（軟骨外胚葉異形成症など） 2．成長ホルモンや甲状腺ホルモンの分泌亢進による．

	3．歯胚の位置異常による．
先天歯による障害	先天歯による舌小帯，舌尖，口唇の潰瘍形成を Riga-Fede（リーガ・フェーデ）病という．授乳時に母親の乳頭部に咬傷を受ける．
永久歯の早期萌出の特徴	萌出時期より早期に萌出することがある．その原因は次の理由である． 1．乳歯の早期脱落の結果． 2．副腎，性腺機能亢進による性的早熟や甲状腺機能亢進に伴い，発生する． 3．半側顔面肥大症の肥大側にみられることがある．
ポイントワード	出生時萌出，形成不全，下顎中切歯，遺伝，Riga-Fede病

2）萌出遅延　delayed eruption of tooth (teeth)

乳歯の萌出遅延の特徴	正常での萌出時期より遅れて萌出する場合をいう．
原　因	1．局所的因子 　1）歯胚の位置異常により萌出遅延をきたす． 　2）歯肉の肥厚により萌出力が弱く，萌出遅延となる． 2．全身的因子 　1）くる病 　2）クレチン病 　3）鎖骨頭蓋異骨症 　4）先天梅毒
永久歯の萌出遅延の特徴	著しい萌出遅延は歯の埋伏をきたす．
原　因	1．局所的因子 　1）乳歯の晩期残存：外傷や感染により下顎第二乳臼歯が骨性癒着し，残存する． 　2）永久歯歯胚の位置異常による． 　3）萌出部位が狭く，萌出できない． 2．全身的因子 　1）くる病 　2）クレチン病 　3）鎖骨頭蓋異骨症 　4）先天梅毒
ポイントワード	萌出遅延，くる病，クレチン病，鎖骨頭蓋異骨症，ビタミン欠乏

Note

くる病とは？
　ビタミンD欠乏により生じる疾患で，類骨組織は過剰に形成され，石灰化が進行しない．骨変形，成長障害，低カルシウム血症，テタニーを伴う．

クレチン病（先天性甲状腺機能低下症）とは？
　甲状腺機能低下症の1つで，甲状腺形成不全，形成障害あるいは胎生期に舌根から下降せず甲状腺の発育不良をきたすことが原因となる．
　クレチン顔貌（眼瞼浮腫様，鼻は低い，開口で舌を出す），不汗，腹部膨満，臍ヘルニア，便秘を認める．また，骨発育障害による小人症で，知能障害を伴う．骨発育障害はサイロキシンの欠乏で軟骨内骨化が障害され，大腿骨遠位骨端発育不全，小泉門閉鎖遅延となる．

3）生歯病　dentition disease

疾患の特徴	1．乳歯の萌出期に全身的，局所的に障害が発生することをいう． 2．症状は発熱，食欲不振，下痢，口内炎，痙攣などが発生する． 3．俗に，知恵熱ともいう．
ポイントワード	知恵熱，乳歯萌出，発熱，口内炎

4）埋伏歯　impacted teeth

疾患の特徴	1．口腔粘膜下または顎骨内に埋入し，萌出しない歯をいう． 2．完全埋伏歯と不完全埋伏歯があり，不完全埋伏歯（半埋伏歯）は歯冠の一部が歯肉上に萌出している．

原　因	1．局所的因子
	1）萌出部位の不足による．
	2）歯胚の大きさ，形，萌出方向の異常による．
	3）埋伏歯の癒着による．
	4）囊胞，腫瘍による．
	2．全身的因子
	1）クレチン病による．
	2）鎖骨頭蓋異骨症（多数歯の埋伏歯を認める）による．
好発埋伏歯（多い順）	1．上下犬歯
	2．上下第三大臼歯
	3．上下第二小臼歯
	4．過剰歯（とくに正中歯）
関連疾患	1．含歯性囊胞
	埋伏歯歯冠を囊胞内に含む．
	2．Gardner（ガードナー）症候群
	優性遺伝性疾患で，大腸の多発性ポリープ，骨腫，類皮囊胞がみられる症候群で，埋伏歯や過剰歯を伴うことが多い．
ポイントワード	萌出不足，上下犬歯，第三大臼歯，含歯性囊胞，Gardner症候群

5　歯の位置の異常および咬合の異常

種　類	1．歯の位置の異常	1）狭窄歯列弓
	1）転　位	2）間隙歯列弓
	2）傾　斜	3．上下歯列弓関係の異常（咬合の異常）
	3）捻　転	1）上顎前突
	4）高位と低位	2）下顎前突
	5）移　転	3）切縁咬合
	6）逆　生	4）交叉咬合
	7）正中離解	5）過蓋咬合
	8）叢　生	6）開　咬
	2．歯列弓の形態の異常	4．咬合異常を伴う先天性疾患

1）歯の位置の異常

（1）転　位　version

疾患の特徴	正常歯列の位置からはずれて植立している歯をいう．
種類とその特徴	1．唇側転位
	前歯部に好発する．とくに，上顎犬歯に多く，一般に八重歯という．
	2．舌側転位
	乳歯の晩期残存や過剰歯により萌出部の閉鎖や乳歯の早期脱落で隣在歯が転位することで，萌出余地不足により舌側に移動する．
	3．近心転位と遠心転位
	歯胚の欠如や抜歯などにより歯列内の歯が欠損し，そこへ隣在歯が移動し，近心あるいは遠心へ転位する．
ポイントワード	歯列，唇側，舌側，近心，遠心

（2）傾　斜　tipping

疾患の特徴	歯軸が頰舌的あるいは，近遠心的に傾斜した歯をいう．
種　類	1．唇（頰）側傾斜
	2．舌側傾斜
	3．近心傾斜
	4．遠心傾斜
ポイントワード	歯軸，唇側，舌側，近心，遠心

（3）捻　　転　rotation

疾患の特徴	歯軸を中心に回転している歯をいう．
好発歯	1．上顎中切歯 2．下顎中切歯 3．上下小臼歯
原　因	1．萌出余地不足 2．歯胚捻転 3．咬合異常　など
ポイントワード	歯軸，回転，捻転，咬合異常

（4）高位と低位　supraversion and infraversion

疾患の特徴と種類	1．高位とは咬合線を越えた歯の挺挙で，その原因は対合歯の欠損による． 2．低位は咬合線に達しない歯の位置で，その原因は不完全埋伏や乳歯では骨性癒着による歯の萌出不全がある．また，上顎犬歯の唇側転位に多くみられる．
ポイントワード	歯の挺挙，対合歯欠損，埋伏歯，萌出不全

（5）移　　転　transposition

疾患の特徴	隣在歯同士の位置を交換しているものをいう．
原　因	1．歯胚の位置異常． 2．萌出方向の偏移． 3．乳歯早期脱落による萌出スペースの開存． 4．乳歯晩期残存による萌出スペース不足．
好発歯（多い順）	1．上顎第一小臼歯 2．上顎犬歯 3．上顎側切歯
ポイントワード	位置交換，歯胚異常，萌出異常，乳歯晩期残存

（6）逆　　生　inversion

疾患の特徴と種類	1．歯の萌出方向が正常とは逆の方向に向かい発育し，位置異常をきたす． 2．上顎では中切歯，側切歯，犬歯が鼻腔内や上顎洞内に萌出する． 3．下顎では埋伏智歯が下顎枝の方向へ発育，埋伏小臼歯が口腔内方向でない向きに発育している場合がある．
ポイントワード	逆萌出，位置異常，中切歯，側切歯，犬歯，上顎洞，智歯

（7）正中離開　median diastema

疾患の特徴	上顎中切歯間の開離した歯列をいう．
原　因	1．側切歯の退化や欠如による． 2．過剰埋伏歯が存在することによる． 3．指しゃぶりなどによる．
ポイントワード	開離，側切歯の欠如，過剰歯，指しゃぶり

（8）叢　　生　crowding

疾患の特徴	乱ぐい歯ともいい，多数歯で，正常歯列から萌出方向が乱れている状態である．
原　因	1．歯と顎の大きさの不調和が原因で，歯の萌出方向が乱れる． 2．臼歯の遠心転位で，他の歯の萌出方向が乱れる．
ポイントワード	乱ぐい歯，歯列，萌出方向，遠心転位

2）歯列弓の形態の異常

（1）狭窄歯列弓　contricted dental arch

疾患の特徴	左右の臼歯歯列群が舌側転位することにより歯列弓が狭くなった状態をいう．
種類とその特徴	1．V字歯列弓　V-shaped dental arch 　　犬歯，小臼歯の舌側転位に加え，前歯が唇側転位した状態である． 2．鞍状歯列弓　saddle shaped dental arch 　　小臼歯の著明な舌側転位した状態をいう．
ポイントワード	歯列，狭窄，鞍状，歯列弓

（2）間隙歯列弓　spaced dental arch

疾患の特徴	すべての歯の間に間隙が生じた状態をいう．
原　因	1．大顎症による．巨端症，骨性獅面症，相対性全部性矮小歯などがある． 2．大舌症による． 3．栓状歯による．
関連疾患	1．Hurler（ハーラー）症候群 　　ガルゴイズムで，ムコ多糖症である． 　　本疾患は酸性ムコ多糖の蓄積をみる遺伝性疾患で，精神異常，骨形成，栓状歯を生じる．
ポイントワード	歯列弓，間隙，巨端症，大舌症，栓状歯，Hurler症候群

3）上下歯列弓関係の異常（咬合の異常）

（1）上顎前突　maxillary protrusion

疾患の特徴	1．上顎前歯が下顎前歯より著しく前方に出ている咬合状態をいう． 2．解剖学的には鼻下点が眼窩平面の前にある状態である．
ポイントワード	前方，咬合，眼窩平面，鼻下点，上顎

（2）下顎前突　mandibular protrusion

疾患の特徴	下顎前歯が上顎前歯より前方に出ている咬合状態をいい，反対咬合ともいう．
ポイントワード	前方，咬合，下顎，眼窩平面，グナチオン

（3）切縁咬合（切端咬合）　edge-to-edge occlusion

疾患の特徴	上下前歯が互いに切縁で接触した状態で咬合する．
ポイントワード	切縁，咬合，切端

（4）交叉咬合　cross bite

疾患の特徴	上下顎の歯列弓が正中線で交叉して咬合している状態をいう．
ポイントワード	交叉，咬合，正中線

（5）過蓋咬合　deep over bite

疾患の特徴	上下顎前歯部が深く咬み合った状態の咬合をいう．
ポイントワード	過蓋，咬合，前歯

（6）開　咬　open bite

疾患の特徴	上下顎臼歯部は咬合しているが，小臼歯より前は上下顎の歯が接触していない咬合状態をいう．
原　因	1．上下前歯部の発育不全． 2．口呼吸や指しゃぶりによる前歯部の前方移動． 3．下顎骨形成不全などの遺伝因子．
ポイントワード	前歯部，発育不全，口呼吸，指しゃぶり，下顎骨形成不全

> **Note**
>
> **アングルの分類とは**
>
> 　上顎歯列弓に対する下顎歯列弓の近遠心的（前後的）咬合関係で分類されている．本分類は歯科矯正学的な分類であり，世界標準になっている．
> 　しかしながら，上顎歯列弓そのものの位置異常を認めていないことや，上顎第一大臼歯の位置を一定として不変と仮定しており，同時に歯列弓の近遠心関係での分類であり，垂直的，水平的異常は評価できない．
>
> Ⅰ級：上下歯列弓の近遠心関係が正常で，ほかに不正があるものをいう．上顎第一大臼歯近心頰側咬頭の三角隆線が，下顎第一大臼歯頰面溝に接しているもの．個々の歯の不正や上下顎前突はこの分類に属する．
>
> Ⅱ級1類：上顎歯列弓に対して下顎歯列弓が正常より遠心に位置し，上顎前歯の唇側傾斜を伴うものをいう．口呼吸となる．
>
> Ⅱ級2類：上顎歯列弓に対して下顎歯列弓が正常よりも遠心に位置し，上顎前歯の後退を伴うものをいう．
>
> Ⅲ級：上顎歯列弓に対して下顎歯列弓が近心に咬合するものをいう．

6　咬合異常を伴う先天性疾患

1）上顎前突（下顎の遠心咬合，鳥貌）を発現する疾患

種類とその特徴	1．Treacher Collins（トレチャー・コリンズ）症候群（下顎顔面異骨症） 　1）常染色体優性遺伝性疾患で，第一・第二鰓弓症候群である． 　2）心疾患を伴い，顔面の頰骨形成不全による扁平化，外眼角の外下方傾斜，耳介形成不全，下顎骨発育不全による鳥貌を認める． 　3）口腔内所見は次の症状が発現する． 　　① 巨口症 　　② 高口蓋 　　③ 口蓋裂 　　④ 下顎発育不全 　　⑤ 歯の減形成 　　⑥ 開　咬 　　⑦ 叢　生 2．Pierre Robin（ピエール・ロバン）症候群 　1）遺伝的因子は認められないが，吸気性気道閉鎖やチアノーゼを引き起こす疾患である． 　2）口腔内所見は次の症状が発現する． 　　① 小顎症 　　② 舌根沈下 　　③ 口蓋裂 　　④ 下顎遠心咬合 3．Turner（ターナー）症候群 　1）性染色体の異常で，XO型である．女性で，卵巣発育不全をきたし，小児様発育を呈し，聴力障害，心血管奇形を伴う． 　2）口腔内所見は次の症状が発現する． 　　① 小下顎 　　② 上顎劣成長 　　③ 高口蓋 　　④ 開　咬 4．Russell-Silver（ラッセル・シルバー）症候群 　1）常染色体優性遺伝性疾患で，小指が内側に屈曲し，合指症，成長障害による低身長，性的発育不全，皮膚のカフェオーレ斑がみられる． 　2）口腔内所見は次の症状が発現する． 　　① 下顎骨劣成長で，上顎前突がみられる． 　　② オトガイ部の尖形

③ 顔面非対称
④ 過蓋咬合
⑤ 叢　生
⑥ 歯列弓の狭窄
⑦ 高口蓋

2）下顎前突（反対咬合）を発現する疾患

種類とその特徴

1．**鎖骨頭蓋異骨症**（10章　顎骨の病変を参照）
　1）鎖骨の無形成または低形成，頭蓋骨の形成異常による顔面頭蓋奇形がみられる．
　2）多発性の過剰歯と埋伏歯がみられ，膜内骨化の障害である．
　3）鎖骨は両側性あるいは片側性に欠如か痕跡的である．
　4）頭蓋骨は膜内骨および軟骨性骨が障害を受け，矢状方向に頭蓋底が縮小し，横方向に頭蓋冠が増大する．さらに，泉門の閉鎖が遅延する．そのために，頭頂部と前頭の隆起や頭蓋冠の拡大が生じる．
　5）口腔内所見は次の症状が発現する．
　　① 通常乳歯列は正常であるが，しばしば萌出遅延や脱落がある．
　　② 多数の永久歯の極度の萌出遅延がある．
　　③ 埋伏過剰歯は小臼歯にみられる．
　　④ 乳歯の晩期残存がある．
　　⑤ 上顎骨の低形成により，重度の不正咬合がみられる．
　　⑥ 狭い高口蓋

2．**Crouzon（クルーゾン）症候群（頭蓋顔面異骨症）**（10章　顎骨の病変を参照）
　1）頭蓋の変形，上顎骨の低形成，眼球突出と外斜視を伴う浅い眼窩を特徴とする常染色体優性遺伝性疾患で，次の症状が特徴である．
　　① カエル様顔貌（顔面中央部の低形成と眼球突出）
　　② 相対的下顎前突がみられ，鼻はオウムのくちばしに類似する．
　　③ 上口唇と人中は短く，下口唇は垂れている．
　　④ 斜視を伴う眼球突出と両眼開離がみられる．
　　⑤ 視神経の障害がある．
　2）口腔内所見は次の症状が発現する．
　　① 上顎骨の著しい低形成が認められる．その結果，上顎歯列弓が狭窄し，口蓋は狭くて，高い（高口蓋）．
　　② 両側性の臼歯部交叉咬合を認め，上顎骨が下方に位置することで早期の臼歯部咬合が生じ，前歯部は開咬状態となる．
　　③ 相対的な下顎前突・反対咬合である．
　　④ 開　咬
　　⑤ 叢　生

3．**Apert（アペール）症候群（尖頭合指症）**
　1）常染色体優性遺伝性と考えられるが，明確な原因は不明である．
　2）冠状縫合の早期癒合による尖頭頭蓋が特徴であり，中顔面部の劣成長，両眼開離，眼球突出を伴う．
　3）口腔内所見は次の症状が発現する．
　　① 上顎形成不全による下顎前突・反対咬合
　　② 口蓋裂
　　③ 上顎歯列の狭窄
　　④ 高口蓋
　　⑤ 開　咬

4．**軟骨異栄養症**（10章　顎骨の病変を参照）
5．**Down 症候群**（10章　顎骨の病変を参照）
6．**Klinefelter 症候群**（10章　顎骨の病変を参照）
7．**Beckwith-Wiedemann（ビークワイズ・ワイドマン）症候群**
　1）常染色体優性遺伝で，巨人症で全体に過成長である．前額部線状隆起がみられ，耳介の発達異常がある．

	2）口腔内所見は次の症状が発現する． 　　① 巨舌による下顎前突 　　② 口蓋裂 　　③ 開　咬

3）顔面，顎骨の非対称を発現する疾患

種類とその特徴	1．Goldenhar（ゴルドナール）症候群（鰓弓症候群） 　1）第一・第二鰓弓症候群の1つで，脊椎，四肢，心臓，腎臓の発育異常がある．顔面非対称，咀嚼筋減形成，口角裂（巨口），小耳症，外耳道欠損，副耳を伴う． 　2）口腔内所見は次の症状が発現する． 　　① 片側性の下顎骨低形成 　　② 顎関節形成不全 　　③ 舌および口蓋垂の異常 　　④ 歯列弓の非対称 　　⑤ 正中線の偏位 　　⑥ 咬合平面の傾斜 2．Russell-Silver 症候群（p.10 参照）

4）頭蓋縫合部の早期癒合を発現する疾患

種　類	1．Crouzon 症候群 2．Apert 症候群

7　原因による歯の形成異常

1）局所的原因による歯の形成異常

種類とその特徴	1．外　傷 　1）乳歯を介して加わった外力による永久歯歯胚に障害がみられる． 　2）上顎切歯に多く好発し，エナメル質減形成を生じる．強い外力の場合は象牙質障害もみられる． 2．炎　症 　1）乳歯根尖性歯周炎による場合 　　　ターナーの歯となる． 　　　永久歯の小臼歯部に好発し，主としてエナメル質形成不全となり，白斑やくぼみ，一部欠損などがみられる． 　2）顎骨骨髄炎による場合 　　　軽い炎症の場合はエナメル質形成不全がみられるが，乳歯の骨髄炎の場合は多数の歯胚が壊死する． 　3）放射線 　　　歯の形成不全，萌出遅延などがみられる
ポイントワード	外傷，炎症，放射線，萌出遅延，歯胚障害

2）全身的原因による歯の形成異常

一般的栄養障害で発生する形成異常	胎生期の母体の異常（妊娠中毒や風疹感染）による栄養障害を受けた時期の歯の形成不全が生じる． 1．おもにエナメル質減形成がみられ，白斑から部分的欠損まで認め，必ず両側性に発生する． 2．新生線の形成：出産時障害によりエナメル質減形成が発生する．
ビタミン欠乏による形成異常	1．ビタミンA欠乏 　ビタミンAは上皮性組織の恒常性維持や骨格の発育に関与する．その欠乏は次の障害が出現する． 　1）エナメル芽細胞の障害によりエナメル質減形成が現れる． 　2）象牙芽細胞の障害により象牙質形成不全が現れる． 　3）ムコ多糖代謝障害により歯および骨組織の石灰化不全が起こる． 　　　二次的に齲蝕になりやすくなる．

疾患の特徴	2．ビタミンC欠乏 　ビタミンCはムコ多糖や膠原線維の細胞間質を含む結合組織の代謝に関与する．その欠乏は次の障害が出現する． 　1）象牙芽細胞の障害による象牙質形成不全． 　2）エナメル質は二次的な障害あるいは直接的障害によりエナメル質形成不全となる． 3．ビタミンD欠乏 　ビタミンDはカルシウムやリンの代謝に関与する．その欠乏は次の障害が出現する． 　1）くる病となり，歯の形成不全による矮小歯や萌出遅延が現れる． 　2）主として石灰化障害で，エナメル質形成不全，象牙前質の肥大，球間象牙質の著明な形成がある．	
内分泌障害による形成異常	1．甲状腺 　甲状腺ホルモンは基礎代謝の維持，新陳代謝の恒常性に関与する． 　1）機能減退の場合：クレチン病，歯の形成遅延，エナメル質や象牙質の減形成が現れる． 　2）機能亢進の場合：歯の形成速度が亢進する． 2．副甲状腺 　副甲状腺ホルモンはカルシウムの恒常性維持に関与する． 　1）機能減退の場合：エナメル質や象牙質の減形成が発生し，石灰化障害が強く起こる． 　2）機能亢進の場合：骨吸収が起こり，腎臓や血管壁に石灰沈着をきたす．歯の石灰化が増大するか不明である． 3．下垂体 　歯の成長や形成速度に関与する． 　1）機能減退の場合：下垂体性小人症となり，歯の萌出遅延や矮小歯が発生する． 　2）機能亢進の場合：下垂体性巨人症となり，顎骨の肥大による歯列不正，咬合異常，巨大歯がみられる． 4．その他 　副腎，性腺，唾液腺，胸腺などは歯の形成，萌出，石灰化に関与する．	
先天梅毒による形成異常	1．ハッチンソンの歯 　上下顎切歯の半月状切れ込みがみられる． 2．フルニエの歯（ムーンの歯，桑実状臼歯，蕾状臼歯） 　第一大臼歯，第二乳臼歯の咬頭の発育不全である． 3．その他 　さまざまな程度の歯の形成不全，矮小歯，円錐歯がみられる．	
無機物による歯の形成異常	1．フッ素 　フッ化物によるエナメル質減形成がみられ，斑状歯という． 　1ppm以上で発現し，主として形成期エナメル芽細胞の障害で，基質形成障害が出現する．フッ素による齲蝕抑制は次の理由による． 　1）歯質の耐酸性獲得 　2）エノラーゼなどの阻害により酸産生を抑制する． 　3）細菌の発育抑制 2．その他 　1）Ca，Pは石灰化に関与する． 　2）Mg，Sr，Mnなども考えられるが，不明である．	

3）遺伝による歯の形成異常

種類	1．エナメル質形成不全症 2．象牙質形成不全症 3．象牙質異形成症 4．エナメル質および象牙質の形成異常をきたす遺伝性疾患

（1）エナメル質形成不全症　amelogenesis imperfecta

疾患の特徴	乳歯，永久歯のエナメル器のみに起こるエナメル質形成不全である．
分類とその特徴	1．低形成型 　1）基質形成障害が強く現れるが，石灰化は正常である．

	2）歯の表面は顆粒状，しわ状となる．咬耗しやすいが，齲蝕の発生は少ない． **2．低石灰化型** 　1）基質形成は正常であるが，石灰化が悪い． 　2）歯冠は正常形態を呈するが，黄褐色で磨耗が強く起こる． **3．低成熟型** 　1）エナメル質の二次石灰化が障害され，エナメル質結晶が未成熟である． 　2）歯冠の形態は正常であるが，斑状黄褐色で，歯質はもろく，欠けやすい．
エナメル質形成不全をきたす全身疾患	1．先天性表皮水疱症 2．モルキオ症候群（ムコ多糖症の1つ） 3．眼歯指異形成症 4．外胚葉異形成症
ポイントワード	エナメル器，石灰化度，エナメル質結晶，磨耗，咬耗

（2）象牙質形成不全症　dentinogenesis imperfecta

疾患の特徴	常染色体優性遺伝性疾患で，乳歯，永久歯の象牙質形成が障害され，象牙質は乳白色を呈する． **1．Ⅰ型** 　1）遺伝性骨形成不全症に伴って発症する． 　2）エナメル質には変化を認めず，象牙質に形成異常がみられる場合である． **2．Ⅱ型** 　1）象牙質のみに形成異常が認められ，骨形成異常を伴わない． 　2）歯髄腔の狭窄や矮小根がみられる． **3．Ⅲ型（ブラデイワイン型）** 　1）象牙質のみに形成異常が認められ，象牙質は薄く，少量の不規則象牙質形成がある． 　2）咬耗が激しく，歯髄腔は非常に広いのが特徴である．
ポイントワード	象牙質障害，常染色体優性遺伝，遺伝性骨形成不全，歯髄腔狭窄，不規則象牙質

（3）象牙質異形成症　dentinal dysplasia

疾患の特徴	常染色体優性遺伝性疾患で，象牙質形成が高度に不定型で，歯髄腔や歯根形成が著しく障害されるが，エナメル質は異常を示さない．
分類	**1．Ⅰ型** 　歯冠象牙質は正常であるが，歯根は極端に短く，根尖病巣を伴う． **2．Ⅱ型** 　大きな髄腔とその中に多数の象牙粒の形成がみられる．
ポイントワード	象牙質形成不全，常染色体優性遺伝，根尖病巣，象牙粒

4）エナメル質および象牙質の形成異常を伴う遺伝性疾患

種類	**1．ビタミンD抵抗性くる病** 　ビタミンDは骨形成と骨の石灰化を促す作用を有しているが，ビタミンDを投与しても骨代謝が促進せず，カルシウムが類骨に十分に沈着しない状態をいう． **2．低ホスファターゼ症** 　循環血液中のアルカリホスファターゼ含有量が異常に低い．アルカリホスファターゼは基質小胞へのリン酸の押し上げ作用やピロリン酸エステルなどの石灰化阻害物質を除去するピロホスファターゼ作用を有するために，その減少は骨の石灰化が阻害される． **3．仮性副甲状腺機能低下症** 　仮性副甲状腺機能低下症は正常な副甲状腺ホルモンが十分に分泌されているにもかかわらず，副甲状腺ホルモンの作用不全を示し，血清カルシウムが低下し，高リン血症となり，骨代謝が低下する．

2 歯の損傷

| 分　類 | 1．咬　耗
2．磨　耗
3．歯の破折
4．放射線による歯の変化
5．酸蝕症 |

1　咬　耗　attrition

疾患の特徴	歯と歯の接触により歯質の一部が消耗して生じる疾患である．
原　因	咀嚼，食いしばり，歯ぎしり
発症に関連する因子	1．食物の硬さや酸性度 2．咬合力 3．咬合状態 4．歯質の性状や石灰化度 5．唾液のムチン量 6．民族の風習，習慣
発生部位	1．咬合部：切歯切縁，臼歯咬合面 2．隣接部：接触点（コンタクトポイント）
咬耗の分類	ブローカーの分類という． 　Ⅰ度：エナメル質のみ 　Ⅱ度：象牙質が露出したもの 　Ⅲ度：歯冠のかなりの部分まで消耗したもの 　Ⅳ度：歯頸部歯冠まで消耗したもの
病理組織所見	1．不透明象牙質の出現（正常では半透明の象牙質である） 　形成理由は次の2つが考えられる． 　① 象牙芽細胞突起の崩壊や脂肪変性および象牙質細管に空気が侵入することにより発生する． 　② 象牙質細管内に石灰沈着により細管が閉鎖されることにより発生する． 2．咬耗部の歯髄側に第二象牙質の形成がみられる． 3．歯髄萎縮
ポイントワード	接触，歯ぎしり，咬合面，隣接面，ブローカー分類，不透明象牙質，第二象牙質

2　磨　耗　abrasion

疾患の特徴	咬合とは関係なく，さまざまな物質による慢性的な機械的刺激の作用で歯質が摩滅することで発症する．
原　因	1．**歯ブラシ** 　歯頸部に発生した場合はくさび状欠損となる． 2．**クラスプや義歯** 　クラスプがかかる鉤歯の歯頸部や義歯による対向歯の咬合面． 3．**習慣性あるいは職業性** 　・パイプ喫煙者：側切歯と犬歯の磨耗． 　・フルートやクラリネットなどの管楽器奏者：前歯の磨耗． 　・ガラス工：上下前歯の半月状磨耗をきたしやすい．
病理組織所見	咬耗の組織所見と同じである．
ポイントワード	機械的刺激，磨耗，歯質摩滅，歯ブラシ，義歯，習慣

3　歯の破折　fracture of teeth

疾患の特徴	外力による歯牙硬組織の折傷で，外傷の程度と種類は衝撃のエネルギー，弾性力，衝撃の形，衝撃の方向により外傷の受け方が違う． 1．衝撃の速さ 　　高速の衝撃は歯に大きな損傷をもたらし，弱い低速の衝撃は歯牙支持組織に損傷を与える． 2．衝撃物の硬度 　　弾性のある衝撃物による外傷は脱臼や歯槽骨の破折を生じ，鋭利な硬度のある衝撃物による外傷は歯の破折をもたらす．また，緩やかな重たい衝撃は歯の転位や歯根破折を生じる． 3．衝撃の方向性 　　唇側前面からの衝撃は歯冠部水平破折，歯頸部水平破折，歯冠から歯根にかけての斜走破折，歯根の斜走破折が起きる．
分　類	エリスの分類がある． 　1級：エナメル質のみの破折 　2級：象牙質まで及ぶ破折 　3級：露髄を伴う破折 　4級：歯髄の壊死に陥った外傷歯 　5級：歯の完全脱臼 　6級：歯根破折を伴うもの 　7級：外傷により歯の転位をきたしたもの 　8級：歯冠から歯根に及ぶ破折
亀裂と破折	亀裂は不完全破折で歯質の欠損はない． 歯折は完全破折で，歯質の欠損がある．
注意すべき点	1．顔面，頭部の外傷の有無を確認すること． 2．幼児の破折と全身的な傷がある場合は幼児虐待を疑う． 3．下顎肢，筋突起，下顎関節への外傷の波及がないか確認する． 4．再植の可能性を考慮し，受傷の状況，受傷後の時間，受傷歯の状態を確認する．
ポイントワード	外傷，損傷，破折，エリスの分類，亀裂，幼児

4　放射線による歯の変化

疾患の特徴	口腔領域の悪性腫瘍の放射線治療に伴い発生する．
放射線による生物学的影響	1．放射線が生体構成成分に吸収されたエネルギー量（吸収線量）と時間当たりの吸収線量により生物学的影響は異なる． 2．生物作用は細胞死，細胞分裂障害，発生異常，物質代謝障害，遺伝子突然変異，染色体異常がある． 3．造血組織，生殖腺，上皮細胞，水晶体などは放射線感受性が高い． 　筋組織，神経組織，脂肪組織，歯は放射線感受性が低い．
耐用線量	組織の障害が許容範囲である線量をいう． 　・脊　髄：47 Gy 　・脳　　：60 Gy 　・水晶体：10 Gy 　・耳下腺：32 Gy 　・下顎骨：65 Gy
照射量と方法	通常，口腔悪性腫瘍では60 Gyの照射を行う． 放射線照射による影響を可及的に少なくするために，1日1回，2 Gyの分割照射が行われ，総線量が60 Gyとなる．
歯への影響	1．歯質の有機質が障害を受けるために，歯がもろくなり，咬耗，磨耗を生じやすくなる． 2．唾液腺への照射が加わるために，腺房細胞が障害され，唾液量が減少し，口腔乾燥症状態となり，齲蝕が発現しやすくなる．
ポイントワード	細胞死，細胞分裂障害，突然変異，口腔乾燥，齲蝕，唾液腺障害

5　化学的損傷

疾患の特徴	化学的損傷として酸の作用による歯の表在性脱灰があげられる．
種　類	1．職業性酸蝕症 2．酸性食品の摂取 3．胃液の嘔吐
職業性酸蝕症	1．硝酸，塩酸，硫酸などの蒸気により酸蝕症 acid erosin が発症する． 2．塩酸は脱灰作用が主体となるが，硝酸や硫酸は脱灰作用とともに有機質の障害を伴う． 3．職業：火薬製造工場，蓄電池製造工場，メッキ工場，化学薬品製造工場 4．好発部位：下顎前歯部の切縁に起こりやすい．
酸性食品の摂取	1．**果実や野菜に含まれる有機酸による脱灰** 　1）酸性食品の種類 　　・レモン，みかんなどの柑橘系はクエン酸． 　　・ブドウなどはブドウ酸（酒石酸）． 　　・ほうれん草などはシュウ酸． 表●食品のpH | 食　品	pH
りんご	3.3
ブドウ	2.8
グレープフルーツ	3.2
オレンジジュース	2.9
レモンジュース	2.1
トマトジュース	4.1 | 柑橘系やブドウが酸蝕症を引き起こしやすい． 2．**酸性飲料による酸蝕症** 　酸性飲料を過剰に摂取している場合に発症する． 表●飲料のpH | 飲　料	pH
コーラ	2.3
ジンジャーエール	2.7
レモネード	2.7
紅　茶	5.8
レモンティー	3.4	
胃液の嘔吐	1．慢性の嘔吐（過食症患者の頻回の嘔吐など）で胃液中の塩酸により酸蝕症を引き起こす． 2．好発部位：上下顎前歯の舌側面と臼歯の咬合面に好発する．
酸蝕症の診断基準	一般に次の診断基準がある． 　E0 ：健全． 　E+：疑問型．健全ではないが，明らかな病変は認められない． 　E1 ：軽微．エナメル表層が侵されている． 　E2 ：軽度．歯牙の実質欠損は進んでいるが象牙質には達していない． 　E3 ：中等度．実質欠損が象牙質に達している． 　E4 ：重度．本来の歯牙形態を失うほど実質欠損が進んでいる．
ポイントワード	塩酸，硝酸，レモン，コーラ，酸，胃液，酸蝕症

3 歯の沈着物および着色
depositis and pigementation of the teeth

種　類	1．沈着物 　1）ペリクル 　2）プラーク（歯垢） 　3）歯　石 2．着色と変色 　1）歯面および歯質の着色 　2）変　色

1　沈着物

1）ペリクル　pellicle

疾患の特徴	歯の表面に付着する無色透明の薄い沈着物であり，唾液の糖タンパクに由来する． ペリクルは細菌が付着してプラークとなる．

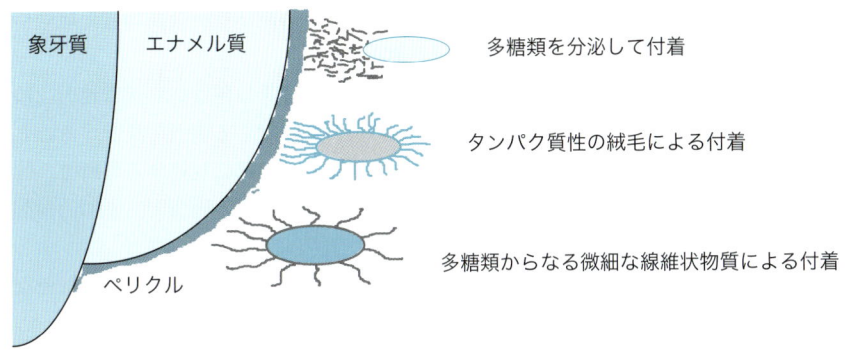

図●ペリクルの細菌付着様式

ポイントワード	唾液，糖タンパク，プラーク，薄膜

2）プラーク（歯垢）　dental plaque (bacterial plaque)

疾患の特徴	1．萌出している歯の表面に白色ないし黄褐色の沈着物で，細菌と細菌間物質より形成されている． 2．プラークへ石灰沈着した場合は歯石となる． 3．歯の自浄作用や機械的清掃が困難な部位へ沈着する． 　①　歯頸部，隣接面部，小窩裂孔部 　②　歯列不正部，補綴物装着部
沈着部位	1．細　菌 初期のプラークにはおもに球菌が付着し，のちに糸状菌が規則的に配列し，増加する．

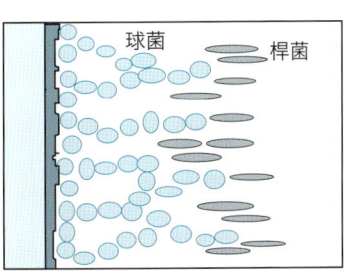
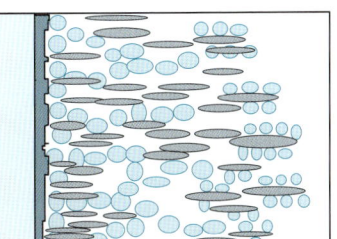

図●プラーク

19

	2．細菌間物質 　　唾液の糖タンパク質，細菌が産生した糖，食物残渣，歯肉ポケットより滲出した滲出物や剥離上皮などが認められる．
プラークの病因作用	1．口　臭 　　とくに細菌間物質は口臭の原因となる． 　　臭気成分は，酸性の臭気物質としてイソカプロン酸，n-カプロン酸，エナメンチル酸，カプリン酸などがある．また，塩基性の臭気物質として，アンモニア，ブチルアミン，ピリジンなどがある． 2．齲蝕の発生 　　プラークは細菌の培地となり，細菌が産生する酸の保持や拡散を防ぎ，歯面の脱灰を引き起こす（4章　齲蝕を参照）． 3．歯周病の発生 　1）細菌が産生するタンパク分解酵素により歯周組織の破壊を引き起こす． 　2）細菌の毒素が抗原となり，それに対する免疫反応を惹起させ，歯周組織の破壊を引き起こす．
ポイントワード	黄褐色沈着物，細菌，細菌間物質，コーンコブ，球菌

3）歯　石　dental calculus

疾患の特徴	歯の表面に灰白色，黄白色ないし暗褐色の石灰化した沈着物である． この石灰化はプラークの細菌，細菌間物質に唾液中の石灰塩が沈着したものである．
歯石の種類と沈着部位	1．歯肉縁上歯石 　1）歯肉縁上にみられる灰白色ないし灰黄色の比較的軟らかい石灰化物である． 　2）大唾液腺の開口部に対する歯面に沈着することが多い． 　3）顎下腺や舌下腺の開口部に対応する場所で，前歯の舌側面に沈着する． 　4）耳下腺の開口部に対応する場所で，上顎臼歯部頰側面に沈着する． 2．歯肉縁下歯石 　　歯周ポケット（歯肉溝）内に形成される灰緑色ないし暗褐色の石灰化物で，非常に硬度が高い．エナメル質＞歯石＞象牙質＞セメント質．
歯石の成分	1．無機質（83％） 　　主としてリン酸カルシウム（76％）で，炭酸カルシウム（4％），リン酸マグネシウム（3％）である． 2．有機質（11％） 　　タンパク質（8％），脂質（3％）がおもな成分で，ほかにムチン，桿菌，球菌，剥離上皮，白血球などが含まれる． 3．水分，その他（6％）
歯石の形成機序	歯石の形成には唾液性因子と細菌性因子が関与する． 1．唾液性因子 　1）唾液の膠質性状の変化により歯の表面に付着して，これを核として石灰塩が沈着する． 　2）唾液のpHがアルカリ性になると歯石が形成されやすくなる． 　3）唾液中の二酸化炭素の放出により歯石形成が促進される． 　4）唾液中のムチンなどの有機質が石灰化の核となる． 2．細菌性因子 　1）細菌内の結晶化が歯石の核となる． 　2）細菌の脂質とムコ多糖が石灰化の核となる．

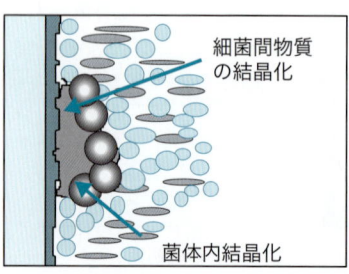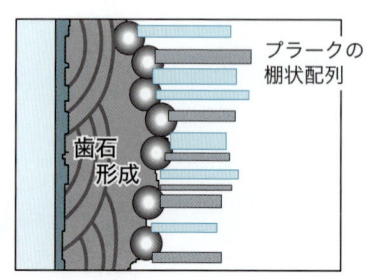

図●歯　石

	3）細菌間物質は石灰化を誘導する．
	4）プラーク内細菌のホスファターゼが石灰化を引き起こす．
歯石と歯面の付着様式	付着様式は次の4つの様式が考えられている． 1．歯と歯石の間にキュティクル様物質が介在して付着する． 2．歯石は直接セメント質に付着する． 3．セメント質内に侵入して付着する． 4．セメント質の吸収部に陥入して付着する．
歯周病との関連	1．細菌的刺激 　① タンパク溶解酵素による歯周組織の破壊． 　② 免疫反応による炎症の発症． 2．機械的刺激 　咬合などによる歯の移動と同時に歯石の刺激が発生し，歯肉縁の慢性的外傷による炎症が発現する．
ポイントワード	石灰化，有機物，無機物，唾液性因子，細菌性因子

2　着色と変色

1）着　色　pigmentation

疾患の特徴	歯の着色には歯面の着色と歯質への着色がある．
歯面への着色	1．細菌性因子 　1）多くは口腔内常在菌の増殖に伴うさまざまな着色がある． 　2）とくに小児の前歯唇側面にみられる緑色の着色がある． 　3）その他に，黒色，オレンジ色などがみられ，いずれも幼児や若年者に多い． 2．物理化学的物質因子 　1）タンニン（茶，コーヒーなど）：茶褐色で，前歯部に多い． 　　タンニン酸第二鉄が含まれた場合には黒褐色となる． 　2）タール：暗褐色の着色で，前歯や臼歯部にみられる． 　3）金属：多くは職業性あるいは充塡物が原因となり，金属の種類により着色する色が異なる． 　　・水銀，鉛：灰黒色 　　・銅，ニッケル：緑色から赤紫色 　　・鉄，銀，マンガン：黒色
歯質への着色	歯の発生過程でのエナメル質や象牙質へ沈着を起こし，硬組織に着色する． 1．外来性色素 　1）テトラサイクリン：黄色から褐色の沈着線としてみられる． 　　幼児期に抗生物質としてテトラサイクリン系薬剤投与された場合に着色が発症し，同時に，歯の形成不全や形態異常，さらには齲蝕抵抗性の減弱をみる． 　2）重金属：鉛，蒼鉛，ニッケルなどは吸収性の着色を生じる． 　　鉛中毒の場合は象牙質に沈着線が発現する． 2．内生色素 　1）ビリルビン（胆色素）bilirubin 　　Rh型不適合により発症する胎児性赤芽球症で，母体の抗体で胎児の赤血球が破壊し，溶血が起こり，ビリルビンが放出されて形成中の乳歯にビリルビンが沈着する． 　2）ポルフィリン porphyrin 　　① ポルフィリン代謝障害の1つである先天性ポルフィリンで沈着する． 　　② 劣性遺伝で，ヘム合成酵素が欠如するために多量のポルフィリンが骨髄内でつくられたものがピンク色として歯に沈着する． 　3）新生児メレナ melena neonatorum 　　生後2～3日に発症する胃腸障害性の出血で，少量出血の場合はタール便，大量出血の場合は鮮血嘔吐がみられる疾患である．この疾患はビタミンK依存性凝固因子の欠如である． 　　乳歯歯冠の歯頸部に青色の着色を認める．
ポイントワード	細菌性因子，タンニン，テトラサイクリン，ビリルビン，ポルフィリン

> **Note**
>
> **Rh血液型とは**
> 　赤毛サルの赤血球で免疫したウサギの血清中に，ヒト赤血球に対する新しい凝集素がつくられるたことで，赤毛サルの赤血球とヒトの赤血球に共通抗原があることが判明した．この抗原を赤毛サルの rhesus monkey のRhをとり，Rh血液型と名づけた．
> 　Rh血液型には，D，C，E，c，eなどがある．母親がRh（－）とはD抗原を欠くものであり，優性因子として遺伝される．
>
> **胎児性赤芽球症 erythroblastosis fetalis とは**
> 　両親がRh（＋）ならば，胎児はRh（＋）であるが，母親がRh（－）である場合は胎児のRh因子は抗原として作用し，母親の血液中にRh抗体が形成される．この抗体が胎盤を通じて胎児の中のRh因子と作用し，赤血球が破壊され，溶血が起こる．その結果，胎児に溶血性貧血，胎児水腫，大脳基底核にビリルビン沈着（核黄疸）による精神障害などをきたす．

2）変　色 discoloration

疾患の特徴	歯の色調の変化をいう．
種　類	1．歯質の構成成分の変化 　石灰化度との関連や加齢により乳白色から黄色に変化する． 2．歯髄内石灰化物の形成 　象牙粒の形成性や歯髄の石灰変性が強く起こると暗調となる． 3．歯髄病変による変化 　歯髄の出血や壊死が発生すると赤血球や細胞の分解産物が象牙細管内に侵入し，歯は暗赤色となる．
ポイントワード	石灰化度，歯質，歯髄変化，象牙粒

4 齲　蝕
dental caries

病因論	1．**酸脱灰説**（1890年 Miller） 　プラーク内の細菌による酸産生があり，この酸による硬組織の脱灰が，最初に発生し，続いてタンパク分解酵素により有機質が破壊される． 2．**タンパク溶解説**（1906年 Bodecker，1911年 Baumgarther，1921年 Gottlieb） 　有機質の破壊が齲蝕のはじまりで，有機質に富むエナメル葉がその侵入路となっている． 3．**酸脱灰・タンパク溶解説**（1951年 Manley and Hardwick） 　脱灰と有機質の破壊がどちらが先行するかは不定であるが，細菌が増殖する基質で変化する． 4．**タンパク溶解キレーション説**（1957年 Schatz） 　齲蝕の起始はエナメル質の有機質の分解が先に起こる．その後，分解産物がキレーター（中性域の乳酸やグリシンなど）となり無機質の脱灰が起こる． 5．**スルファターゼ説**（1949年 Pincus） 　細菌性スルファターゼにより有機質中のコンドロイチン硫酸を分解し，その分解産物である硫酸により無機質の脱灰が行われる． 6．**ホスファターゼ説**（1950年 Eggers, Csernyei） 　全身性リン脂質代謝障害によりホスファターゼが賦活化し，エナメル質基質のリンタンパクからリンが放出され，基質が分解する． 図●病因論
齲蝕の主因	1．**原因菌（ミュータンスレンサ球菌群）** 　① *S. mutans* 　② *S. sobrinus* 　③ *S. criceti* 　④ *S. ratti* 　⑤ *S. ferus* 　⑥ *S. macacae* 　⑦ *S. downei* 　⑧ 成人齲蝕巣では，グラム陽性レンサ球菌や糖発酵の口腔常在菌，グラム陽性桿菌などがあげられる． 2．**プラーク（バイオフィルム biofilm）** 　歯の表面に付着するプラークは細菌と細菌間物質で構成され，バイオフィルムと呼ばれる．このバイオフィルムは細菌の培地ともなり，細菌で産生された酸を保持し，拡散を防いでいるので，齲蝕の直接的な原因となる．
齲蝕の誘因	1．**唾液の性状** 　1）唾液の量 　（1）一般に唾液量は1日1 l の分泌量で，口腔内を唾液で覆うことと，唾液が流動することで自浄作用を有する．また，唾液により産生された酸の希釈や洗浄を行う．

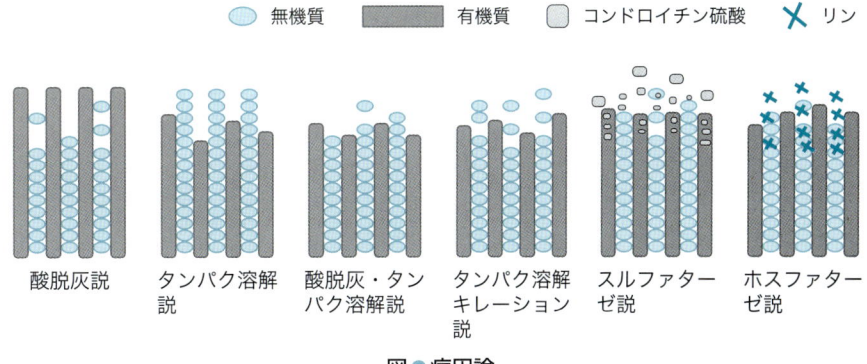

（2）安静時唾液量の65％は顎下腺の唾液で，咀嚼時は50％が耳下腺からの唾液である．
2）ペリクルの形成
（1）唾液タンパク質が歯の表面に付着し，薄膜を形成する．
（2）このペリクルによりアパタイト結晶の溶解や歯の表層のイオン透過性を制御している．
3）唾液のpH
（1）唾液のイオン濃度は歯質結晶に対して過飽和状態を保持する．
（2）唾液は中性に保たれており，細菌で産生された酸の中和を行う．
4）唾液の抗菌作用
　唾液は分泌型IgAを含み，細菌の歯面への付着を阻害する．

2．機械的口腔清掃状態の良・悪
付着したプラークの除去により，細菌数の減少となる．

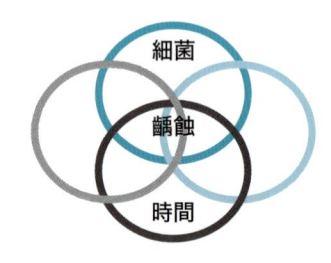

3．歯の組成，構造，形態，位置
萌出直後の永久歯は，エナメルの石灰化度が十分でないことや小窩裂溝部や歯列不正などにより自浄作用や機械的清掃ができないために齲蝕になりやすい．

4．性および年齢
ホルモンバランスの変調や妊娠期間中は齲蝕罹患が高まる．
乳歯は齲蝕罹患性が高い．

図●齲蝕の誘因

齲蝕の好発部位
自浄作用や機械的清掃が困難な部位に好発し，プラークの付着部位と一致する．
乳歯では，上下乳臼歯および上顎切歯に好発する．
永久歯では，上下第一大臼歯や第二大臼歯および上顎切歯に好発する．
1．小窩裂溝，隣接面，歯頸部
2．歯列不正部，補綴物装着部

経過による齲蝕分類
1．急性齲蝕
　1）若年者に多い．
　2）小窩裂溝に好発する．
　3）齲蝕の進展は深達性である．
　4）歯髄炎の続発が多い．
　5）齲蝕部の着色は弱い．
2．慢性齲蝕
　1）高齢者に多い．
　2）平滑面齲蝕が多い．
　3）齲蝕の進展は表在性である．
　4）歯髄炎の続発は少ない．
　5）齲蝕部の着色は強い．

発生部位による齲蝕分類
1．小窩裂溝齲蝕：齲蝕の深達度が強い．
2．平滑面齲蝕：表在性の齲蝕が多い．
　1）隣接面齲蝕

	2）歯頸部齲蝕（乳歯では歯頸部を取り巻くような齲蝕で環状齲蝕ともいう） 3）根面齲蝕
病巣の形態による齲蝕分類	1．下掘れ（掘削性）齲蝕：小窩裂溝に好発する． 2．穿通性（深達性）齲蝕：小窩裂溝に好発する． 3．表面（表在性）齲蝕：平滑面齲蝕に多い．
病歴による齲蝕分類	1．原発性（一次性）齲蝕 2．再発性（二次性）齲蝕：不適合充填物部に発生する齲蝕．
臨床的分類	臨床的分類では病変の範囲よる分類を行う． 　第一度（C1）：エナメル質齲蝕（1層の象牙質病変も含まれる） 　第二度（C2）：象牙質齲蝕（位置層の健康象牙質が残存する） 　第三度（C3）：歯髄炎を伴う齲蝕 　第四度（C4）：歯冠は齲蝕で破壊され，残根状態になった齲蝕
齲蝕円錐	齲蝕の形態的特徴による病巣の全体像を示す． 病巣の進展方向は歯質の構造によって変化する． 1．エナメル質齲蝕円錐：エナメル小柱に沿った病変の進展． 　1）小窩裂溝齲蝕では底辺を内側へ向ける． 　2）平滑面齲蝕では底辺を外側に向ける． 2．象牙質齲蝕：象牙細管に沿った病変の進展． 　1）底辺を外側に向ける． 図●齲蝕円錐

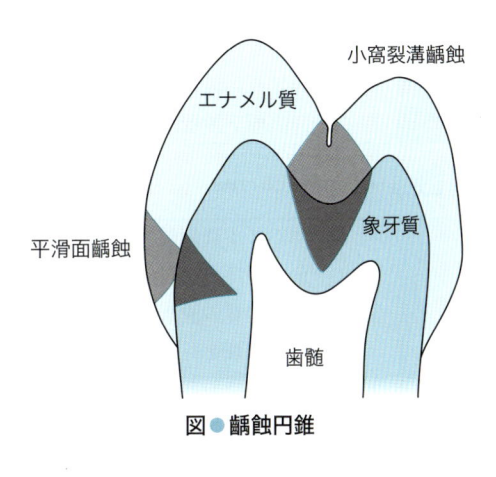

1　エナメル質齲蝕　enamel caries

エナメル質齲蝕の初期変化	エナメル質齲蝕の初期病巣は白斑としてはじまる．その後，白濁し，褐色斑に移行する．白斑は肉眼的にエナメル質の透明感がなくなった状態であるが，表面構造は維持される．
表面化脱灰	1）組織学的には表面化脱灰層としてみられる． 2）変化の初期に脱灰がエナメル表層よりもやや深部で脱灰が著明である現象をいう．この場合は白斑や褐色斑が認められる．
表面化脱灰の原因	1．表層に再石灰化が起こる． 　再石灰化は，唾液中のカルシウム沈着や齲蝕により溶出したカルシウムが再沈着することによる． 2．表層の齲蝕抵抗性による． 　1）エナメル質表層はエナメル小皮やペリクルなど有機質で保護される． 　2）エナメル表層はフッ素含有量が高い． 　3）エナメル表層は深部より石灰化度が高い． 　4）エナメル表層は無柱ナメル質である．
病変の波及	組織構造に沿った病変の波及を示す． **1．エナメル小柱および小柱鞘** 　1）齲蝕の初期病変はエナメル小柱および小柱鞘に先行する． 　2）とくに，小柱鞘は有機成分が豊富であること，無機塩が不安定になっていること，無機成分と有機成分の結合が疎であることにより，エナメル質が破壊されやすくなることが理由である．

	2．レッチウス成長線，横紋 　　エナメル鞘，小柱を侵した病変は，次第にエナメル成長線や横紋に波及する．成長線は低石灰化の部分でもあり，横紋は有機成分や水分が豊富であることで，病変が侵入しやすい． **3．エナメル葉，エナメル叢** 　　エナメル葉やエナメル叢は幅広い構造であり，有機質に富む場所であるために，エナメル質の破壊をきたしやすい．
研磨標本によるエナメル質齲蝕層	研磨標本によるエナメル質齲蝕の層区分は次のようになる． **1．完全崩壊層（崩壊層）** 　　エナメル質の無機質の脱灰と有機質の崩壊で，エナメル質が崩壊し，消失している層で，齲蝕窩洞の形成となる． **2．脱灰および有機性基質崩壊層（横紋層）** 　　エナメル小柱，横紋，成長線の組織構造を認め，小柱間に細菌が存在する． 　　この層は無機質の再脱灰と有機質の崩壊が進行している層である． **3．再石灰化層（透明層）** 　　明るく均一で透明な層であるが，この層は欠如することが多い．脱灰層に再石灰化が起こった層である． **4．脱灰層（不透明層）** 　　暗くみえる層で，横紋層と同様な組織構造もみられる． 　　この層は無機質が上層や下層に移動するために顆粒状に沈着している． **5．石灰化亢進層（透明層）** 　　明るく，均一な透明層であり，上層で脱灰された無機質が正常部へ沈着し，石灰化が亢進したようにみえる．
ポイントワード	白斑，表面下脱灰，エナメル質崩壊，エナメル小柱，エナメル鞘

2　象牙質齲蝕　dentin caries

疾患の特徴	1．エナメル質齲蝕やセメント質齲蝕に続発する． 2．象牙質は有機質が（コラーゲンを主体とする）エナメル質より，約20％多く含まれるために，無機質の脱灰に加え，有機質の崩壊が重要である． 3．象牙細管を有するために，細菌の侵入が容易である． 4．歯髄感染の発症がある． 5．刺激に対する防衛反応として，歯髄側に修復象牙質の形成がみられる．
齲蝕変化の侵入と広がり方	象牙細管がおもな侵入路となり，次のような破壊様相を呈する． 1．象牙芽細胞突起の膨大，離断，消失が起こる． 2．管周基質の脱灰と管間基質の脱灰が起こる． 　　急性齲蝕の場合は脱灰変化が強く発生し，象牙細管は大きく拡張し，細菌の侵入や増殖が容易となる． 　　慢性齲蝕の場合は脱灰変化が弱いために，細菌の侵入は軽度となる． 3．基質の脱灰により，象牙細管の拡張が発生する． 　　① 平等性拡張：主として急性齲蝕でみられる． 　　② 数珠状拡張：主として急性齲蝕でみられる． 　　③ 漏斗状拡張：主として慢性齲蝕でみられる． 4．溶解原巣の成立 　　拡張した象牙細管がさらに破壊され，隣接細管と癒合した状態となる． 　　この部位は破壊された組織片や細菌が充満している． 5．裂隙の形成 　　齲蝕病巣は低石灰化部へ広がるため，象牙質の低石灰化部であるエブネルの成長線の脱灰が起き，亀裂となり，裂隙が生じる．
象牙質齲蝕の二次石灰化	齲蝕病巣内にさまざまな程度の二次石灰化現象が認められ，次の部位に発生する． 1．象牙細管に二次石灰化現象が生じた場合，細管は閉鎖となる． 2．球間象牙質． 3．成長線． 4．溶解原巣や裂隙部．

研磨標本による象牙質齲蝕の層区分	1．崩壊層（軟化層） 　象牙質の無機質が脱灰され，軟化し，有機質の崩壊がみられる層で，多数の細菌が存在している． 2．脱灰層（着色層） 　基質が脱灰され，少数の細菌が象牙細管に認められる層で，着色を伴う． 3．先駆菌層（着色層） 　この部位は脱灰の進行が少なく，細菌も少量であるが，着色を伴う． 4．混濁層 　透明層の脱灰により，暗くみえる層である． 5．透明層 　脱灰で溶出した無機塩が象牙細管に沈着し，象牙細管の閉鎖により，象牙質が均質に明るくみえる層である． 6．生活反応層 　無機塩は歯髄側より供給され，象牙細管内に顆粒状の石灰化を形成するために，暗く不透明にみえる層である．
ポイントワード	象牙細管拡張，平等性拡張，数珠状拡張，溶解原巣，裂隙

3　セメント質齲蝕　cemental caries

疾患の特徴	歯肉退縮の結果，露出根面に生じる齲蝕や象牙質齲蝕に続発して発生する．
齲蝕変化の侵入と広がり方	1．無細胞性セメント質の場合 　シャーピー線維からの細菌の侵入と成長線に沿った無機質の脱灰がみられる． 2．細胞性セメント質の場合 　シャーピー線維からの細菌の侵入と成長線に沿った無機質の脱灰とセメント小腔や小管への細菌の侵入により，その部分からセメント質の破壊がみられる． 3．齲蝕の初期に表面化脱灰をみることがある． 4．セメント質の剝離を伴うことがある．
ポイントワード	歯肉退縮，シャーピー線維，細胞性セメント質，象牙質齲蝕

5 象牙質・歯髄複合体の病変（歯髄の病変）
dentin-pulp complex lesions

象牙質・歯髄複合体とは	象牙質により取り囲まれている歯髄は発生学的にも，機能的にも象牙質と一体の組織であるということで，象牙質・歯髄複合体となっている．
象牙芽細胞と歯髄の発生	1．蕾状期に形成される歯乳頭は，帽状期で，歯乳頭と歯小囊に取り囲まれる． 2．鐘状期ではエナメル器の外側に外エナメル上皮が形成され，歯乳頭を縁取るように内エナメル上皮を形成する． 3．象牙芽細胞は歯乳頭細胞から分化するが，必ず，ヘルトウィヒ上皮鞘内とエナメル上皮の誘導により細胞分化が起こる．その後，象牙芽細胞は基質形成を行う． 4．象牙芽細胞が基質形成をはじめた時点で，歯乳頭を歯髄と呼ぶ．

A 歯髄炎 pulpitis

疾患の特徴	主として齲蝕病巣からの細菌感染により発症する． また，窩洞形成，薬物刺激，充塡物などの物理的・化学的刺激も原因となる．
歯髄炎と炎症の5大徴候との関係	1．発熱：口腔内の体温と同一であるために感知不能である． 2．発赤：口腔内からの観察が不可能であり，露髄した場合のみ可能である． 3．腫脹：硬組織に囲まれているために不明であるが，内圧亢進がある． 4．疼痛：内圧亢進，細菌性や化学的因子による刺激であることや豊富な知覚神経があるために著しく刺激され，疼痛が強く発現する． 5．機能障害：疼痛が強く発現することで，機能障害をもたらす．
歯髄炎の特徴的な経過と転帰	とくに，急性に進行し，3～4日で全歯髄の壊死をまねく．また，慢性の場合でも約2週間で歯髄の壊死をきたす．その理由は次の点である． 1．歯髄は幼若な胎生期的な性状であるために，刺激抵抗性が弱い． 2．歯髄は硬組織で囲まれているために，炎症による滲出物やガスなどの吸収，排泄が困難である． 3．歯髄は根尖孔のみで血管の交通があるために，滲出物の排泄が困難であると同時に循環障害が発生しやすい．発生した場合は傍側循環がないために重篤になりやすい． 4．歯髄は網状構造であるために，一部の炎症が歯髄全体に波及しやすい．
分類	1．**細菌性歯髄炎** 　齲蝕や歯の破折などによる細菌感染で生じる．歯周炎による上行性歯髄炎や敗血症による血行性歯髄炎も含まれる． 　1）急性歯髄炎 　　数日から数週間の経過があり，歯髄の滲出機転，変性，壊死などをみる． 　（1）急性一部性歯髄炎 　　①急性一部性漿液性（単純性）歯髄炎 　　②急性化膿性歯髄炎 　（2）急性全部性歯髄炎 　　①急性全部性化膿性歯髄炎 　　②壊疽性歯髄炎 　2）慢性歯髄炎 　　数か月から数年の経過を有し，歯髄組織は結合組織の増殖，リンパ球や形質細胞の浸潤がみられる． 　（1）慢性閉鎖性歯髄炎 　（2）慢性開放性歯髄炎 　　若年者に好発する．髄腔は外界と交通し，滲出物の排泄がみられ，肉芽組織の形成が強い． 　　①慢性潰瘍性歯髄炎 　　②慢性増殖性歯髄炎 　3）上行性歯髄炎

　　　　　4）血行性歯髄炎
　2．物理的歯髄炎
　3．化学的歯髄炎
　4．内部性肉芽腫または内部性吸収

1　細菌性歯髄炎

1）急性歯髄炎

（1）急性一部性漿液性（単純性）歯髄炎　acute partial serous (simple) pulpitis

疾患の特徴	病変は齲蝕による硬組織欠損部の直下に発生し，とくに髄角部に好発する． 1．齲蝕を認めるが，歯髄は健康象牙質で完全に被覆されている． 2．打診痛や歯の挺挙感はなく，咬合時疼痛もない． 3．歯髄知覚は亢進する． 　① 主として，冷気や冷水に対して短時間の持続性疼痛がある． 　② 甘みや酸味のある食物で，同様な疼痛の発現がある． 4．夜間の就寝時に自発痛が生じるが，この症状は病変の後期に好発する． 5．放散痛がないので，患部の特定が可能である．
病理組織所見	1．齲蝕病巣部の下部は健康象牙質が1〜2 mm残存している． 2．病巣直下の歯髄は漿液の滲出がみられ，歯髄血管は拡張し，充血やうっ血を呈する． 3．リンパ球，形質細胞などの炎症性細胞浸潤は非常に少ない． 4．象牙芽細胞は萎縮，変性を認め，ときに壊死がみられる． 5．根部歯髄は正常である．
転　帰	1．保存処理により治癒する． 2．放置の場合は全部性漿液性歯髄炎あるいは化膿性歯髄炎に移行する．
ポイントワード	漿液性炎，漿液滲出，充血，うっ血，髄角，冷水痛

（2）急性一部性（全部性）化膿性歯髄炎　acute partial (total) suppurative pulpitis

疾患の特徴	歯髄に化膿機転が発生したもので，通常漿液性歯髄炎から移行する． 　一部性と全部性に分類されるが，一部性は急速に進展し，全部性に移行することが多く，臨床的に両者の差異は少ない．
臨床所見	1．齲蝕部は軟化象牙質が形成され，歯髄を被覆している状態である． 2．激烈かつ持続性の自発痛があり，とくに夜間疼痛として現れる． 3．拍動性かつ放散性疼痛も出現し，その疼痛は顔面半側にわたり原因歯のある上下顎を明示することが困難である． 4．機械的ならびに温度的刺激に対して激痛がある． 5．自発痛は咬合，寒冷，温熱でさらに激烈になる． 6．自発痛の刺激に対する反応は，初期は寒冷に反応し，後期は温熱に敏感となる． 7．打診，咬合により激しい痛みがある． 8．髄腔の開放あるいは充填物の除去により激痛は緩和される． 9．所属リンパ節の腫脹がみられる．
3大徴候	1．夜間疼痛の増強． 2．温熱刺激に対する疼痛の増強． 3．所属リンパ節の腫脹．
病理組織所見	1．齲蝕部の軟化象牙質直下に好中球を主体とする細胞浸潤がみられる． 2．病変歯髄組織や浸潤細胞の変性により小膿瘍形成がある． 3．歯髄血管の硬度な拡張と充血，うっ血を認め，しばしば出血を伴う． 4．比較的早期より象牙芽細胞の空胞変性，核濃縮，脂肪変性がみられ，漸次象牙芽細胞の変性，壊死をきたし，破壊される． 5．象牙細管内に残存象牙芽細胞の核や白血球，あるいは赤血球が侵入する．この状態を桿状体という． 6．壊疽性変化が生じた場合は壊疽性歯髄炎となる．

転　帰	1．放置した場合は歯髄壊疽ないし急性根尖性歯周炎，骨膜炎となる． 2．硬組織が崩壊し，歯髄が外界と交通すると慢性開放性歯髄炎に移行する．
ポイントワード	好中球浸潤，小膿瘍，夜間疼痛，持続性自発痛，リンパ節腫脹

（3）壊疽性歯髄炎（歯髄壊疽）　gangrenous pulpitis (pulp gangrene)

疾患の特徴	象牙質が破壊され，歯髄の壊死をきたし，細菌感染により歯髄が腐敗した状態をいう．
臨床所見	1．自発痛の発現は少なく，温熱痛や咬合痛を生じることがあるが，多くは自覚症状が欠如する． 2．打診痛と軽度の歯の動揺がみられる． 3．強い悪臭を放つ．
病理組織所見	歯髄は壊死を起こし，組織融解がみられる．
転　帰	根尖性歯周組織に病変の波及がみられ，根尖性歯周炎を発症する．
ポイントワード	歯髄壊死，自覚症状欠如，悪臭，根尖性歯周炎

2）慢性歯髄炎

（1）慢性閉鎖性歯髄炎　chronic closed pulpitis

疾患の特徴	齲蝕による歯質の崩壊があるが，いまだ外界に露出していない歯髄に慢性炎症がみられる場合をいう．多くは充填物辺縁部からの二次齲蝕が原因となる．
臨床所見	1．齲蝕が認められ，齲窩は浅く，歯髄の露出はない． 2．一時的な激痛の発現があるが，やがて鎮静し，自覚症状の欠如がみられる．
病理組織所見	1．歯髄は象牙質に包まれている． 2．齲窩部の歯髄には慢性炎症性細胞浸潤，軽度の充血がみられる． 3．歯髄の脂肪変性が認められる． 4．ときに歯髄の壊死を認める．
転　帰	1．歯髄は徐々に壊死を引き起こし，歯髄壊死あるいは壊疽に移行する． 2．齲蝕の進行により開放性歯髄炎に移行する．
ポイントワード	慢性炎症，歯髄非露出，一時的激痛

（2）慢性開放性歯髄炎　chronic open pulpitis

疾患の特徴	歯髄が外界と交通し，歯髄に慢性炎症が発症した歯髄炎である． 本疾患は急性歯髄炎からの移行と慢性閉鎖性歯髄炎からの移行がある． 1．慢性潰瘍性歯髄炎 2．慢性増殖性歯髄炎

（2）－1　慢性潰瘍性歯髄炎　chronic ulcerative pulpitis

疾患の特徴	歯髄の一部は外界と交通している．その部の歯髄に炎症が波及し，潰瘍形成を認める歯髄炎をいう．
臨床所見	1．歯髄の一部あるいは大部分が露出している． 2．軽い自発痛がある． 3．冷水に反応する． 4．食事時などで，異物刺激による激痛がある．
病理組織所見	潰瘍部の組織構造は2層に分かれる． 1．表層は壊死片，線維素，膿球などで形成される． 2．深層は肉芽組織の形成を認め，石灰化，リンパ球，形質細胞の浸潤がみられる． 3．その下層はやや線維化し，血管拡張や充血を認める．
転　帰	1．潰瘍部は線維化が進行する． 2．増殖性炎への移行がある． 3．壊疽性炎への移行がある． 4．病原作用の増強，組織抵抗力の減弱，露出部の閉鎖などにより，急性化膿性炎に移行することがある．
ポイントワード	潰瘍形成，外界との交通，冷水痛，肉芽組織，異物刺激

（2）-2　慢性増殖性歯髄炎　chronic hyperplastic pulpitis

疾患の特徴	露出歯髄が炎症性の増殖を示し，ポリープ状になったもので，生活力旺盛な歯髄で好発する． 1．第二乳臼歯，第一大臼歯に好発し，大きい齲窩がみられる． 2．歯髄露出部よりポリープ形成がある． 3．温熱，機械的ないし化学的刺激に対して疼痛は認めない． 歯髄の欠損範囲を超えた肉芽組織の増生があり，ポリープ状を呈する． 次の3層の組織構造がみられる． 　①表層：異物，線維素，膿球で形成される． 　②中層：幼若肉芽組織で，その頸部には石灰化や象牙粒の形成がある． 　③深層：線維化が進行するが，炎症性細胞浸潤や血管拡張を認める．また，根管壁象牙芽細胞が消失し，吸収像をみる．
歯髄ポリープとは	慢性増殖性歯髄炎で，増殖した肉芽組織からなる． このポリープは表層に上皮が形成される場合と形成されない場合がある． 1．非上皮性歯髄ポリープ　non-epithelial pulp polyp 2．上皮性歯髄ポリープ　epithelial pulp polyp 　上皮の由来は次のようなものがある 　①歯肉上皮からの上皮増殖による． 　②剥離上皮が付着し，上皮増殖したもの． 　③マラッセ上皮遺残の上皮増殖による．
転　帰	潰瘍性歯髄炎や壊疽性歯髄炎に移行する．
ポイントワード	ポリープ，乳歯，肉芽組織，上皮性，石灰沈着

3）上行性歯髄炎　ascending pulpitis

疾患の特徴	根尖孔から歯髄へ病変が波及した歯髄炎という．
臨床所見	1．激烈なる自発痛を伴い，早期に歯髄壊疽となる． 2．外見上，歯冠に齲蝕などの異常はみられない．
原　因	1．歯周炎が進行し，根尖部から逆行性に歯髄に病変が波及． 2．隣在歯の根尖病巣から波及． 3．広範囲な顎骨髄炎からの波及．
病理組織所見	1．炎症性変化が根尖孔から歯冠部歯髄まで波及している． 2．化膿性歯髄炎や歯髄の出血性炎となる 3．根尖部に病変が存在している．
転　帰	歯髄壊疽へ移行する．
ポイントワード	上行性感染，化膿性歯髄炎，出血，根尖病巣，歯髄壊疽

4）血行性歯髄炎　hematogenous pulpitis

疾患の特徴	重症なる敗血症の場合に発症し，全身の各臓器に膿瘍形成がみられると同時に，歯髄に炎症が波及する． らい病の場合は前歯に生じるらい性歯髄炎となる．
ポイントワード	敗血病，膿瘍，炎症波及，らい病

2　物理的歯髄炎　physical pulpitis

疾患の特徴	主として窩洞形成時の摩擦熱と物理的刺激により発症する歯髄炎である．
臨床所見	一部性漿液性歯髄炎として発症する．
病理組織所見	1．歯髄の充血，うっ血，漿液滲出がある． 2．歯髄変性，萎縮を認める．重篤な場合は歯髄壊死となる． 3．桿状体が出現する．
ポイントワード	窩洞形成，漿液性歯髄炎，充血，うっ血，桿状体

3　化学的歯髄炎　chemical pulpitis

疾患の特徴	アマルガム，ケイ酸セメント，レジン，失活剤などの充塡物や薬物刺激が原因で発症する歯髄炎である． 一部性漿液性歯髄炎や歯髄壊死となる．
ポイントワード	セメント，レジン，アマルガム，漿液性歯髄炎

4　内部性肉芽腫または内部性吸収　internal granuloma or resorption

疾患の特徴	齲蝕とは無関係に歯質の内部吸収を認める病変で，その原因は長期の歯髄うっ血，外傷などの慢性刺激である．
臨床所見	慢性歯髄炎の1つと考えられている．
病理組織所見	血管に富む肉芽組織の増生が認められ，歯の歯髄側歯質の吸収がみられる．
ポイントワード	長期歯髄うっ血，外傷，慢性刺激，肉芽組織，歯質吸収

B　歯髄の退行性病変

疾患の特徴	咬耗，磨耗，齲蝕，窩洞形成，充塡物，加齢などの因子により歯髄に発症する退行性変化をいう．
種類	萎縮，変性（空胞変性，硝子変性，アミロイド変性，脂肪変性，石灰変性，色素変性），歯髄の加齢変化，辺縁性歯周炎に伴う歯髄変化．

1　歯髄萎縮　pulp atrophy

疾患の特徴	多くは加齢的あるいは炎症性による原因で歯髄の萎縮がみられる．
分類とその特徴	1．**網様萎縮** reticular atrophy 　1）歯髄細胞の萎縮により細胞間隙が拡大し，全体に網様となる萎縮である． 　2）歯冠部歯髄に多くみられ，多くは加齢的変化である． 2．**単純萎縮あるいは変性萎縮** simple atrophy or degenerative atrophy 　① 単純萎縮：減少した歯髄細胞にかわり線維成分が増加した萎縮をいう． 　② 変性萎縮：単純萎縮に硝子変性，脂肪変性，石灰変性を伴う萎縮をいう． 　これらの萎縮はいずれも根部歯髄に発症し，慢性炎症巣に隣在しても発生する．
ポイントワード	網様萎縮，加齢，細胞間隙，線維増加

2　歯髄の変性　degeneration of pulp

種類とその特徴	1．**空胞変性** vacuolar (hydropic) degeneration 　象牙芽細胞の細胞質内に大小の空胞が生じる． 　原因は窩洞形成や急性炎症による刺激である． 2．**硝子変性** hyaline degeneration 　歯髄結合組織，血管壁および神経周囲にヒアリンが沈着する．この変性はとくに根部歯髄に好発し，歯髄萎縮を伴うことが多い． 3．**アミロイド変性** amyloid degeneration 　歯髄の結合組織および毛細血管周囲にアミロイドが沈着する． 　本変性は全身性アミロイド症の際にみられることが多い． 4．**脂肪変性** fatty degeneration 　象牙芽細胞，象牙芽細胞突起，歯髄細胞に脂肪滴の沈着を認める． 　本変性は加齢的現象として現れるが，歯髄炎の際の膿瘍周辺部に浸潤したマクロファージの貪食により発現することもある． 5．**石灰変性** calcareous degeneration 　異栄養性石灰変性で，萎縮歯髄や変性歯髄に好発する． 　変性壊死した細胞や線維組織，血管壁に石灰沈着としてみられる． 6．**色素変性** pigment degeneration 　外来色素では亜ヒ酸があり，黒褐色の色素沈着をきたす． 　内生色素では，外傷や歯髄炎による出血で，ヘモジデリン沈着がみられる．

3　象牙質・歯髄複合体の加齢的変化　aging of dentin-pulp complex

いかなる変化があるか	1．**歯髄腔の狭小化** 　加齢とともに歯髄へのさまざまな慢性的刺激が元で，第二象牙質が形成され，歯髄腔は狭くなる． 　第二象牙質が形成される場所は天蓋，髄床底，根管口が主である． 2．**歯髄の線維化，石灰化** 　加齢とともに根尖孔は狭窄し，栄養供給不足により，線維化，石灰化が発生しやすくなる．この現象は根部歯髄に多くみられる．

4　辺縁性歯周炎における歯髄の変化　changes of pulp in marginal periodontitis

いかなる変化をきたすか	1．歯髄にうっ血，充血などの循環障害をきたし，歯髄は網様変性や石灰変性が認められる．この現象は歯周組織の破壊や歯の動揺などによる血行障害が原因である． 2．重症の歯周炎の場合は上行性歯髄炎となる．

C　歯髄の進行性病変

種　類	1．**象牙質の増生** 　1）第二象牙質 　2）第三象牙質 　3）象牙粒 2．**歯髄の化生** 3．**断髄と覆髄後の歯髄変化（歯髄の創傷の治癒）**

1　象牙質の増生　dentin hyperplasia

疾患の特徴	歯の完成後に象牙質が新生し，付加される現象である． 1．第二象牙質　secondary dentin 2．第三象牙質　tertiary dentin 3．象牙粒　denticle
第二象牙質とは	歯根完成後に，加齢に伴って歯髄側象牙質に象牙質が添加する． 天蓋部，歯根分岐部，根管側壁部に好発する．
第三象牙質とは	歯根完成後に，咬耗，磨耗，齲蝕窩洞形成などの刺激によって形成される象牙質であるが，刺激の程度により形成速度や形成量は変化する． 1．**窩洞形成後の第三象牙質** 　窩洞形成後約25日までは形成されないが，27〜30日で形成率が最高に達し，1日平均，1.49μ形成される．
第三象牙質の特徴	1．歯根部の根管壁に形成される第三象牙質は象牙芽細胞が歯冠部歯髄に比べ，早期に萎縮，変性あるいは消失をきたすために形成された象牙質は不規則な象牙質が多い． 2．乳歯のほうが永久歯に比べ，形成力が強く，その量も多い． 3．PAS染色では原生象牙質よりも強い陽性を呈することで，第三象牙質は原生象牙質よりも石灰化の程度が弱い． 4．アルシアンブルー染色の程度は原生象牙質と比較して弱い．これは酸性ムコ多糖と石灰化とはお互いに関連を有し，ムコ多糖が少ないことは石灰化が弱いことを示す．したがって，石灰化が高い部位はアルシアンブルーで強く染色される．
第三象牙質の病理組織所見	1．象牙細管の数，太さ，走向，配列が不規則である． 2．石灰化度が不規則である． 3．毛細血管や細胞の封入がある． 　石灰化の不十分な脈管象牙質あるいは骨様象牙質としてみられることがある．
象牙粒とは	歯髄組織に新生された象牙質様の構造を呈する塊状石灰化物である．
象牙粒の特徴	1．50歳以上では約90％に発現し，加齢的な発現率が高い． 2．象牙粒は球状，紡錘状，砂粒状であるが，まれに2mmぐらいの大きなものも形成される．
象牙粒の形成過程	2つの説がある． 1．歯髄血管の障害により循環障害が発生する．その部の歯髄組織は硝子変性を起こし，石灰

	化をきたす．この石灰化が核となり，これを中心に石灰化が連続的に起き，象牙粒が形成される． 2．歯の発育中の局所障害によりヘルトウィヒの上皮鞘が歯髄中に侵入し，封印され，その上皮が歯髄に組織誘導的刺激を起こし，象牙粒が形成する．
形態による象牙粒の種類	1．真性象牙粒 true denticle 　1）基質，象牙細管を有するが細管の数は少なく，その走向も不規則である． 　2）組織的には不正象牙質（原生象牙質より石灰化度が低い）に類似し，中心部は石灰化した歯髄線維よりなり，外層は不正象牙質で構成される． 2．仮性象牙粒 false denticle 　層状構造を呈し，中心部は壊死細胞や石灰化した細胞あるいは硝子変性した歯髄細胞である．象牙質構造は有していない．
象牙粒の部位別分類	1．遊離性象牙粒 free denticle 　歯髄組織中に形成される象牙粒である． 2．付着象牙粒 adherent denticle 　根管壁に付着する象牙粒である． 3．介在性象牙粒 interstitial denticle 　象牙質壁に埋入された象牙粒である．
ポイントワード	第二象牙質，第三象牙質，象牙粒，真正象牙粒，仮性象牙粒，ヘルトウィヒ上皮鞘

2　歯髄の化生　metaplasia of the pulp

疾患の特徴	歯髄の再生に際して歯髄細胞の間接化生が認められる． 1．線維芽細胞への化生：炎症時の線維の増加 2．骨芽細胞への化生：炎症時，象牙質壁へ骨様組織の添加 3．セメント芽細胞への化生：根尖部根管内部へのセメント質の添加
ポイントワード	線維芽細胞，骨芽細胞，セメント芽細胞，炎症，再生

3　歯髄切断と覆髄（歯髄の創傷の治癒）

疾患の特徴	歯髄を切断後，切断面に水酸化カルシウム製剤を塗布して，残存歯髄との間に硬組織の形成をもたらし，切断面を被蓋する方法である この治療法は若年者の歯髄に対して応用されることが多い．
治癒過程	治癒過程である硬組織による被蓋の形成過程は次の4つに分類される． 1．滲出期 　水酸化カルシウム〔強酸性（pH 11）でタンパク凝固作用を有する〕による壊死組織層の形成を行う．その後，その壊死に対する反応性炎症が発生（30分から24時間）し，分界線をつくる． 2．増殖期 　術後3日から歯髄の線維芽細胞，未分化間葉系細胞，血管周皮細胞，シュワン細胞などが分裂を開始する．これらの細胞は分裂により脱分化して増殖し，石灰化陽性部位へ極性を示して集合し，遊走する．同時にマクロファージの貪食，残存毛細血管からの内皮細胞の伸展が起こる． 3．骨様象牙質形成期 　術後5日ころより，石灰化陽性層の下面に数層の短円柱状細胞（象牙芽細胞）が配列し，周囲の膠原線維を基盤とする基質形成が起こる．この基質内に細胞が封入されることで，骨様象牙質となる．さらに，骨様象牙質の歯髄側には分化途中の突起の少ない象牙芽細胞も配列する． 4．象牙質形成期 　術後14日から1か月で，骨様象牙質の下方に細管構造を有する象牙質が形成され，それに接して象牙芽細胞が配列する．この新生された象牙質は根管壁の象牙質と移行し，象牙橋 dentin bridge となる．象牙橋は術後1年で0.5〜1 mmとなる．
ポイントワード	象牙橋，骨肉芽組織，未分化間葉細胞，骨様象牙質，水酸化カルシウム

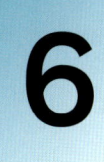

6 根尖性歯周組織の病変
apical periodontal disease

疾患の特徴	根尖性歯周組織である歯根膜，セメント質，歯槽骨に至る病変をいう．
原　因	1．歯髄炎の根尖孔経由細菌感染 2．根管治療時の機械的，化学的刺激 3．外傷性の炎症の波及 4．まれであるが，血行性の根尖部感染
種　類	1．急性根尖性歯周炎 　1）急性根尖性漿液性歯周炎 　2）急性根尖性化膿性歯周炎 2．慢性根尖性歯周炎 　1）慢性根尖性単純性歯周炎 　2）慢性根尖性化膿性歯周炎 　3）慢性根尖性肉芽性歯周炎 　　① 歯根肉芽腫 　　② 歯根囊胞

1　急性根尖性歯周炎

1）急性根尖性漿液性歯周炎　acute apical serous periodontitis

疾患の特徴	感染初期の根尖性歯根膜に限局した漿液性炎であり，初期歯根膜炎ともいう．
臨床所見	1．歯の軽度の弛緩，動揺および挺挙感がみられる． 2．自発痛は軽度で，垂直圧痛（打診痛も含む）を認める．
病理組織所見	1．根尖部歯根膜に血管拡張，充血，うっ血がみられる． 2．同部に漿液成分の滲出があり，少数の白血球浸潤を伴う（炎症性水腫の発生）．
ポイントワード	漿液性炎，歯根膜炎，炎症性水腫，軽度の自発痛

2）急性根尖性化膿性歯周炎　acute apical purulent periodontitis

疾患の特徴	根尖部歯根膜に炎症が増強し，歯根膜およびその周囲に化膿性炎が発症する．
臨床所見	1．歯の弛緩，動揺および挺挙感の増大． 2．自発痛は増大し，垂直圧痛ばかりでなく，側方圧痛も発現する． 3．歯肉の発赤，腫脹，圧痛がみられる． 4．所属リンパ節が腫脹し，圧痛が発現する． 5．発熱，頭痛，悪寒などの全身症状が発現する．
エックス線所見	歯根膜腔隙の軽度の拡大を認める．
病理組織所見	1．炎症性水腫が増強し，周囲へ波及する． 2．根尖部に膿瘍が形成され，周囲へ化膿性炎が拡大する． 3．歯槽骨やセメント質の吸収が認められる．
増悪所見および続発疾患	1．**急性び漫性化膿性歯周炎**　acute diffuse purulent periodontitis 　根尖部の化膿性炎が辺縁部の歯周組織に波及したものをいう． 2．**急性化膿性骨髄炎**　acute purulent osteomyelitis 　歯槽骨骨髄に化膿性炎が波及したもので，下顎は広範囲になることが多い． 3．**骨膜下膿瘍**　subperiosteal abscess 　骨膜に化膿性炎が波及し，膿瘍形成がみられるものをいう． 4．**歯肉膿瘍**　gingival abscess 　化膿性炎が骨膜を破り，歯肉部で膿瘍を形成したものをいう． 5．**皮下膿瘍**　subcutaneous abscess 　化膿性炎が骨膜，歯肉に波及し，さらに皮下組織へ波及したものをいう． 6．**口腔底蜂窩織炎**　phlegmon of the floor of oral cavity 　口腔底の疎性結合組織中にび漫性に化膿性炎が波及したもので，ルードビィヒアンギーナ

合併症	Ludwig's angina ともいう． 本病変は炎症による腫脹が顎舌骨筋の上方に発生するために口腔底が口腔内に盛り上がり，あたかも口唇があるようにみえることから二重唇様を呈する特徴がある． 7．口蓋膿瘍 palatal abscess 　上顎に発生した化膿性炎が口蓋の骨膜下に膿瘍を形成したものをいう． 8．歯性上顎洞炎 odontogenic maxillary sinusitis 　第二小臼歯から第二大臼歯の根尖性化膿性炎が頬側から上顎洞へ波及したものをいう． 9．ターナーの歯 Turner's teeth 　乳歯の根尖性歯周炎が永久歯の歯胚に波及し，強い化膿性炎により永久歯のエナメル質減形成がみられたものをターナーの歯という．
ポイントワード	根尖部膿瘍，歯槽骨吸収，セメント質吸収，リンパ節腫脹，続発疾患

2　慢性根尖性歯周炎

1）慢性根尖性単純性歯周炎　chronic apical simple periodontitis

疾患の特徴	軽い細菌感染の刺激により，発症するもので，根管治療時に多い．
臨床所見	1．初期は軽度の自発痛がみられるが，多くは自覚症状が少ない． 2．長期間の病変では歯の違和感が発現する．
病理組織所見	1．軽度の慢性炎症性細胞浸潤がみられる． 2．長期間の病変で慢性化した場合は，肉芽組織の形成，歯根や歯槽骨の吸収がある．
ポイントワード	根管治療，慢性炎症，歯の違和感，細菌感染

2）慢性根尖性化膿性歯周炎　chronic apical purulent periodontitis

疾患の特徴	急性根尖膿瘍の慢性化したもので，膿瘍は肉芽組織で被包される． 別名は慢性根尖膿瘍あるいは慢性歯槽膿瘍と呼ばれる．
臨床所見	1．自覚症状は軽度である． 2．圧痛や打診痛がある． 3．歯の弛緩，動揺は軽度である．
病理組織所見	1．根尖部に膿瘍がみられる． 2．膿瘍の周辺は肉芽組織の増殖がみられ，膿瘍を被包している． 　この肉芽組織は内層と外層の2層構造を呈する． 　1）内層：幼若肉芽組織 　　好中球，大食細胞（泡沫細胞）の浸潤がみられる． 　2）外層：線維化肉芽組織 　　線維組織中にリンパ球，形質細胞の慢性炎症性細胞浸潤がみられる． 3．肉芽組織中には上皮の増殖をみることがある． 4．歯槽骨や歯根セメント質の吸収像がみられる
ポイントワード	根尖膿瘍，肉芽組織，膿瘍の被包，歯槽骨吸収，セメント質吸収

3）慢性根尖性肉芽性歯周炎　chronic apical granulomatous periodontitis

疾患の特徴	慢性根尖膿瘍の形成がみられるが，細菌刺激が減弱し，炎症の増悪がみられずに肉芽組織による膿瘍の吸収，置換が行われる病変である．
分類	1．歯根肉芽腫 2．歯根囊胞
臨床所見	1．齲蝕により残根状態で，根管より排膿がみられる． 2．ごく軽度の自発痛や歯の弛緩動揺があるが，ほとんど自覚症状がない． 3．圧痛や打診痛などの他覚症状がある． 4．瘻孔（病巣から病巣外部へ排膿経路として導管がつくられる孔），が形成されている． 5．エックス線所見では根尖部に透過像を認める． 6．抜歯時には歯根部に肉芽組織の付着があり，セメント質は肥厚している．
合併症	1．歯性上顎洞炎を引き起こす． 2．硬化性骨炎を引き起こす． 　とくに慢性硬化性巣状骨髄炎がみられ，隣在部骨組織の硬化性変化である．

| ポイントワード | 慢性根尖膿瘍，歯根肉芽腫，歯根囊胞，瘻孔，残根 |

（1）歯根肉芽腫　radicular granuloma

疾患の特徴	慢性根尖膿瘍の肉芽組織による器質化である．
病理組織所見	1．肉芽腫は2層の構造を呈する． 　1）中心部（内層）：幼若肉芽組織 　　　組織中にリンパ球，形質細胞，泡沫細胞の浸潤が認められ，それらの間にコレステリン結晶がみられる． 　2）周辺部（外層）：線維化した肉芽組織 　　　被膜形成としてみられる．その組織中に軽度の慢性炎症性細胞浸潤を伴う． 2．肉芽組織中に上皮が存在することがある．この場合は上皮性歯根肉芽腫という． 3．根尖部の歯槽骨とセメント質は吸収がみられるが，一部の修復としてセメント質は新生添加し，セメント質の肥大としてみられる．
ポイントワード	肉芽組織，根尖膿瘍，上皮性，コレステリン結晶，泡沫細胞

（2）歯根囊胞　radicular cyst

疾患の特徴	1．多くは上皮性歯根肉芽腫が囊胞化したものである． 2．囊胞とは上皮で裏装された壁を有する病的空洞である．
囊胞の内容物	淡黄色透明の滲出液で，そのなかに剝離上皮，滲出細胞，コレステリン結晶を含む．
病理組織所見	歯根囊胞は3層の構造を呈する． 1．上皮層 　1）一般に非角化扁平上皮である．まれに錯角化がみられる． 　2）上皮索の形成もみられ，上皮は粘液細胞，円柱上皮，線毛上皮が形成される． 　3）さらに，囊胞上皮内に硝子体（ヒアリン小体 hyaline body）の形成があり，この小体をラシュトン硝子体 Rushton hyaline body という． 　4）ラシュトン硝子体は細長い形状あるいは環状の構造物であり，細胞の崩壊産物あるいは上皮の産生物とされる． 　5）上皮の由来はマラッセ上皮遺残 epithelial rests of Malassez で，口腔粘膜や上顎洞粘膜上皮由来もある． 2．肉芽組織層 　1）上皮の下は肉芽組織により形成され，慢性炎症性細胞浸潤や泡沫細胞を認める． 　2）また，そのなかにコレステリン結晶も含まれる． 3．結合組織層 　　毛細血管周囲に軽度の炎症性細胞浸潤を認める線維性結合組織よりなる．
ポイントワード	囊胞，上皮の裏装，硝子体，ラシュトン硝子体，コレステリン結晶

7 辺縁性歯周組織の病変（歯周病）
periodotal disease

疾患の特徴	歯周組織の炎症，代謝障害，外傷などが原因で発症する病変の総括名である．
疾患の原因	1．局所的原因 　1）細　菌 　　　細菌性刺激による炎症の発症で，タンパク分解酵素による歯周組織の破壊や細菌毒素によるアレルギー性炎の発症が原因となる． 　2）沈着物 　　　プラークや歯石の沈着は細菌性刺激や機械的刺激の因子となる． 　3）食片圧入 　　　細菌の増殖の温床となり細菌性刺激因子となる場合や食物の化学的刺激因子および圧入による機械的刺激因子となる． 　4）歯列不正 　　　自浄作用困難となり，細菌の増殖をきたし，細菌性刺激因子を惹起させる．食片圧入と同様に化学的刺激や機械的刺激の原因となる． 　5）不適合補綴物 　　　細菌性刺激，化学的刺激，機械的刺激の因子となる． 　6）化学的刺激 　　　食品添加物，治療薬品などは化学的刺激要因となる． 　7）口呼吸 　　　口呼吸による粘膜の乾燥，脱水は口腔組織の抵抗力の減弱をきたし，炎症が発生しやすくなる． 　8）その他 　　　ブラキシズム，外傷性咬合，歯ブラシの不適使用などは機械的刺激因子となる． 2．全身的原因 　1）感染性疾患 　　　細菌，ウイルスの感染により歯肉抵抗力の減弱をきたし，炎症の発症をもたらす． 　2）栄養障害 　　　ビタミンやタンパク質の欠乏による歯牙支持組織の代謝障害が発症する． 　3）代謝性疾患 　　　糖代謝や脂肪代謝などの障害は口腔諸組織の抵抗力を減弱させ，病変の発症に対する治癒遅延をきたす． 　4）内分泌障害 　　　思春期，妊娠期などはホルモンバランスの変調をきたし，炎症の増悪に関連する． 　　① 思春期性歯肉炎 　　② 妊娠性歯肉炎 　　③ 月経性歯肉炎 　5）先天異常 　　　遺伝的代謝異常による口腔組織の障害が起こる． 　　① Down（ダウン）症候群 　　② 無カタラーゼ血症 　　③ Papillon-Lefèvre（パピヨン・ルフェーブル）症候群 　6）精神障害 　　　精神障害者の口腔清掃不備がおもな原因であるが，自律神経失調による歯肉の循環障害も発症原因となる． 　7）アレルギー疾患 　　　膠原病，アレルギー性鼻炎，蕁麻疹，薬物アレルギーは歯周組織の病変と関連する．
分　類	歯肉病変の分類についてはいまだ統一されていないが，日本歯周病学会の歯周病分類を参考に記載した．

| 疾患の特徴 | 1．歯肉病変
　1）プラーク性歯肉炎
　（1）プラーク単純性歯肉炎
　（2）全身因子関連性歯肉炎
　　①萌出期関連歯肉炎
　　②月経周期関連歯肉炎
　　③妊娠関連歯肉炎
　　④糖尿病関連歯肉炎
　　⑤白血病関連歯肉炎
　　⑥その他
　（3）栄養障害関連歯肉炎
　　①アスコルビン酸欠乏性歯肉炎
　　②その他の栄養障害性歯肉炎
　2）非プラーク性歯肉炎
　（1）プラーク細菌以外による歯肉病変
　　①特殊な細菌感染
　　②ウイルス感染
　　③真菌感染
　（2）粘膜皮膚病変
　　①扁平苔癬
　　②類天疱瘡
　　③尋常性天疱瘡
　　④エリテマトーデス
　　⑤その他
　3）歯肉増殖 | （1）炎症性歯肉増殖
（2）非炎症性歯肉増殖
2．歯周炎
　1）慢性歯周炎
　2）侵襲性歯周炎
　3）遺伝疾患に伴う歯周炎
3．壊死性歯周疾患
　1）壊死性潰瘍性歯肉炎
　2）壊死性潰瘍性歯周炎
4．歯肉―歯周病変
　1）エプーリス
　2）機械的因子による歯周組織の病変
　（1）外傷性による歯周組織の変化
　（2）矯正移動による歯周組織の変化
　（3）咬合機能低下による歯周組織の変化
　（4）根管治療に伴う歯周組織の変化
　（5）歯周組織の加齢変化
　（6）抜歯創の治癒過程
5．セメント質の病変
　1）セメント質の増殖
　2）セメント粒
　3）セメント質の吸収
　4）歯根と歯槽骨の強直
6．加齢に伴う歯周組織の変化
7．病巣感染・歯性病巣感染 |

1　歯肉病変

1）プラーク性歯肉炎

（1）プラーク単純性歯肉炎　plaque induced simple gingivitis

疾患の特徴	プラークに誘発された歯肉に限局する炎症である．
原　因	プラーク内の細菌刺激が原因であるが，歯頸部に加わるさまざまな外来刺激も原因となる．
臨床所見	1．歯肉はうっ血による発赤，腫脹を認める．とくに，歯肉辺縁部の発赤は強い． 2．スティップリングの消失がある． 3．歯肉ポケットは浅いが，出血や排膿を伴うことがある． 4．エックス線所見では歯槽骨の変化は認めない．
病理組織所見	慢性歯肉炎の像を呈する． 1．プラーク，歯石が認められる． 2．歯肉にうっ血，充血などの循環障害と炎症性水腫を認める．これらの部位にはリンパ球，形質細胞，マクロファージなどの慢性炎症性細胞浸潤がみられる． 3．付着上皮は肥厚し，側方および深部増殖がみられる． 4．内縁上皮はびらん，潰瘍形成がみられる． 5．歯肉ポケットの形成があるが，ポケット底部は歯肉領域に限られ，浅い． 　ポケット底がセメント質に達して，深いものは歯周ポケットという．
ポイントワード	プラーク，歯肉の循環障害，歯肉の炎症性水腫，付着上皮の肥厚，びらん

（2）全身因子関連歯肉炎

疾患の特徴	プラークによる細菌刺激に対する局所刺激と全身的な免疫低下が加わり，局所の防衛反応も低下し，炎症が強まり発症する．
種類とその特徴	1．萌出期関連歯肉炎（萌出性歯肉炎）puberty-associated gingivitis 　口腔清掃が不十分な時期で，歯の萌出時に歯肉に炎症が発症する．

2. 月経周期関連歯肉炎 menstrual cycle-associated gingivitis
月経周期と関連して歯肉炎が発症するが，とくに歯冠乳頭部の発赤と腫脹がみられる．
3. 妊娠関連歯肉炎 pregnancy-associated gingivitis
妊娠中に発症する歯肉炎で，妊娠に伴うホルモンレベルの上昇が強い歯肉炎を誘発する．出産後に歯肉炎は消退する．
4. 糖尿病関連歯肉炎 diabetes-associated gingivitis
糖尿病の場合は高血糖によるコラーゲン合成阻害や血管壁の障害が起こる．この状態での細菌性刺激はサイトカインによる刺激で炎症が発症しやすく，なおかつ，炎症の進行が悪化する．
5. 白血病関連歯肉炎 leukemia-associated gingivitis
単球性白血病では歯肉腫脹や歯肉出血をきたす．

| ポイントワード | 歯肉炎，萌出，月経，妊娠，糖尿病，白血病 |

（3）栄養障害関連歯肉炎　dystrophica associated gingivitis

疾患の特徴	栄養障害により免疫能が低下することで，感染症を発症しやすくなった状態で，プラークの細菌刺激で歯肉炎を引き起こす．
種類とその特徴	1．アスコルビン酸欠乏性歯肉炎（9章 口腔粘膜の疾患，10章 顎骨の病変を参照） 2．その他の栄養不良関連性歯肉炎（9章 口腔粘膜の疾患，10章 顎骨の病変を参照）
ポイントワード	ビタミンC，アスコルビン酸，栄養不良，細菌刺激，歯肉炎

2）非プラーク性歯肉炎　non plaque induced gingivitis　（9章 口腔粘膜の疾患を参照）

3）歯肉増殖　gingival hyperplasia

疾患の特徴	歯肉上皮下結合組織の増生をきたした場合を歯肉増殖という． 炎症性歯肉増殖と非炎症性歯肉増殖がある．
炎症性歯肉増殖とは	原因は局所の細菌性刺激から全身性疾患の部分症として発症する． 歯肉は発赤し，出血性，浮腫性である． 1．慢性歯肉炎 2．壊血病 3．白血病
非炎症性歯肉増殖とは	炎症性歯肉増殖と異なり，歯肉は蒼白あるいは正常と同様な色調を呈するが，弾力性があり，肥厚する．スティップリングの消失はみられない． 1．歯肉線維腫症 　優性遺伝性疾患である（9章 口腔粘膜の疾患を参照）． 2．薬物性歯肉増殖 　抗てんかん薬であるフェニトイン（ダイランチン），降圧剤であるニフェジピン，免疫抑制剤であるサイクロスポリンは歯肉肥大を引き起こす．
病理組織所見	上皮下結合組織のコラーゲンの増生と線維芽細胞数の増加がみられ，そのなかに慢性炎症性細胞浸潤が認められる．
ポイントワード	結合組織増殖，慢性歯肉炎，壊血病，白血病，遺伝性疾患，抗痙攣

2．歯周炎　periodontitis

1）慢性歯周炎（成人性歯周炎）　chronic periodontitis

疾患の特徴	歯肉のみならず，深部の歯根膜や歯槽骨にまで炎症が波及した疾患で，多くは慢性炎症の像を呈する．かつては辺縁性歯周炎と呼ばれたものである．
原因	本章 辺縁性歯周組織の病変を参照．ただし，全身性原因は本疾患発生においてより重要な因子である．
臨床所見	1．歯頸部にプラーク，歯石の付着がある． 2．歯肉はうっ血，充血により発赤し，腫脹している． 3．歯根膜の破壊や歯槽骨の吸収で歯肉の退縮と，セメント質の露出へと進行する． 4．歯周ポケットの形成がある． 5．付着上皮は潰瘍を伴い，ポケットより出血，排膿がみられる．

	6．唾液の粘稠度が増し，口臭の発生がある．
	7．歯は弛緩，動揺，挺挙する．
エックス線所見	1．初期病変は歯槽骨頂の鈍角の骨吸収像をみる． 2．進行病変では歯槽骨の水平吸収がみられる． 3．局所では歯槽中隔に皿状の骨吸収像を認める．
病理組織所見	1．歯頸部にプラーク，歯石の付着がある． 2．歯肉上皮下に慢性炎症性細胞浸潤を認める． 3．付着上皮は破壊され，上皮は深部増殖を示す． 4．歯周ポケットの形成がある． 5．炎症性細胞浸潤は深部にまで波及し，歯根膜の破壊と歯槽骨の吸収を認める． 6．歯層骨の吸収部は，ときに修復像を伴う． 7．非露出部セメント質の剝離または拍車状増殖を認める．これらの原因の多くは外傷性咬合による．
臨床的病態診断	1．軽度歯周炎：歯周ポケットは3〜5mmで，歯根長の1/3以内の骨吸収． 2．中等度歯周炎：歯周ポケットは4〜7mmで，歯根長の1/3〜1/2の骨吸収． 3．重度歯周炎：歯周ポケットは6mm以上で，歯根長の1/2以上の骨吸収．
ポイントワード	慢性炎症，歯根膜破壊，骨吸収，歯周ポケット，外傷性咬合

2）侵襲性歯周炎　aggressive periodontitis

疾患の特徴	従来，若年性歯周炎 juvenile periodontitis と呼ばれていたものである． 思春期に発病し，急激な歯槽骨の垂直吸収を特徴とする疾患である．
原　因	1．グラム陰性嫌気性桿菌の感染により好中球，マクロファージなどの機能障害（走行性や食作用能）の低下による炎症． 2．マクロファージから分泌されるプロスタグランジン2（PGE2）やインターロイキン-1β（IL-1β）産生量が増加し，炎症が発症して，骨吸収の原因となる．
分　類	1．限局性侵襲性歯周炎：歯列の30％以内に限局して発症したもの． 2．広汎性侵襲性歯周炎：歯列の30％以上が罹患しているもの．
臨床所見	1．思春期（30歳まで）の女性に発症する． 2．早期に歯の弛緩，動揺がある． 3．エックス線所見では歯槽硬線が欠如し，歯根膜のび漫性肥厚を認める．特徴は急激なる歯槽骨の垂直吸収がみられることである． 4．進行すると疼痛が発現する．
病理組織所見	1．歯根膜の変性，溶解，消失がみられる． 2．形質細胞を主体とする慢性炎症像がみられる． 3．付着上皮の深部増殖と深い歯周ポケットが形成される． 4．歯層骨の吸収と歯の病的移動がある． 5．炎症が拡大した場合は根尖膿瘍の形成がある．
ポイントワード	若年性，急激な垂直骨吸収，侵襲性歯周炎，歯根膜変性，慢性炎症

3）遺伝性疾患に伴う歯周炎　periodontitis associated with genetic disease

遺伝性疾患の種類	1．Down症候群 2．無カタラーゼ血症 3．Papillon-Lefèvre症候群 4．Chédiak-Higashi（チェディアック・ヒガシ）症候群
各遺伝性疾患の特徴	1．Down症候群　Down syndrome（10章　顎骨の病変を参照） 2．無カタラーゼ血症　acatalasemia 　1）血液や組織のカタラーゼが欠如する遺伝性疾患で，11番染色体のカタラーゼ遺伝子（CAT）の突然変異によって発症する． 　2）臨床的には繰り返しの感染がみられ，歯肉に強い炎症を引き起こし，潰瘍形成がみられ，重篤な歯周病を発現する． 3．Papillon-Lefèvre症候群　Papillon-Lefèvre syndrome 　1）常染色体劣性遺伝で，手掌と足底の先天性角化症の発現がある． 　2）2歳児から乳歯および永久歯の周囲の歯槽骨の侵襲性破壊と歯の早期脱落をみる．

4．Chédiak-Higashi 症候群　Chédiak-Higashi syndrome
　1）常染色体劣性遺伝で，1番染色体長腕のチェディアック・ヒガシ（CHS）遺伝子の突然変異による．
　2）顆粒白血球の顆粒形成異常と核構造異常により，顆粒球機能が低下する．とくに，好中球の顆粒形成異常は走行性と殺菌能の低下をもたらすことで，重篤な歯周炎の発症がある．
　3）本病変は肝臓および脾臓の腫大，リンパ節の腫脹，貧血，好中球減少の症状があり，易感染性となる．また，リンパ腫が高頻度に発生する．

| ポイントワード | Down 症候群，無カタラーゼ血症，Papillon-Lefèvre 症候群 |

3　壊死性歯周疾患

1）壊死性潰瘍性歯肉炎　necrotizing ulcerative gingivitis (NUG)

疾患の特徴	特徴的な歯肉の壊死と紡錘菌，スピロヘーターの増殖を伴う急性歯肉炎である．
別　名	ワンサン口内炎 Vincent stomatitis として知られている． 炎症が軟口蓋，扁桃まで波及した場合はワンサン口峡炎 Vincent angina という．
原　因	紡錘菌とスピロヘーターの増殖によるが，発病には全身的因子として栄養状態の不良（とくにビタミン B，C 欠乏）や免疫力が低下している素因が重要である．
臨床所見	1．15〜30 歳に好発する．小児の発症はまれである． 2．歯間乳頭部歯肉の壊死，潰瘍形成，出血がみられる． 3．局所歯肉より急速に口腔全体に波及し，壊疽となる． 　　進行して壊疽が出現した場合は壊疽性口内炎である水癌 noma となる． 4．口臭があり，疼痛も発現し，食事摂取困難となる． 5．発熱，白血球増加，頭痛，意識障害などの全身症状が出現する．
病理組織所見	1．歯肉に限局した組織の壊死が発現し，潰瘍形成を認める． 2．隣在歯周囲の組織は充血，うっ血などの循環障害がみられ，好中球，リンパ球，形質細胞などの強い炎症性細胞浸潤を伴う．
再　発	治療後の歯肉陥没部から再発しやすい．
ポイントワード	ワンサン口内炎，スピロヘーター，若年者，歯冠乳頭部壊死，歯肉壊疽

2）壊死性潰瘍性歯周炎　necrotizing ulcerative periodontitis

疾患の特徴	壊死性潰瘍性歯肉炎が進行し，歯根膜，歯槽骨にまで波及した場合は壊死性潰瘍性歯周炎という．
ポイントワード	壊死，潰瘍，歯周炎

4　歯肉 — 歯周病変

1）エプーリス　epulis

疾患の特徴	歯肉部に発生する良性の限局性腫瘤であり，多くは炎症性刺激，反応性刺激により増殖したものである．
臨床所見	1．いずれの年齢層にも発症するが，種類により 20〜30 歳代の女性に好発する場合がある． 2．歯間乳頭部の唇側，頬側に好発し，とくに上顎前歯部に多い． 3．大きさは雀卵大までが多く，広い底部を有するが，ときに頸部を形成することもある． 4．表面は一般的に平滑であるが，ときに凹凸，分葉状，びらん，潰瘍形成がみられることがある． 5．色調や硬度は組織構造により違う．
原　因	多くは局所の機械的刺激や感染による炎症性刺激が原因となるが，先天性素因やホルモン因子も関与する．
組織学的分類とその特徴所見	1．肉芽腫性エプーリス　epulis granulomatosa 　1）毛細血管に富む炎症性肉芽組織の増殖からなる腫瘤である． 　2）肉眼的には赤色で，軟らかい腫瘤である． 　3）本病変は時間の経過とともに線維化が進行し，線維性エプーリスへと移行する． 　4）毛細血管に富み，分葉状に増殖した場合は血管腫性エプーリスとなる．

2．線維性エプーリス epulis fibromatosa
　1）線維組織の増殖からなる腫瘤で，肉芽腫性エプーリスからの移行が多い．
　2）発生率はエプーリスのなかで最も高い．
　3）肉眼的には白色を呈し，硬い腫瘤である．
　4）組織学的には炎症性細胞浸潤が消退し，不規則な線維の増生を認める．
3．血管腫性エプーリス epulis hemangioatosa
　1）毛細血管の増生と拡張がみられ，毛細血管腫様を呈する腫瘤である．
　2）大部分は炎症性が原因としてみられるが，ときに過誤腫の血管腫もある．
　3）肉眼的には赤い腫瘤である．
　4）この病変は妊娠性エプーリス epulis gravidarum と同じ組織像である．
4．骨形成性エプーリス epulis osteoplastica
　1）線維組織で形成された腫瘤中に硬組織の形成がある場合をいう．
　2）硬組織は梁状あるいは塊状を呈し，線維骨と同様の組織像を呈する．
　3）ときに，セメント質類似の，球状を呈する硬組織が形成された場合は，セメント質形成性エプーリス epulis cementoplastica という．
5．巨細胞性エプーリス giant cell epulis
　1）毛細血管に富んだ線維性結合組織中に多数の巨細胞がみられる．ときに硬組織形成がある．
　2）若年者の下顎前歯に好発し，再発傾向を有する．
　3）周辺性巨細胞肉芽腫と同様な組織像を呈する．
6．先天性エプーリス congenital epulis
　1）新生児にみられるエプーリスである．
　2）萌出前の前歯部の歯槽堤に球状の腫瘤が発生する．
　3）組織学的には顆粒細胞腫 granular cell tumor と同じ組織像である．

| ポイントワード | 限局性腫瘤，肉芽組織，線維性，血管腫，骨形成，巨細胞，先天性 |

2）機械的因子による歯周組織の病変

（1）外傷性による歯周組織の変化

疾患の特徴	急激なる機械的な力による歯周組織の外傷である．
種類とその特徴	1．急性外傷性変化 acute traumatic changes 　強い外力による歯周組織の損傷をいい，次の2つに分けられる． 　1）転倒，打撲などによるもので，上顎前歯にみられる． 　　歯根膜は歯の脱臼や脱落などで出血，挫滅，離断を認める． 　　歯槽骨やセメント質は剥離性破折を生じる． 　2）不意に硬いものを噛む場合や高い補綴物装着時に起こる急性咬合性外傷である． 　　歯根膜は出血，挫滅を認め，反応性に炎症性細胞浸潤がみられる． 　　障害が非常に強い場合は圧迫側歯根膜は壊死を引き起こし，牽引側歯根膜には離断がみられる． 　　歯槽骨やセメント質は剥離性破折を生じることがある． 2．咬合性外傷 occlusal trauma 　特別の強い力でなく，長期間の不適切な咬合力で生じる歯周組織への外傷である． 　外傷性咬合とは，咬合性外傷を引き起こすような咬合状態をいう．
咬合性外傷の原因	1．不適合補綴物 2．歯列不正あるいは残存歯のみの咬合 3．習慣（歯ぎしり，パイプ喫煙）や職業性（楽器など） 4．歯周組織の機能構造の減退（歯周炎や萌出前後の乳歯など）
咬合性外傷の種類	1．一次性咬合性外傷 primary occlusal trauma 　歯牙支持組織に過度な咬合力が加わり，その組織に外傷性変化が起こる場合をいう． 2．二次性咬合性外傷 secondary occlusal trauma 　炎症による歯周炎の発症組織（生理的咬合能力低下の状態）に過度の咬合力が加わり，歯周組織に障害をきたした場合をいう．

咬合性外傷の歯周組織所見	組織学的な変化は2つに分けられる． 1．外傷性変化 　1）歯根膜の圧迫側は圧迫壊死に陥り，崩壊し，空隙化する．あるいは石灰化する． 　2）圧迫側の歯槽骨は吸収し，セメント質の吸収もみられる． 　3）牽引側歯根膜は硝子化し，拍車状石灰化を引き起こす． 2．改造性変化 　1）歯根膜線維の再配列がみられる． 　2）歯槽骨やセメント質は骨，セメント質の新生添加がみられる．
ポイントワード	外傷，不適合補綴物，咬合性外傷，習慣，拍車状石灰化，歯槽骨吸収

（2）矯正移動による歯周組織の変化　orthodontic tooth movement

疾患の特徴	最適矯正力により歯の移動を行うと，力が加わる圧迫側と，引っ張られる牽引側で，組織変化がみられる．
圧迫側の組織変化	1．歯根膜腔は狭窄する． 2．歯根膜線維は硝子化する． 3．骨芽細胞やセメント芽細胞は消失する． 4．破骨細胞による歯槽骨の吸収． 　1）歯槽骨の表面から骨吸収される場合は直接吸収という． 　2）骨髄側からの骨吸収を穿下性吸収という． 5．矯正力が終了すると，歯根膜の再生，歯槽骨やセメント質に新生硬組織が添加する．
牽引側の組織変化	1．歯根膜腔は拡大する． 2．歯根膜線維は牽引されるために，細くなり，細胞数も減少する． 3．歯槽骨表面に骨芽細胞が出現し，類骨形成を行う．とくに，歯槽骨表面部の線維が密なところは扇状に骨が形成される．この変化を拍車状骨添加という． 4．歯根膜中央部は線維芽細胞が分裂増殖する． 5．矯正力が終了すると，歯根膜の再生，歯槽骨やセメント質に新生硬組織が新生され，生理的歯根膜腔隙を形成する．
ポイントワード	圧迫側，牽引側，骨吸収，歯根膜硝子化，新生硬組織

（3）咬合機能低下による歯周組織の変化

疾患の特徴	対合歯が喪失した場合や埋伏歯の存在で対合歯との咬合ができない場合に歯牙支持組織に変化をもたらす．
対合歯喪失歯の組織変化	対合歯喪失歯は歯牙支持組織の廃用性萎縮となり，歯の弛緩，動揺を生じる．そのときの組織変化は次のごとく現れる． 1．歯根膜の萎縮と機能配列の消失． 2．歯槽骨の廃用性萎縮となり，骨多孔症へ移行する． 3．細胞性セメント質には不規則なセメント質の添加が起き，歯根膜腔は狭小化する．
埋伏歯の存在による対合歯の組織変化	この場合ははじめから咬合機能がないので，歯周組織の機能構造は変化が少ないが，生理的正常状態と比較して，次の所見がみられる． 1．歯根膜線維の発達がなく，歯根膜腔は狭い． 2．細胞性セメント質のび漫性増殖を認めるが，シャーピー線維の形成はない．
ポイントワード	対合歯喪失，廃用性萎縮，歯根膜機能配列，歯根膜腔狭小化

（4）根管治療に伴う歯周組織の変化

疾患の特徴	根管治療時の機械的刺激や薬剤により急性根尖性歯周炎を引き起こす． **1．抜髄時の影響** 　抜髄針の突出により機械的刺激や根管消毒剤の化学的刺激が発症因子となる． **2．根管充填時の影響** 　充填剤の突出，刺激による機械的，化学的刺激が発症因子となる． **3．根尖切除時の影響** 　手術的侵襲，薬剤の刺激が発症因子となる．
根尖病巣および根管治療後の治癒過程	1．根尖病巣は肉芽組織で覆われ，置換されたあと線維化するが，病巣部や根尖孔はセメント芽細胞，骨芽細胞が出現し，根尖孔を閉鎖する．

		2．充填剤が根尖孔より溢出した場合は肉芽組織で被包される．肉芽組織は線維化し，充填剤とともに組織中で保存される． 　吸収性の薬剤の場合はマクロファージで貪食され，吸収される．
	ポイントワード	機械的刺激，根尖病巣，肉芽組織，線維化，化学的刺激

（5）抜歯創の治癒　healing of extraction wound

疾患の特徴	抜歯創の治癒は創傷の治癒分類では二次治癒に属する． 特徴は骨性肉芽組織による治癒で，骨折の治癒の場合と類似する．
治癒過程	1．**血餅（凝血期）** blood clot：0〜1週 　抜歯窩は血餅で充満する．この血餅は肉芽組織が形成される足場として非常に重要である．同時に炎症性細胞浸潤が認められる． 　もし，この血餅が形成されない場合や除去されるとドライソケット dry socket となる． 2．**肉芽組織期** granulation tissue：1〜2週 　血餅は器質化し，肉芽組織が形成される．肉芽組織中の線維芽細胞，毛細血管は残存歯根膜，骨膜より新生される．この肉芽組織は将来骨形成へと移行するために骨性肉芽組織 osseous granulation tissue と呼ばれる． 　肉芽組織中の炎症細胞は時間の経過とともに減少する．抜歯窩の表面は上皮再生がみられ，創面を被覆する． 3．**仮骨期** callus：2〜3週 　抜歯窩中に類骨を含む未熟な骨梁形成がみられる． 　この骨梁は骨膜より新生した骨芽細胞によるもので，組織的には線維骨，網状骨，ないしは無層骨である． 　注意点は抜歯時に骨板や骨膜が消失した場合は，仮骨期で骨形成が認められず，線維性治癒 fibrous healing となる． 4．**治癒期** healing：4〜6週 　仮骨は抜歯窩全体に大量に形成されるが，周囲の顎骨の骨量と同じ状態に保たれるように骨の再構築が行われる．これを骨改造現象という． 　さらに，骨髄が形成され，既存の歯槽骨と同様な組織構造を呈する．
合併症	1．**抜歯後菌血症** postextraction bacteremia 　発生頻度は高いが，一過性の病変である． 　原因菌となるレンサ球菌やブドウ球菌が血中に侵入したことで発症する． 2．**ドライソケット** dry socket 　1）抜歯窩壁の露出により，感染や乾燥状態となり，抜歯窩が治癒しない状態である． 　2）臨床的に疼痛，悪臭を生じる． 　3）原因は血餅の形成不全や血餅の機械的除去あるいは抜歯窩の感染により起こる．また，残存歯根膜が少ないか欠如した場合に抜歯窩の血餅の器質化が遅れ，結果的に血餅が脱落することも原因である． 3．**線維性治癒** fibrous healing 　1）瘢痕組織のみによる抜歯窩の治癒で，骨組織が形成されない． 　2）原因は骨板や骨膜の消失により骨芽細胞の出現ができないことによる． 4．**残存囊胞** residual cyst 　抜歯後に取り残された歯根囊胞が原因で，抜歯窩の治癒ができない．
ポイントワード	血餅，骨肉芽組織，仮骨，骨改造，ドライソケット

5　セメント質の病変　pathological changes of cementum

疾患の特徴	さまざまな原因によるセメント質の過形成，新生，吸収をいう． 1．セメント質の増殖 2．セメント粒 3．セメント質の吸収 4．歯根と歯槽骨の強直

1）セメント質の増殖　cementum hyperplasia

疾患の特徴	セメント質の過形成では，セメント質の肥厚と歯根の変形が現れる．
種類とその特徴	1．機能歯のセメント質の増生 　1）原生セメント質の増生　hyperplasia of primary cementum 　　（無細胞性セメント質の増生　hyperplasia of acellular cementum） 　　歯頸部のセメント質に限局性肥厚として発生する． 　　原因は歯頸部歯根膜の歯間水平線維に機械的刺激が加わることによる． 　2）第二セメント質の増生　hyperplasia of secondary cementum 　　（細胞性セメント質の増生　hyperplasia of cellular cementum） 　　根尖部や根分岐部に発生する． 　　咬合による機械的刺激や萌出による歯根膜腔の拡大により起こるセメント芽細胞の機能亢進が原因となる． 　3）拍車状セメント質の増生　hyperplasia of spike-like cementum 　　歯根表面の歯根膜線維付着部，とくに牽引側に生じることが特徴である． 　　原因は強い咬合圧による慢性刺激が歯根膜に障害を引き起こし，その部の歯根膜に硝子化や石灰化をみる． 2．機能喪失歯のセメント質の増生 　1）対合歯喪失歯におけるセメント質の増生 　　対合歯は喪失しているために，患歯は挺挙する．そのために細胞性セメント質はセメント芽細胞が活性化され高度のセメント質の肥厚を生じる． 　　原因は歯の挺挙による歯根膜腔拡大に伴う補腔的増殖である． 　2）埋伏歯のセメント質の増生 　　歯根部の細胞セメント質のび漫性増生がみられる． 3．炎症によるセメント質の増生 　1）慢性根尖性歯周炎の場合 　　根尖部の細胞セメント質の増生がみられる． 　　原因は慢性の炎症性刺激によりセメント芽細胞が活性化される． 　2）慢性歯周炎の場合 　　おもに根分岐部の細胞性セメント質の増生が発生する．
ポイントワード	原生セメント質，拍車状セメント質，セメント質増生，第二セメント質

2）セメント粒　cementicle

疾患の特徴	歯根膜内の結節状の同心円状石灰化物で，原生セメント質と類似構造を示す．
種　類	1．遊離性セメント粒：歯根膜内に遊離して形成される． 2．付着性セメント粒：セメント質に付着して形成される． 3．間質性セメント粒：セメント質に埋め込まれて形成される．
形成原因	1．マラッセ上皮遺残の上皮に石灰化を引き起こした． 2．結合組織細胞に石灰化物が添加した． 3．セメント質あるいは歯槽骨の破片へ石灰化物が添加した．
ポイントワード	原生セメント質，付着性セメント粒，遊離性セメント粒，間質性セメント粒

3）セメント質の吸収　cementum resorption

疾患の特徴	さまざまな原因により組織の圧迫が上昇し，破セメント細胞が出現して，吸収する．
吸収因子の種類とその特徴	1．機械的因子による吸収 　1）咬合圧による吸収 　　持続性の過大咬合圧は組織圧の上昇を引き起こし，セメント質が吸収する．通常は，咬合圧は歯槽骨で組織圧の緩和が行われるが，それ以上の圧はセメント質に影響を及ぼす． 　2）隣接にある歯，嚢胞，腫瘍による圧迫 　　埋伏歯，嚢胞，腫瘍の圧迫はセメント質の吸収を引き起こす． 　3）外傷による外力 　　外傷により歯に急激な外力が加わった場合には歯根膜の壊死をきたし，反応性に肉芽組織の増殖とセメント質の吸収をきたす．

4）矯正力による吸収
　　過度の矯正力は外傷と同じように，歯根膜に壊死をきたし，セメント質の吸収を引き起こす．
2．炎症による吸収
　　炎症による吸収は高度な吸収を引き起こす場合が多く，歯根の変形をきたす．
　　① 急性根尖性歯周炎
　　② 慢性根尖性歯周炎
　　③ 慢性歯周炎
　　これらは炎症性細胞浸潤が強い歯根面で，セメント質の吸収がみられる．
3．再植歯，移植歯のセメント質の吸収
　　再植歯や移植歯は正常歯根膜が欠如するために，植立後，肉芽組織の増殖をきたしてセメント質の吸収がみられる．その後，吸収部へ硬組織の添加が起こり，隣在する歯槽骨と連結して骨性強直 bony ankylosis となる．
4．特発性吸収
　　局所原因がみられずセメント質の吸収があるが，多くは肝疾患や炎症の波及による全身性因子が関与する．

| ポイントワード | 破セメント細胞，咬合圧，外傷，矯正力，炎症，移植歯，再植歯 |

4）歯根と歯槽骨の強直　　ankylosis

疾患の特徴	歯根と歯槽骨がセメント質や骨組織で癒着することである．
原　因	1．歯根膜部に発生した炎症． 2．治療時の薬剤による歯根膜組織の破壊． 3．外傷や過度の強制力などの機械的因子による歯根膜の壊死． 4．歯の再植や移植．
発生過程	歯根膜の壊死が発生すると，その部に肉芽組織が増生すると同時に，セメント質や骨の吸収を引き起こす．吸収部は修復機構が作用し，骨新生がみられ歯槽骨とセメント質が連結し，強直となる．
ポイントワード	骨癒着，炎症，根管治療，外傷，移植，再植

6　加齢に伴う歯周組織の変化

特　徴	高齢者の全身性代謝低下による歯周組織の変化であるが，局所炎症などの混在があるために一次性の加齢変化と区別することは困難である．
歯肉の変化	1．歯肉は退縮し，炎症性変化が加わる． 2．歯肉上皮は萎縮し，上皮層の菲薄化がみられる．
歯根膜の変化	1．歯根膜線維は硝子化，石灰化を認める． 2．線維芽細胞は減退する．
セメント質の変化	1．加齢に伴いセメント質は肥厚する． 2．セメント粒は加齢に伴い増加する．
歯槽骨の変化	1．骨粗鬆症となる．とくに閉経後はエストロゲンの低下により罹患しやすい． 2．骨量は菲薄化する．
上顎骨の変化	1．無歯顎状態では頰側歯槽骨の吸収が強くみられ歯槽骨頂が口蓋側へ移動し，顎堤が狭くなる． 2．上顎洞と顎堤部の距離が短くなり，骨は菲薄化し，口蓋骨の厚さは減少する．
下顎骨の変化	1．歯槽骨の吸収は大臼歯部では舌側に強く起こるために，顎堤は側方に広がる． 2．歯槽骨が少なくなることで，オトガイ孔の位置が上方へ移動する． 3．咬合力の低下で，下顎角が鈍円化する．
ポイントワード	歯肉退縮，歯根膜硝子化，セメント質肥厚，骨量減少，歯槽骨吸収

7　病巣感染・歯性病巣感染　dental focal infection

病巣感染とは	細菌を有する限局性に慢性炎症病巣（原病巣 primary focus）により，遠隔部臓器に器質的あるいは機能的障害（二次疾患）を生じることをいう．
原病巣とは	一般に粘膜，皮膚に発症した限局性の慢性炎症である．
原病巣の種類	1．扁桃と歯の病変が主たる病巣である． 2．その他として，泌尿器および呼吸器の病巣がある．
二次疾患の種類	1．リウマチ様関節炎 2．心内膜炎 3．糸球体腎炎 4．皮膚筋炎 5．虹彩毛様体炎
病巣感染の成立機序	確実なる証拠はないが，次のことが考えられている． 1．菌血症説：原病巣中の細菌が血中に移行し，遠隔部で定着して発病する． 2．中毒説：細菌毒素，代謝産物および組織分解産物が血中に移行し，遠隔部で定着して発病する． 3．アレルギー説：細菌や組織分解産物が抗原となり，抗体反応として発症する． 4．神経説：感染により自律神経が刺激され，さまざまな二次疾患の引き金となる．
歯性病巣感染とは	歯の疾患が原因で，歯以外の部位（臓器）に二次疾患を生じること．
歯性病巣感染の原病巣の種類	1．慢性根尖性歯周炎，とくに歯根肉芽腫 2．慢性歯周炎 3．抜歯後感染 4．感染埋伏歯や含歯性囊胞 5．慢性骨髄炎
歯性上顎洞炎とは	第一大臼歯の根尖と上顎洞底の骨が薄いために，同部の根尖病巣が上顎洞へ波及し，上顎洞に化膿性炎が発症したものをいう．
ポイントワード	二次疾患，慢性炎症病巣，リウマチ，心内膜炎，糸球体腎炎，慢性根尖性歯周炎

8 口腔顎顔面領域の形成障害
malformation of the oral maxillo-facial region

口腔顎顔面の発生	1．顔面は胎生4週にみられる口窩から発生する． 2．口窩の上方は前頭突起，外側は左右の上顎突起で，この部から頬部がつくられる．口窩の下方は下顎弓で下顎が発生する．下顎弓の下方には第二鰓弓の舌骨弓があり，外耳と内耳の一部を形成する． 3．胎生5週では鼻板の上皮の肥厚部が両側口唇の上端に発生する．鼻板は鼻窩となる．この時点で前頭部は前頭鼻突起となる． 4．胎生6週で，前頭鼻突起は前頭隆起，内側鼻突起，外側鼻突起となる．内側鼻突起は上顎突起に内部と密に接し，外側鼻突起は上顎突起の上方に位置するようになる．また，胎生5週の後半から上顎突起内に外側口蓋板（口蓋突起）が生じ，胎生8週で前方1/3から左右の外側口蓋板の癒合が前後方向に生じ，二次口蓋が形成される． 5．口唇は2つの上顎突起が境をなし，内側1/3は内側鼻突起でつくられるので，この部が癒合しないと口唇裂 cleft lip となる． 6．上下顎骨は胎生6週ごろに上顎隆起，下顎隆起内で骨化点が出現する．両者とも発生過程では二次軟骨が出現して骨発生がみられる． 7．胎生6週から7週にかけて，左右の内側鼻突起が癒合し，球状突起が生じる．また，左右の上顎突起が癒合して，口腔上縁が形成される． 8．左右の球状突起は癒合し，人中となる． 9．側方の外側鼻突起と上顎突起が癒合して鼻涙管となる． 10．上顎突起と下顎突起の癒合で，頬部が形成され，内側では前頭鼻突起と球状突起から鼻中隔と一次口蓋が形成される． 11．胎生8週で二次口蓋が形成されたあと，鼻腔と口腔が分離され，前方では一次口蓋と癒合し，切歯管を残す． 12．胎生12週までに癒合が完了し，後方に中胚葉が延長して，軟口蓋と口蓋垂が形成される
鰓弓とそれから発生する骨組織	1．第一鰓弓 　第一鰓弓は下顎弓ともいい，三叉神経の発生があり，上顎隆起と下顎隆起に分けられる． 　上顎隆起からは上顎骨，頬骨，口蓋骨が形成される． 　下顎隆起からは下顎骨，ツチ骨，キヌタ骨，メッケル軟骨が形成される． 2．第二鰓弓 　第二鰓弓は舌骨弓ともいい，顔面神経の形成がある． 　骨組織はアブミ骨，茎状突起，舌骨小角，舌骨体上部，ライヘルト軟骨が形成される． 3．第三鰓弓 　第三鰓弓は舌咽神経の発生がある． 　骨組織は舌骨大角，舌骨体下部が形成される． 4．第四鰓弓～第六鰓弓 　第四鰓弓から第六鰓弓は迷走神経の発生がある． 　骨組織は甲状軟骨，輪状軟骨，披裂軟骨，小角軟骨が形成される．
口蓋の発生	1．胎生5週から7週にかけて左右の内側鼻突起が癒合すると同時に，上顎突起も癒合して上唇を形成する． 2．左右の内側鼻突起の癒合した部を顎間部という．この部から鼻背，上唇人中部，上顎前顎部および一次口蓋（正中口蓋突起）が形成される． 3．胎生6週では上顎隆起の内側部の外側口蓋突起が発生し，二次口蓋という． 4．胎生12週で二次口蓋は完成する．
舌の発生	1．胎生4週後期に第一鰓弓（下顎隆起）の内側で，正中舌芽と外側舌隆起により舌体を形成する． 2．第三鰓弓と第四鰓弓にかけて鰓下隆起が出現し，この隆起から舌根が形成される．
甲状腺の発生	1．胎生4週の初期に咽頭底の正中舌芽と鰓下隆起の正中境界部から内胚葉の肥厚により発生する． 2．肥厚部の成長で，甲状腺憩室が形成され，甲状舌管となる．

		甲状舌管は舌盲孔に開口する．
		3．甲状舌管の内胚葉が増殖し，管を閉鎖し，2つに分離されて，その下端に甲状腺が形成される．
形成障害の発生メカニズム	1．発育抑制：小人症，矮小歯などがある．	
	2．癒合不全：唇裂，口蓋裂，心室中隔欠損．	
	3．分離抑制：合指症，単眼症，馬蹄腎．	
	4．位置異常：左右逆位．	
	5．遺　残：鰓弓の残存，甲状舌管の残存．	
	6．過剰発育：巨人症，過剰歯．	
細胞レベルでの発症メカニズム	1．過剰の細胞壊死：組織形成不全を引き起こす．	
	2．細胞増殖の低下：ビタミンA過剰の場合は細胞増殖抑制を引き起こし，成長の停滞や分化抑制が起こる．	
	3．細胞相互作用の異常：細胞間連絡不全や細胞分化誘導不全が起こり，細胞の分化異常や増殖抑制が発生する．	
	4．形態形成時の細胞移動の抑制：細胞分化の抑制となる．	
	5．生合成の阻害：化学物質の作用によりDNA合成が阻害され，細胞増殖が抑制される．	
分　類	1．口腔顎顔面領域における披裂 　1）一次口蓋の披裂 　　（1）唇裂（上唇裂，兎唇） 　　（2）唇顎裂 　2）二次口蓋の披裂 　　（1）垂裂，二裂垂 　　（2）粘膜下口蓋裂 　　（3）口蓋裂 　　（4）顎口蓋裂 　3）一次口蓋披裂と二次口蓋披裂の合併 　4）口蓋裂の合併症 　5）その他の顔裂 　　（1）下唇裂と正中下顎裂 　　（2）斜顔裂 　　（3）横顔裂 2．舌の形成障害 　1）無舌症，小舌症 　2）分裂舌，分葉舌 　3）正中菱形舌炎 　4）舌甲状腺と甲状舌瘻 　5）溝状舌 　6）巨舌症 　7）舌癒着症 3．口唇および頰などのその他の形成異常 　1）二重唇 　2）先天性口唇小窩および口唇瘻 　3）フォーダイス顆粒 　4）小帯の異常 　5）小口症 　6）鰓瘻 4．顎骨の形成障害	1）無顎症 2）半顎症 3）関節突起の欠如 4）オトガイ隆起の無形成 5）重複口蓋 6）小顎症 7）大顎症 8）顔面と顎の非対称 9）その他 5．奇形症候群 　1）眼耳脊椎異形成症〔Goldenhar（ゴルドナール）症候群〕 　2）唇裂口蓋裂症候群 　　（1）傍正中下唇瘻・唇裂，口蓋裂症候群 　　（2）口腔顔面指趾症候群Ⅰ型 　　（3）Apert（アペール）症候群 　　（4）耳口蓋指症候群 　　（5）Treacher Collins（トレチャー・コリンズ）症候群（下顎顔面異骨症） 　3）Ellis-van Creveld（エリス・ファンクフェルト）症候群 　4）Hallermann-Streiff（ハレルマン・ストライフ）症候群 　5）Marfan（マルファン）症候群 　6）眼歯骨異形成症 　7）Prader-Willi（プレーダー・ウイリー）症候群 　8）Rubinstein-Taybi（ルービンステイン・テイビー）症候群 　9）ムコ多糖症 　10）Down（ダウン）症候群

1 口腔顎顔面領域における披裂

1）一次口蓋の披裂

疾患の特徴	上唇または切歯骨（一次口蓋）と口蓋骨（二次口蓋）の癒合部の披裂である．唇裂（上唇裂，兎唇）と唇顎裂がある．
種類とその特徴	1．唇裂（上唇裂，兎唇）cleft lip 　1）側方唇裂 lateral cleft lip 　　内側鼻突起の下部（球状突起）と上顎突起の癒合不全である． 　　片側性に発生し，とくに左側に多いが，両側性にも発生する． 　2）正中唇裂 median cleft lip 　　左右内側鼻突起の正中部癒合不全である． 2．唇顎裂 cleft of lip and alveolus 　唇裂が切歯骨（一次口蓋の切歯縫合）にまで及んだ場合をいう．
ポイントワード	一次口蓋，切歯骨，唇裂，兎唇，唇顎裂

2）二次口蓋の披裂

疾患の特徴	左右の口蓋突起の癒合不全により発症する二次口蓋の形成異常で，切歯骨部分の一次口蓋披裂とは区別する．
種類とその特徴	1．垂裂，二裂垂 cleft uvula, bifid uvula 　口蓋垂のみの軽い口蓋裂である． 2．粘膜下口蓋裂 submucous cleft palate 　粘膜に披裂のない，口蓋骨のみの披裂である． 3．口蓋裂 cleft palate 　軟組織および両側口蓋の披裂（切歯孔まで）である．女性に多い． 4．顎口蓋裂 gnathopalatoschisis 　披裂が切歯孔を越え，一次口蓋との縫合線（側切歯部位）にまで及んだ場合をいう．
ポイントワード	垂裂，披裂，口蓋裂，口蓋突起，二次口蓋

3）一次口蓋披裂と二次口蓋披裂の合併

種類とその特徴	1．唇顎裂と口蓋裂が合併した場合は唇顎口蓋裂という． 2．両側性の唇顎口蓋裂は狼咽 wolf's throat といい，舌陥入が起こりやすく，窒息や嚥下性肺炎が発症しやすくなる．
ポイントワード	唇顎裂，口蓋裂，狼咽，嚥下性肺炎，舌陥入

4）口蓋裂（一次，二次）の合併症

疾患の特徴	1．側切歯の欠如，過剰，埋伏などが発症する． 2．他部発育異常（とくに四肢の形成異常）との合併がある．

5）その他の顔面披裂

種類とその特徴	1．下唇裂と正中下顎裂 median cleft of lower lip and mandible cleft 　下唇の正中線上の披裂で，多くは下顎骨まで及び，正中下顎裂や分裂舌などを伴う． 2．斜顔裂 oblique facial cleft 　上顎突起と内側，外側鼻突起の癒合不全で，次の3つに分けられる． 　1）披裂が人中側縁部から外鼻孔を経て，眼裂の内眼角に及ぶ場合． 　2）披裂が人中側縁部から鼻翼外側を経て，眼瞼下縁に及ぶ場合． 　3）披裂が口角部から頬部を経て，外眼角に及ぶ場合． 　　顎口蓋裂，横顔裂，四肢の形成異常などの合併がある． 3．横顔裂 transverse facial cleft 　1）上顎突起と下顎突起の癒合不全で，口角と耳真珠に至る頬部に披裂がある． 　2）副耳，耳介変形，外耳閉鎖，唇顎口蓋裂などの形成異常を伴うことが多い． 　3）また，第一・第二鰓弓症候群，眼耳脊椎形成不全症，下顎顔面異骨症の部分症としても発症する．

ポイントワード	下唇正中披裂，上顎突起，外側鼻突起，人中，下顎突起，鰓弓症候群

2　舌の形成異常

特徴と種類	1．舌体部は第一鰓弓由来で，一対の外側舌隆起と無対舌結節（のちに退縮する）よりなる． 2．舌根部は第二鰓弓由来で，鰓下隆起（底鰓節）よりなる． 3．舌粘膜上皮の2/3は外胚葉由来で，有郭乳頭より後方は内胚葉由来である． 4．次の種類がある． 　① 先天性無舌症，小舌症 　② 分裂舌，分葉舌 　③ 正中菱形舌炎 　④ 舌甲状腺と甲状舌瘻 　⑤ 溝状舌 　⑥ 巨舌症 　⑦ 舌癒着症

1）無舌症，小舌症　aglossia, microglossia

疾患の特徴	1．無舌症 　1）舌体部と舌根部の強い発育障害で，他の形成異常を合併していることが多い． 　2）多くは第一鰓弓の発育障害であるために，上顎，下顎の発育も悪い． 2．小舌症 　1）外側舌隆起と無対舌結節の発育不全で，舌前2/3が欠如する． 　2）原因は妊娠中の子宮内環境の異常に起因することが多く，舌指形成不全症候群では妊娠早期の羊水破綻により膜線維が胎児に絡まり異常をきたす．
ポイントワード	第一鰓弓，舌隆起，舌結節，妊娠，顎骨発育不全

2）分裂舌，分葉舌　bifid tongue, lobulated tongue

種類とその特徴	1．2裂舌：外側舌隆起の癒合不全． 2．3裂舌：外側舌隆起と無対舌結節の癒合不全． 3．分葉舌：外側舌隆起の過形成により発生し，舌上舌下部に小さな分葉がある．
ポイントワード	分裂，分葉，舌隆起，舌結節，癒合不全

3）正中菱形舌炎　median rhomboid glossitis

疾患の特徴	1．舌正中部にみられる赤色隆起病変で，カンジダの慢性感染により発症する． 2．舌背正中の有郭乳頭の前方部に赤色の菱形ないし卵形をした隆起病変である． 3．無症状であるが，ときに軽度の疼痛を伴う．
病理組織所見	1．上皮は過形成を示し，釘脚の延長を認める．カンジダ菌は上皮上層にみられる． 2．上皮下結合組織は硝子化し，その結合組織は厚い．
ポイントワード	カンジダ，有郭乳頭，菱形隆起，結合組織硝子化，舌正中

4）舌甲状腺と甲状舌瘻　lingual thyroid and thyroglossal fistula

疾患の特徴	1．舌甲状腺 　　甲状腺の原基が甲状軟骨まで下降して，その先端が肥大し，甲状腺となるが，舌甲状腺は舌盲孔部に下降不全で起こる異所性の甲状腺である． 2．甲状舌瘻 　　甲状舌管の退縮不全で発生し，囊胞状に残存すると甲状舌管囊胞となる．
ポイントワード	甲状軟骨，舌盲孔，甲状舌管囊胞，異所性甲状腺，舌甲状腺

5）溝状舌　fissured tongue

疾患の特徴	1．舌背粘膜が深く切れ込んださまざまな程度の溝が生じた状態をいい，舌が巨大化することがある． 2．舌乳頭の発達不良で発生し，地図状舌（9章 口腔粘膜の疾患を参照）を合併することがあり，組織学的には両方の疾患は類似の粘膜炎である．
ポイントワード	溝状，巨大舌，舌乳頭発達不良，地図状舌，粘膜炎

6）巨舌症　macroglossia

疾患の特徴	1．舌の一部あるいは全体が肥大した状態をいう． 2．原因は明確でないが，巨端症，クレチン病，Down症候群などに伴う場合が多い． 3．鑑別疾患として，舌に発生するリンパ管腫や血管腫は臨床的に巨舌症となる．
ポイントワード	舌肥大，巨端病，下垂体腺腫，Down症候群，クレチン病

7）舌癒着症（舌強直症）　ankyloglossia

疾患の特徴	舌小帯が舌下小丘へ固定されてしまった状態をいう．
関連疾患	口腔顔面指趾症候群Ⅰ型がある． 1．舌癒着症，分葉舌，口蓋裂，異常上唇小帯． 2．下顎減形成，前額隆起などの顔面奇形． 3．多指症や合指症などの四肢奇形．
ポイントワード	舌小帯，癒着，口蓋裂，顔面奇形，多指症

3　口唇および頬などのその他の形成障害

種類	1．二重唇 2．先天性口唇小窩および口唇瘻 3．フォーダイス顆粒 4．小帯の異常 5．小口症 6．鰓瘻

1）二重唇　double lip

疾患の特徴	1．紅唇と粘膜間には横に走る唇溝がある．この唇溝は新生児では浅い溝としてみられるが，この唇溝がそのまま残存すると紅唇と粘膜が二分された状態となり，これを二重唇という． 2．上唇，下唇ともに生じるが，上唇に多い．
関連疾患	関連疾患として巨唇症がある．原因は次の点が考えられ，二重唇を併発する． 1．口唇粘液腺の過形成による口唇の肥大． 2．口唇の吸引癖による肥大． 3．外傷による肥大． 4．慢性水腫（アッシャー症候群：眼瞼皮膚の弛緩による下垂，甲状腺腫，二重唇）などによる肥大． 5．血管腫やリンパ管腫などの腫瘍による肥大．
ポイントワード	上唇，口唇肥大，慢性水腫，血管腫，リンパ管腫

2）先天性口唇小窩および口唇瘻　congenital lip pit and lip fistula

疾患の特徴	上下唇の正中部あるいは口角部に小窩または瘻孔を認める遺伝的要因を有する口唇の形成異常である．
種類とその特徴	1．先天性傍正中口唇小窩および口唇瘻 　1）上下口唇に生じるが，下唇に好発する． 　2）上唇での発生は内側鼻突起と上顎突起の癒合過程の障害で，側方唇裂と関係がある． 　3）下唇での発生は胎生期下唇両側の溝の残存により発生する． 2．先天性口角小窩および口角瘻 　1）口角部，唇交連の狭い紅唇部の小窩あるいは瘻孔で，両側性あるいは片側性に発生する． 　2）上顎突起と下顎突起の癒合過程の障害であり，横顔裂と関係する．
ポイントワード	小窩，瘻孔，下唇，口角，内側鼻突起，上顎突起

3）フォーダイス顆粒（異所性脂腺）　Fordyce's granules

疾患の特徴	1．口唇，頬粘膜に黄色顆粒状の異所性脂腺で，加齢的にも増加する． 2．頬縫合部に好発し，口蓋，歯肉，舌などで発生することはまれである．
ポイントワード	異所性皮脂腺，黄色顆粒，頬粘膜，口唇，加齢

4）小帯の異常　anomaly of frenulum

小帯の種類	1．上唇小帯 2．下唇小帯 3．頰小帯 4．舌小帯
特　徴	1．出生後，多くの小帯は退縮するが，退縮不全では周囲の組織との癒着をきたす． 2．上唇小帯の退縮不全は中切歯の正中離開を引き起こす． 3．舌小帯の退縮不全は舌癒着症を引き起こす．

5）小 口 症　microstomia

疾患の特徴	口裂が小さい場合をいうが，発生には2つの特徴がある． 1．無顎症，単眼症などの形成異常の場合に併発する場合． 2．頭蓋手足骨異形成症における口輪筋の形成不全による場合．
ポイントワード	口裂，無顎症，端眼症，口輪筋，頭蓋手足骨異形成症

6）鰓　瘻　branchial fistula

疾患の特徴	胎生期早期の鰓囊と鰓溝の残存により発生する．
種　類	1．第一鰓弓由来は耳介後下部の開口がみられ，咽頭と交通する． 2．第二鰓弓由来は喉頭位側頸部にみられる瘻孔である． 3．第三鰓弓由来は鎖骨上部側頸部にみられ，咽頭と交通する．
ポイントワード	第一鰓弓，第二鰓弓，第三鰓弓，瘻孔，咽頭

4　顎骨の形成障害

種　類	1．無顎症 2．半顎症 3．関節突起の欠如 4．オトガイ隆起の無形成 5．重複口蓋 6．小顎症 7．大顎症 8．顔面と顎の非対称 9．その他

1）無 顎 症　agnathia

疾患の特徴	上顎，下顎または両方を完全に欠如する形成障害であり，頭部，顔面の他の発育障害と必ず合併する．
種類とその特徴	1．**上顎無顎症**　maxillary agnathia 　　上顎突起の一方だけの欠如である．切歯骨の欠如の場合は無切歯骨症となり単眼症に合併する． 2．**下顎無顎症**　mandibular agnathia 　　下顎突起の高度の発育障害である． 3．**上下両無顎症**　maxillary and mandibular agnathia 　　単眼症の場合に合併することが多い．
ポイントワード	上顎形成障害，下顎形成障害，上顎突起，下顎突起，単眼症

2）半 顎 症　hemignathia

疾患の特徴	1．片側の下顎枝や関節突起が欠如している場合をいう． 2．小耳症，外耳道異常，大口症を合併することが特徴である．
ポイントワード	下顎枝，関節突起，小耳症，外耳道異常，大口症

3）関節突起の欠如　agenesis of the condyle

疾患の特徴	先天的に関節突起が欠如している場合で，小顎症やオトガイ隆起の発育不全を合併する．
ポイントワード	関節突起，小顎症，オトガイ隆起，発育不全

4）オトガイ隆起の無形成　agenesis of the mental protuberance

疾患の特徴	両側下顎突起の癒合部のオトガイ小骨が欠如している場合をいい，多くは下顎顔面異骨症，Pierre Robin（ピエール・ロバン）症候群の場合にみられる．
ポイントワード	オトガイ小骨，下顎突起，下顎顔面異骨症，Pierre Robin 症候群

5）重複口蓋　double palate

疾患の特徴	上顎突起の過剰成長により発生し，口蓋，口蓋垂がそれぞれ2つある．
ポイントワード	上顎突起，過剰成長，口蓋垂

6）小顎症　micrognathia

疾患の特徴	先天的に顎の発育が悪い場合をいう．
種類とその特徴	1．小上顎症 　　胎児性軟骨異栄養症，鎖骨頭蓋異骨症などの遺伝性疾患に合併する． 2．小下顎症 　　Pierre Robin 症候群のときにみられることが多い．
ポイントワード	顎発育不良，胎児性軟骨異栄養症，鎖骨頭蓋異骨症，Pierre Robin 症候群

7）大顎症　macrognathia

疾患の特徴	他の部の顔面骨に対して，大きい顎をいい，多くは後天性に生じる． 1．成人の骨ページェット病（変形性骨炎）の場合には骨改造が病的に増大し，大顎症となる．上顎骨に好発する． 2．下垂体性前葉好酸性腺腫の場合には成長ホルモンが過剰に分泌されるために巨端症となり，とくに下顎骨の肥大が生じる． 3．小児期の骨性獅面症の場合には線維性骨異形成症や骨肉腫などを併発し，上下顎とも肥大する．
ポイントワード	後天性，骨パジェット，下垂体腺腫，巨端症，線維性骨異形成症，骨肉腫

8）顔面と顎の非対称　maxillofacial asymmetry

疾患の特徴	1．先天性の場合は胎児期の圧迫により発症する． 2．後天性の場合は成長期の咬筋の発育過多または使用異常により発生する． 3．進行性顔面半側萎縮時にも発症する．
ポイントワード	胎児期，咬筋発育過多，進行性顔面半側萎縮

5　奇形症候群

種類	1．眼耳脊椎異形成症（Goldenhar 症候群） 2．唇裂口蓋裂症候群 　　1）傍正中下唇瘻・唇裂，口蓋裂症候群 　　2）口腔顔面指趾症候群Ⅰ型 　　3）Apert 症候群 　　4）耳口蓋指症候群 　　5）Treacher Collins 症候群（下顎顔面異骨症） 3．Ellis-van Creveld 症候群 4．Hallermann-Streiff 症候群 5．Marfan 症候群 6．眼歯骨異形成症 7．Prader-Willi 症候群 8．Rubinstein-Taybi 症候群 9．ムコ多糖症

		10．Down 症候群

1）眼耳脊椎異形成症　oculoauriculovertebral dysplasia
　　（ゴルドナール症候群　Goldenhar syndrome）

疾患の特徴		1．顔面非対称である． 2．眼，耳の形成障害がみられる． 3．脊椎彎曲がある． 4．心臓，腎臓，腸管の形成障害が発生する．
	ポイントワード	眼形成障害，耳形成障害，脊椎彎曲，顔面非対称

2）唇裂口蓋裂症候群　cleft lip and palate syndrome

（1）傍正中下唇瘻・唇裂，口蓋裂症候群

疾患の特徴		1．下唇瘻 2．唇　裂 3．口蓋裂 4．四肢の多発性奇形
	ポイントワード	下唇瘻孔，唇裂，口蓋裂，四肢奇形

（2）口腔顔面指趾症候群Ⅰ型　orofaciodigital syndrome Ⅰ

疾患の特徴		1．口腔形成異常 　　分葉舌，舌小帯肥厚，下顎側切歯欠損，唇裂口蓋裂，舌過誤腫． 2．顔面異常 　　前頭隆起，両眼隔離，鼻翼軟骨形成不全，頭蓋底形成不全． 3．四肢異常 　　多指症，合指症，彎曲指趾症．
分　類		・Ⅰ型：女性のみにみられ，伴性遺伝である． ・Ⅱ型：男女にみられ，常染色体遺伝である． ほかにⅢ型とⅣ型がある．
	ポイントワード	分葉舌，唇裂口蓋裂，前頭隆起，両眼解離，多指症，遺伝

（3）アペール症候群　Apert syndrome
　　（尖頭合指症　acrocephalosyndactyly）

疾患の特徴		頭頂部の尖形と四肢の合指症を有する奇形である． 1．頭蓋縫合の早期骨化による尖形頭頂 2．顔面発育不全 3．高口蓋 4．口蓋裂 5．合指趾，母指趾 　　合指趾を伴わず，尖頭症のみの場合は頭蓋顔面異骨症〔Crouzon（クルーゾン）症候群〕という．
	ポイントワード	頭蓋縫合，尖形頭頂，高口蓋，口蓋裂，合指症

（4）耳口蓋指症候群　otopalatodigital syndrome

疾患の特徴		1．難　聴 2．小口症 3．口蓋裂 4．指の奇形
	ポイントワード	難聴，小口，口蓋裂，多指症

（5）トレチャー・コリンズ症候群　Treacher Collins syndrome
　　（下顎顔面異骨症　mandibulofacial dysostosis）

疾患の特徴	第一および第二鰓弓由来組織の形成異常であり，次の症状が発現する． 1．頬骨弓減形成 2．下顎骨減形成（下顎枝，関節突起の低形成） 3．外耳の低形成 4．高口蓋 5．大口症 6．眼裂斜下 7．耳介変形，副耳
ポイントワード	第一鰓弓，第二鰓弓，下顎骨形成不全，高口蓋，耳介変形

3）エリス・ファンクフェルト症候群　Ellis-van Creveld syndrome

疾患の特徴	軟骨外胚葉異形成と考えられる． 1．上唇小帯の短縮 2．先天歯や変形歯 3．萌出遅延や多発性埋伏歯 4．爪減形成 5．多指症 6．心奇形
ポイントワード	外胚葉異形成，軟骨，先天歯，小帯異常，多指症

4）ハレルマン・ストライフ症候群　Hallermann-Streiff syndrome

疾患の特徴	1．単頭症 2．体毛，眉毛の減少 3．小眼球症 4．小顎症
ポイントワード	単頭，体毛，小眼球，小顎

5）マルファン症候群　Marfan syndrome

疾患の特徴	結合組織の先天性疾患で，細胞外基質線維を構成するフィブリン（FBN1）遺伝子の変異である． 1．高身長 2．長い四肢 3．クモ指症 4．胸部変形 5．長頭症 6．高口蓋 7．口蓋裂 8．口蓋垂裂 9．歯列不正および過蓋咬合
ポイントワード	高身長，長い四肢，高口蓋，口蓋裂，歯列不正，常染色体優性遺伝

6）眼歯骨異形成症　oculodentodigital dysplasia

疾患の特徴	1．小眼球症 2．小顎症 3．エナメル質減形成 4．合指症 5．大腿骨の形成異常
ポイントワード	小眼球，小顎，エナメル質減形成，合指症，骨格異常

7）プレーダー・ウイリー症候群　Prader-Willi syndrome

疾患の特徴	1．丸く扁平な顔貌 2．エナメル質減形成 3．高口蓋 4．性腺減退 5．精神障害
ポイントワード	扁平化顔貌，エナメル質減形成，高口蓋，性腺減退

8）ルービンステイン・テイビー症候群　Rubinstein-Taybi syndrome

疾患の特徴	1．小頭症 2．前頭部母斑 3．高口蓋 4．かぎ鼻 5．多発性骨異常 6．低身長 7．知能遅延
ポイントワード	小頭，母斑，高口蓋，骨格異常

9）ムコ多糖症　mucopolysaccharidosis

疾患の特徴	全身の臓器にムコ多糖の蓄積がみられるムコ多糖代謝異常である． 鬼瓦様顔貌（両眼解離，扁平な鼻梁，巨大突出舌）が特徴である．
ポイントワード	Hurler（ハーラー）症候群，粘液変性，ムコ多糖，鬼瓦様顔貌，ガルギイリズム

10）ダウン症候群　Down syndrome

疾患の特徴	1．顔貌所見 　① 単　頭 　② 眼裂斜上 　③ 扁平鼻根（鞍鼻） 　④ 小さな耳介 2．口腔所見 　① 上顎発育不良 　② 口蓋長の短縮 　③ 口蓋裂 　④ 唇　裂 　⑤ V字型下顎 　⑥ 大舌症および溝状舌 　⑦ 歯列不正 3．全身所見 　① 心奇形 　② 短指症 　③ 精神発達障害 　④ トリソミー21 　⑤ 早　老 　⑥ 発癌率が高い（とくに白血病）
ポイントワード	トリソミー21，常染色体異常，吊り目，口蓋裂，心奇形

9 口腔粘膜の疾患
pathological changes of the oral mucosa

分類

A．粘膜水疱性病変
1．ウイルス性疾患
　1）単純疱疹ウイルスによる感染
　2）水痘・帯状疱疹ウイルスによる感染
　3）ピコルナウイルスによる感染
　4）ポックスウイルスによる感染
　5）パラミクソウイルスによる感染
2．免疫関連性疾患
　1）尋常性天疱瘡
　2）増殖性天疱瘡
　3）落葉性天疱瘡
　4）紅斑性天疱瘡
　5）水疱性類天疱瘡
3．その他の疾患
　1）表皮水疱症

B．粘膜潰瘍性病変
1．外傷性病変
2．細菌性病変
3．免疫不全性病変
4．アレルギー反応性病変
5．腫瘍

C．粘膜白色病変
1．遺伝性疾患
　1）白色水腫
　2）白色海綿状母斑
2．反応性病変
　1）過角化症
　2）ニコチン性口内炎
3．その他
　1）白板症
　2）毛状白板症
　3）毛舌
　4）地図状舌
　5）扁平苔癬
　6）カンジダ症
　7）フォーダイス顆粒

D．粘膜の赤色 — 青色病変
1．反応性病変
　1）化膿性肉芽腫
　2）妊娠性エプーリス
　3）周辺性巨細胞肉芽腫
　4）正中菱形舌炎
2．腫瘍および腫瘍様病変
　1）血管腫
　2）紅板症
　3）カポジ肉腫

3．原因不明
　1）地図状舌
4．代謝 — 内分泌障害
　1）ビタミンB欠乏
　2）鉄欠乏性貧血
5．感染症
　1）猩紅熱
　2）萎縮性カンジダ症
　3）風疹
6．免疫異常
　1）歯肉炎
　2）接触性アレルギー
7．その他
　1）出血

E．粘膜の色素沈着病変
1．外来性色素沈着
　1）金属による色素沈着
　　　水銀，鉛，アマルガム
　2）黒毛舌
2．内生色素沈着
　1）メラニン
　（1）メラニン沈着症
　（2）Addison（アジソン）病
　（3）Peutz-Jeghers（ポイッツ・イエーガー）症候群
　（4）Albright（アルブライト）症候群
　（5）von Recklinghausen（フォン・レックリングハウゼン）病
　2）血色素沈着
　（1）胆汁色素
　（2）ヘモクロマトーシス
3．腫瘍および腫瘍類似病変
　1）色素性母斑
　2）悪性黒色腫

F．粘膜の疣贅 — 乳頭状病変
1．反応性病変
　1）乳頭状過形成
　2）oral florid papillomatosis
　3）歯肉増殖症
2．感染性病変
　1）尖圭コンジローマ
　2）巣状上皮性過形成
3．腫瘍
　1）乳頭腫
　2）リンパ管腫
　3）疣贅性癌

A 粘膜水疱性病変　bullous disease

種　類	1．ウイルス性疾患 　　1）単純疱疹ウイルスによる感染 　　2）水痘・帯状疱疹ウイルスによる感染 　　3）ピコルナウイルスによる感染 　　4）ポックスウイルスによる感染 　　5）パラミクソウイルスによる感染 2．免疫関連性疾患 　　1）尋常性天疱瘡 　　2）増殖性天疱瘡 　　3）落葉性天疱瘡 　　4）紅斑性天疱瘡 　　5）水疱性類天疱瘡 3．その他の疾患 　　1）表皮水疱症

1　ウイルス性疾患　viral disease

1）ヘルペスウイルス群による病変

ヘルペスウイルスとは	ウイルスは遺伝暗号を発現するDNAまたはRNAの核酸コア（ゲノム）からなり，ヘルペスウイルスはDNAコアを有するウイルスである． 　・α群（Hv-α）：細胞から容易に感染性ウイルスが放出される． 　・β群（Hv-β）：感染細胞に感染性が付随している．

1）-1　単純疱疹ウイルスによる病変　herpes simplex virus (HSV)

単純疱疹ウイルスとは	Hv-αに属するウイルスであり，2つに分類されている． 　・HSV-1：性器以外に病変を生じるウイルス群．口唇ヘルペス． 　・HSV-2：性器に病変を生じるウイルス群．性器ヘルペス．
本ウイルス感染による病変の種類	1．急性疱疹性歯肉口内炎 2．疱疹性湿疹 3．口唇疱疹（口唇ヘルペス）
潜伏期間	感染後数日から2週間である．
感染率	人口の90％がHSVに対する抗体を有し，その約40％に病変の発現をみる．
ポイントワード	ヘルペスウイルス，口唇ヘルペス，性器，口内炎

（1）急性疱疹性歯肉口内炎　acute herpetic gingivostomatitis

疾患の特徴	幼児に認められる歯肉腫脹，小水疱形成する疾患である．
臨床所見	1．1〜6歳の幼児で，粘膜に境界明瞭なびらんを認めるが，このびらんは小水疱が破壊されたものである． 2．発熱，口臭，疼痛，リンパ節の腫脹を認め，10〜16日で自然治癒する． 3．口腔ばかりでなく，顔面，四肢の皮膚にも小水疱形成がみられる．
ポイントワード	ヘルペスウイルス，幼児，歯肉水疱，びらん，自然治癒

（2）疱疹性湿疹　eczema herpeticum

疾患の特徴	神経性皮膚炎やアトピー性皮膚炎に単純性疱疹ウイルスが重感染したもの．
臨床所見	1．生後3か月から1年の乳児に多いが，思春期から中年にかけても発生する． 2．一般に高熱が続き，口腔粘膜に中央が陥没した小水疱が繰り返し発生する． 3．口腔粘膜の症状は本疾患の15％に発生する．
ポイントワード	ヘルペスウイルス，重感染，乳児，神経性皮膚炎，アトピー性皮膚炎，陥没性小水疱

（3）口唇疱疹（口唇ヘルペス）　herpes labialis

別　名	再発性単純ヘルペス感染症 recurrent HSV infection.
疾患の特徴	潜伏ウイルスが再活性化し，口唇粘膜部に再発性の小水疱が発現する．
臨床所見	水疱の形成前に，口唇粘膜移行部に灼熱感や搔痒感が発現する．その後，短時間のうちに多数の小水疱が形成され，お互いに癒合し，破壊され，小潰瘍の形成を認める．
経過と転帰	本病変は約1週間で瘢痕を形成しない自然治癒となるが，のちに不定期な再発をみる．また，再発は口唇ばかりでなく，舌，口蓋，頬，歯肉にも発症する．
間接発症因子	1．ほとんどの人は潜在的にヘルペスウイルスに感染しているために，病変が発症する． 2．ウイルスの再活性化には間接因子が関与する． 3．間接因子は風邪や肺炎などの有熱性疾患，日光刺激（日焼け），消化不良，月経，ストレスなどがあげられる．
病理組織所見	1．上皮の細胞内あるいは細胞間水腫をみる，いわゆる上皮内水疱形成がみられる． 2．この上皮にはウイルス感染を示唆する核内封入体や多核巨細胞が認められる． 3．上皮下にはリンパ球などの白血球細胞浸潤を認める．
鑑別診断	アフタ性口内炎，多形性紅斑，急性壊死性歯肉炎．
ポイントワード	ヘルペスウイルス，口唇粘膜，多発性小水疱，上皮内水疱，核内封入体

1）—2　水痘・帯状疱疹ウイルスによる病変　varicella-zoster virus (VZV) infection

ウイルスの特徴	DNAコアを有し，ヘルペスウイルスに類似するHv-βに属するウイルスである．
感染の特徴	初感染の場合は水痘を生じるが，潜伏性ウイルスの再活性化による続発性の場合は帯状疱疹となる．
種　類	1．水　痘 2．帯状疱疹（帯状ヘルペス）
注意すべき点	1．妊娠13〜20週に罹患すると5〜10％に先天性水痘症候群（ブドウ膜炎，白内障，中枢神経異常，子宮内胎児発育遅延）が発症する． 2．妊娠後期では重症の新生児水痘となり，致死率は30％である

（1）水　痘　chickenpox

疾患の特徴	VZVの初感染によるもので，非常に伝染力が強い，鼻咽頭の粘膜感染である．
臨床所見	1．小児に好発し，軽度の発熱を伴って皮膚，粘膜の散在性発疹を認める． 2．口腔領域では口蓋，歯肉，口唇，頬，扁桃，咽頭に発疹がみられる．
症状と転帰	最初は丘疹性紅斑が発生し，その部は水腫性となり小水疱が形成され，さらに破壊されて，灰白色の色苔を伴うびらんとなる．二次感染を伴う場合は瘢痕治癒する．
潜伏期間	2〜3週間である．その間にウイルスはマクロファージ内で増殖する．
病理組織所見	1．上皮基底細胞に核内封入体や多核上皮細胞の出現を認める． 2．上皮下には軽度の炎症性細胞浸潤，毛細血管の拡張がみられる．
合併症	中耳炎，膿瘍形成，化膿性リンパ節炎，肺炎，脳炎などがある．
注意すべき点	1．妊娠13〜20週の感染は胎児の異常をきたす可能性がある． 2．高齢者や免疫力の低下した人の感染は病変が重篤となり，長期の病期や合併症の発症をみる．
ポイントワード	水痘ウイルス，小児，鼻咽頭，強い伝染力，粘膜びらん，小水疱

（2）帯状疱疹（帯状ヘルペス）　herpes zoster

疾患の特徴	免疫機能低下による潜在型VZVの再活性化による知覚神経へのウイルス感染である．
臨床所見	1．病変のウイルスは神経親和性を有するため，知覚神経体への病変が主症状となる． 2．とくに，顔面領域では三叉神経領域が侵され，疼痛，知覚異常，水疱などが発現する． 3．三叉神経の支配領域は次のとおりである． 　・第1枝　　　　　：前頭部，上眼瞼（この領域の病変が最も多い）． 　・第1枝，第2枝：同側の口蓋部，上唇． 　・第2枝，第3枝：口唇（第2枝は上唇，第3枝は下唇），舌，頬粘膜．
症状と転帰	1．最初に痛みや知覚異常が発現し，片側性に散点丘疹状の皮膚疹がみられる． 2．この皮膚疹は水疱となり，膿疱疹を形成し，びらん，潰瘍形成を認める．

	3．通常数週間で症状は軽快する．
ウイルスの再活性化要因	通常，潜在型ウイルスの再活性化は起こらない．しかし，活性化を引き起こす要因には，悪性腫瘍の存在，薬物投与，放射線照射後，手術などの外科的処置後などがあげられる．
病理組織所見	上皮細胞に核内封入体，多核細胞，棘細胞融解による上皮内水腫，細胞質の腫大（バルーン変性）などが認められる．上皮下には炎症性細胞浸潤がみられる．
注意すべき点	1．ウイルスの活性化は基礎疾患があること，あるいは免疫応答が低下していることを示唆する． 2．病変は片側性に生じ，中心を越えない． 3．顔面神経や聴神経への侵襲により Ramsay-Hunt（ラムゼイ・ハント）症候群を生じる（耳鳴り，難聴，めまい，顔面神経麻痺などの症状を呈する）．
ポイントワード	三叉神経，知覚神経，基礎疾患，免疫応答低下，知覚異常，疼痛，片側性，上皮内水疱

2）ピコルナウイルス群による病変　picornavirus infection

ピコルナウイルスとは	ピコは小さな，ルナ（rna）は RNA を意味する RNA ウイルスである． エンテロウイルス（ポリオ，コクサッキー，エンテロウイルスがある）とライノウイルスに分類される．

2）-1　コクサッキーウイルスによる病変　coxsackie virus infection

ウイルスの特徴	球状の RNA ウイルスで，血清型により数種に分類されている．
種　類	1．ヘルパンギーナ 2．急性リンパ節結節性咽頭炎 3．手足口病

（1）ヘルパンギーナ　herpangina

疾患の特徴	夏期に，幼児に好発する急性ウイルス感染症で，咽頭部に小水疱を形成する疾患である．
臨床所見	1．1～4歳の幼児に好発し，とくに夏場や早秋に罹患しやすい． 2．突然の発熱とともに全身倦怠感，食欲不振，嚥下困難，咽頭痛などが発現する． 3．口腔内所見は，軟口蓋から口蓋弓，扁桃にかけて粘膜の充血，灰白色の小水疱を認める．この水疱は破壊し，潰瘍を形成する．
転　帰	ほぼ1週間で治癒し，合併症もほとんど認めない．永続性免疫を獲得する．
ポイントワード	幼児，咽頭部，小水疱，発熱，嚥下困難，口蓋

（2）手足口病　hand, foot and mouth disease

疾患の特徴	小児同士の接触性感染で，手，足，口に有痛性の丘疹が発生する．
臨床所見	1．5歳以下の幼児に好発し，手，足，口に有痛性の赤色の丘疹や水疱形成をみる． 2．水疱が破壊し，潰瘍が形成されることもある． 3．感染はコクサッキーA16型による伝染性の強いウイルス感染であるが，約1週間で治癒する． 4．口腔での病変は，軟・硬口蓋，頬，舌粘膜に発生する．
ポイントワード	有痛性丘疹，水疱，幼児，接触性感染

3）ポックスウイルス群による病変　pox virus infection

ポックスウイルスとは	動物ウイルス中最大のウイルスで，二本鎖DNAをゲノムとするDNAウイルスであるが，このウイルスは細胞質を増殖の場とする． 1．痘　瘡 2．伝染性軟属腫

（1）痘　瘡　small pox

疾患の特徴	多くは接触感染で，皮膚に親和性があり，特有の発疹を生じる．
臨床所見	1．感染後，発疹，水疱，膿疱，潰瘍形成を認め，10～14日で痂皮が落屑する． 2．口腔病変では口蓋，頬粘膜の膿疱や潰瘍がみられ，痘瘡性舌炎も生じる．
病理組織所見	表皮内水疱を認め，細胞質内封入体がみられる．
ポイントワード	皮膚親和性，表皮内水疱，細胞質封入体

（2）伝染性軟属腫　molluscum contagiosum

疾患の特徴	本病変は口唇に中央が陥没した腫瘍様結節を伴う疾患である．

4）パラミクソウイルス群による病変　paramyxo virus infection

ウイルスの特徴	球形の被膜を有するRNAウイルスである．
種　類	1．流行性耳下腺炎 2．麻疹（はしか）

（1）流行性耳下腺炎　epidemic parotitis (mumps)

疾患の特徴	おもに耳下腺に病変が発生する． 15章　唾液腺の疾患を参照．

（2）麻疹（はしか）　measles (rubeola)

疾患の特徴	パラミクソウイルスの気道感染で，幼児に特有な皮膚発疹を認める疾患である．
臨床所見	1～6歳の幼児に好発する．約1週間の潜伏期間後，発熱，倦怠感，風邪様症状，結膜炎などの症状が発現する．
経過と転帰	1．潜伏後，前駆期（カタル期）を経て，1～2日で中心部が白色を呈する帽針頭大の紅斑が皮膚にみられる．この紅斑をコプリック斑 Koplik spots という． 2．コプリック斑は口腔にも小さな多数の白斑様顆粒が発現し，口腔のコプリック斑は皮膚よりも1～2日早く発現する． 3．頭頸部に発生したコプリック斑は体幹から四肢へ広がる． 4．その後，自然治癒し，終生免疫を獲得する．
病理組織所見	1．コプリック斑の上皮は壊死する．上皮細胞には多核細胞の出現をみる． 2．上皮細胞には多核細胞の出現を認め，核や細胞質封入体がみられる． 3．結合組織には血管拡張や炎症性細胞浸潤を認める．とくに，リンパ球の浸潤が主体となる．
注意すべき点	1．中耳炎や肺炎などの続発症が発生することがある． 2．関連病変としてウイルス性脳炎，血小板減少性紫斑病がある．
ポイントワード	幼児，コプリック斑，終生免疫，パラミクソウイルス

2　免疫関連性疾患：天疱瘡　pemphigus

疾患の特徴と分類	皮膚および粘膜の上皮における一次的水疱形成疾患であり，棘細胞融解 acantholysis を特徴とする． 1．尋常性天疱瘡 2．増殖性天疱瘡 3．落葉性天疱瘡 4．紅斑性天疱瘡

1）尋常性天疱瘡　pemphigus vulgaris

疾患の特徴	口腔粘膜に水疱形成の初発症状をきたし，粘膜の剥離を伴う．
臨床所見	1．口腔粘膜に小水疱あるいは膨満した水疱が出現する． 2．この水疱はすぐに破れ，潰瘍形成となる． 3．このような上皮の剥離をニコルスキー徴候という． 4．病変は，水疱→破壊→びらん，潰瘍→乾燥→治癒の過程をとり，一般に慢性経過となる．
発生部位	頬粘膜に多く，口蓋，歯肉，口腔底，舌にも発生する．
原　因	1．デスモゾームの構成タンパクは，デスモグレイン1とデスモグレイン3で構成される．デスモグレイン1は上皮のすべての層に存在するが，デスモグレイン3は基底細胞と棘細胞の間に存在する． 2．したがって，尋常性天疱瘡はデスモグレイン3に対する抗体が発現し，基底細胞と棘細胞間の細胞間接着を阻害するために，その間に水疱が形成される． 3．落葉性天疱瘡は上皮全層に水疱形成がみられるもので，デスモグレイン1に対する抗体による細胞接着阻害である．

病理組織所見	1．上皮の基底細胞上層の剥離で，これは上皮内水疱形成による棘細胞の破壊である．
	2．これを棘細胞融解 acantholysis という．
	3．水疱破壊病変部には，好酸球，形質細胞などの強い炎症性細胞浸潤を認める．
免疫学的特徴	1．棘細胞の融解はデスモゾームの消失とトノフィラメントの消失である．
	2．それぞれの抗体で染色すると染色されない．水疱周囲の組織にIgG抗体が検出されることが特徴である．
チャンク細胞とは	棘細胞融解に伴い，棘細胞が球形の形を呈する．核の腫大や過染色性を認め，基底細胞上層に付着するように存在する．
関連して生じる自己免疫疾患	重症筋無力症，紅斑性狼瘡，リウマチ性関節炎，橋本甲状腺炎，胸腺腫，Sjögren（シェーグレン）症候群．
ポイントワード	水疱形成，ニコルスキー徴候，棘細胞融解，上皮内水疱，チャンク細胞，デスモゾーム，IgG抗体，デスモグレイン

2）増殖性天疱瘡　pemphigus vegetans

疾患の特徴	水疱破壊後，疣状増殖を示すものをいう．
臨床所見	1．通常，腋窩，肘窩，臍窩，陰股窩などの皮膚が擦れ合う部分に水疱が生じる．
	2．そのほかに，眼，鼻孔，口唇，口腔，咽頭などに生じ，とくに口腔では口角部，歯肉，頬，口蓋などに認める．
病理組織所見	水疱形成後，破壊されびらんとなり，乳頭状増殖や上皮突起の深部増殖，炎症性細胞浸潤がみられる．
ポイントワード	水疱形成，乳頭状増殖

3）落葉性天疱瘡　pemphigus foliaceus

疾患の特徴	1．水疱形成後の上皮剥離が顕著な天疱瘡である．
	2．ぶよぶよした水疱形成があり，破壊されびらんとなる．全身の皮膚に拡大し，慢性経過をとるが，予後は尋常性天疱瘡よりもよい．
	3．口腔粘膜での本病変の発生はまれである．
病理組織所見	上皮の上層部の細胞融解により角質層下部に亀裂が形成され，剥離する．

4）紅斑性天疱瘡　pemphigus erythematosus

疾患の特徴	一般に顔面，胸，背部に局在する水疱形成で，口腔は少ない．

5）水疱性類天疱瘡　bullous pemphigoid

疾患の特徴	基底膜の変化による上皮下水疱形成がみられる．
臨床所見	1．高齢者に好発し，鼠径部，腋窩，上腕屈側面に水疱が発生する．
	2．この水疱は緊張した水疱で，破壊，びらん形成を繰り返し，数か月から数年の慢性経過をとり，再発も認める．
	3．口腔の発生はまれであるが，歯肉，頬，口蓋，舌にみられる．
病理組織所見	表皮下水疱形成で，基底膜の断裂と消失がみられ，基底膜の構成成分であるラミニンと強い抗体反応を有する．また，上皮細胞の変性や細胞融解は認めない．
ポイントワード	表皮下水疱，細胞融解なし，ラミニン，基底膜

6）粘膜類天疱瘡　mucous membrane pemphigoid
　　瘢痕性類天疱瘡　cicatricial pemphigoid

疾患の特徴	粘膜（おもに口腔粘膜，結膜）を侵す水疱性疾患で，上皮下水疱である．
臨床所見	1．成人ないし高齢者に好発し，女性に多い．
	2．口腔粘膜には必発的で，結膜は約半数に症状が出現する．
	3．そのほかに，咽頭，食道，鼻粘膜，陰部，尿道，皮膚に発症し，慢性経過（数か月から10数年）をとり，再発を繰り返す．瘢痕形成がみられる．
	4．瘢痕形成がみられる．とくに眼に発症した場合はカタル性結膜炎から水疱形成，破壊，潰瘍，瘢痕化をきたし，失明の危険性がある．
口腔症状	1．歯肉，口蓋，頬，舌，義歯床下や辺縁に小水疱形成がみられる．
	2．初期は紅斑に続き，小水疱，破壊，びらんや潰瘍形成をみるが，瘢痕形成は少なくない．

病理組織所見	3．末梢血ではIgEの高値と好酸球増加を認める．
	1．上皮と結合組織間に小水疱形成を認め，基底膜が破壊され，炎症性細胞浸潤がみられる．
	2．特徴として，IgG蛍光と補体であるC3が上皮と結合組織の境界に線状に認められる．
	3．棘細胞融解はみられない．
	4．水疱周辺に強い炎症性細胞浸潤を認める．
	5．基底膜部のヘミデスモゾームに対する自己抗体（BP180）が存在する．
鑑別診断	びらん性扁平苔癬，尋常性天疱瘡，円板状紅斑性狼瘡，接触性アレルギー．
注意すべき点	眼あるいは結膜の疾患を伴う場合があるため，早期治療が重要．
ポイントワード	粘膜水疱，IgG蛍光，上皮下水疱形成，基底膜破壊

7）疱疹状皮膚炎　dermatitis herpetiformis

疾患の特徴	皮膚に小水疱を発生する慢性の皮膚疾患である．
臨床所見	1．皮膚掻痒感などに続き，体幹，四肢に対側性水疱の発生をみる．
	2．本疾患はグルテンに対する感受性を有し，脂肪吸収障害を伴う空腸の粘膜疾患と関連を有する．口腔粘膜での発生はまれである．
病理組織所見	1．上皮下水疱を形成し，水疱周辺にはリンパ球，好中球などの炎症性細胞浸潤を認める．
	2．とくに，結合組織との境界部にはIgA沈着をみることが特徴である．
ポイントワード	上皮下水疱，IgA沈着，グルテン

3　その他の疾患

1）表皮水疱症　epidermolysis bullosa

疾患の特徴と種類	軽微な物理的刺激（外傷）で皮膚，粘膜に水疱を形成する遺伝的疾患である．
	1．単純性表皮水疱症
	2．栄養障害性表皮水疱症
	3．接合部型表皮水疱症
	4．致死性表皮水疱症
	5．後天性表皮水疱症

（1）単純性表皮水疱症　epidermolysis bullosa simplex

疾患の特徴	優性遺伝で，表皮水疱症の軽症型である．
臨床所見	1．新生児，幼児に発症し，思春期に軽快する．手，足，頸部に水疱形成がみられる．
	2．口腔症状は明らかでない．
病理組織所見	表皮内水疱を認めるが，ときに表皮下水疱形成もある．瘢痕はない．
ポイントワード	新生児，手足水疱，表皮内水疱

（2）栄養障害型表皮水疱症　epidermolysis bullosa dystrophica

疾患の特徴	1．優性遺伝で，病変は年齢とともに軽症となる．
	2．生後1年以降に発症し，くるぶし，膝，手，足に水疱を認め，爪が肥厚する．
	3．口腔粘膜の病変は20％に認める．
	4．表皮と真皮の境界部に水疱形成を認める．
ポイントワード	優性遺伝，上皮境界部水疱，爪の肥厚，生後1年発症

（3）接合部型表皮水疱症　junctional epidermolysis bullosa

疾患の特徴	劣性遺伝で，出生時から水疱形成が発症する．
臨床所見	1．出生時から発症し，新生児の手，足，全身の皮膚に水疱形成をみる．
	2．この水疱は破壊し，潰瘍形成，瘢痕化する．
口腔所見	1．口腔病変はいずれの部位にも認められ，瘢痕化するために舌粘膜では舌小体の短縮や平滑筋の肥厚をきたす．
	2．歯肉，口唇，歯肉移行部に発症した場合は開口障害をきたす．
病理組織所見	表皮基底細胞層下の水疱形成を認める．また，肉芽組織が形成され，さらに瘢痕化する．
ポイントワード	劣性遺伝，出生時水疱，開口障害，瘢痕化

（4）致死性表皮水疱症　epidermolysis bullosa lethalis

疾患の特徴	1．最も重症型で，生後数週から数か月で死の転帰をとる． 2．爪は脱落し，全身の皮膚に水疱形成を認める．
口腔所見	とくに口腔内の水疱形成は必発の所見で，基底細胞と基底膜の間に水疱を認める．
ポイントワード	致死，上皮内水疱，口腔内水疱，爪脱落

（5）後天性表皮水疱症　epidermolysis bullosa acquisita

疾患の特徴	1．他の病型と異なり，遺伝性疾患でなく，自己免疫疾患の水疱形成疾患である． 2．成人に好発し，異栄養性表皮水疱症と同様な病態像を呈するが，アミロイドーシス，腸炎，骨髄腫，糖尿病などの全身疾患を有する場合が多い．
口腔所見	口唇，舌，口蓋，頰の上皮下水疱を認める．
ポイントワード	自己免疫疾患，表皮水疱，糖尿病，アミロイドーシス，口腔内水疱

B　粘膜潰瘍性病変　ulcerative conditions

種類	1．外傷性病変 2．細菌性病変 3．免疫不全性病変 4．アレルギー反応性病変 5．腫瘍

1　外傷性病変　traumatic lesions

外傷病変の種類	1．義歯による外傷性潰瘍 2．咬傷による外傷性潰瘍 3．火傷による外傷性潰瘍 4．薬物による外傷性潰瘍 5．放射線による外傷性潰瘍
臨床所見	組織欠損周辺部は紅斑性の輪で取り囲まれている．慢性潰瘍の場合は潰瘍辺縁の隆起を認める．潰瘍部の多くは帯黄白色の偽膜で覆われる．
病理組織所見	1．上皮の欠損を認め，潰瘍底は毛細血管の拡張を伴う肉芽組織で形成される． 2．炎症性細胞浸潤は，ときに深層にまで及ぶことがある．
鑑別診断	結核性潰瘍，梅毒性潰瘍，癌性潰瘍．

2　細菌性病変　bacterial conditions

種類	1．結核 2．梅毒 3．らい病 4．放線菌症 5．クリプトコックス症 6．ムコール症 7．ヒストプラズマ症 8．酵母菌症 9．水癌

1）結核　tuberculosis

疾患の特徴	結核菌の感染により特異な肉芽腫を形成する疾患である．
臨床所見	1．口腔の結核はほとんどが二次結核症である． 2．感染痰からの感染であるために粘膜のいずれの部位にも発生するが，とくに舌や口蓋粘膜に結核性潰瘍が発生する． 3．この潰瘍は下掘れの辺縁を有し，疼痛性の慢性，硬結性潰瘍である． 4．結核菌は潰瘍底部に存在する．

病理組織所見	1．結核は特異な肉芽腫を形成する．これを結核結節という． 2．結核結節は，中心部が乾酪壊死層，その周辺は類上皮細胞やラングハンス巨細胞を含む肉芽腫が形成される．
結核菌の証明	チール・ネールゼン染色により結核菌は赤く染色される．
鑑別診断	第1期梅毒，外傷性潰瘍，扁平上皮癌，真菌症．
関連病変	頸部リンパ節結核．
ポイントワード	下掘れ潰瘍，疼痛性，乾酪壊死，ラングハンス巨細胞，類上皮細胞，チール・ネールゼン染色

2）梅　毒　syphilis

疾患の特徴	接触による感染あるいは血行性感染により，口唇，頬，舌に潰瘍性病変を認める．
臨床所見	第1期梅毒：局所に無痛性硬結を認め，潰瘍化（梅毒性潰瘍）する． 第2期梅毒：皮膚疹（赤褐色の斑状丘疹），口腔でも口唇，頬，口蓋に発疹がみられる． 第3期梅毒：ゴム腫（巣状肉芽腫）が形成される．
病理組織所見	1．典型的な基本的組織反応は形質細胞の浸潤と動脈内膜炎である． 2．第3期のゴム腫形成期になると結核結節と類似した肉芽腫が形成される．
梅毒所見	1．後天梅毒の場合は口腔内に粘膜疹が出現し，びらん，潰瘍形成を認める． 2．先天梅毒では，鞍鼻や骨膜の骨膜炎などの骨変形症状やハッチンソンの3徴候（実質性角膜炎，第8脳神経性難聴，ハッチンソンの歯）が認められる．
ポイントワード	無痛性潰瘍，粘膜疹，形質細胞，肉芽腫，ゴム腫，ハッチンソンの3徴候

3）らい病　leprosy

疾患の特徴	ハンセン病として知られ，結核菌類似の好酸菌である癩菌の長期間の接触性感染で発症する．
臨床所見	1．皮膚，粘膜の類結核結節（癩結節）を形成する． 2．本病変は長期，不定の潜伏期後に発病する．皮膚や神経が好発となる．
病理組織所見	肉芽腫形成性の炎症反応で，多数のマクロファージや多核巨細胞が出現する．
ポイントワード	癩結節，肉芽腫，類結核結節，皮膚，神経

4）放線菌症　actinomycosis

疾患の特徴	口腔内常在菌であるウシ放線菌で発症する．この放線菌は細菌に属するが，臨床的組織学的に真菌に類似しているために，真菌症として取り扱われることが多い．
臨床所見	1．ウシ放線菌は扁桃窩，歯肉溝，齲蝕窩，失活根管などに認められ，外傷，手術などが引き金になり発症する． 2．本病変の多くは胸部，腹部，頭頸部に慢性化膿性炎として認められる． 3．とくに口腔では硬結をきたし，肉芽腫の形成をみるために板状硬結を呈する． 4．この硬結の中心部に瘻孔を形成し，黄色顆粒の膿が排出される．
病理組織所見	1．中心部に膿瘍形成を伴う肉芽腫である． 2．この中心部膿瘍は菌塊があり，菌塊から周辺に放射状に線維が配列する．これを棍棒体という．
ポイントワード	板状硬結，膿瘍，棍棒体，常在菌

5）クリプトコックス症　cryptococcosis

疾患の特徴	肺病変が主体となり，続発して口腔の慢性難治性潰瘍形成を認める疾患である．
臨床所見	1．肺病変が先行するために，咳，熱，寝汗，胸部痛，体重減少などを認める． 2．口腔では単発あるいは多発性の疼痛性潰瘍がみられる．
病理組織所見	多数のマクロファージや多核巨細胞の出現を伴う，肉芽腫の形成があり，そのなかに球状菌が認められる．
ポイントワード	難治性潰瘍，肺病変，球状菌，マクロファージ，巨細胞

6）ムコール症　mucormycosis

疾患の特徴	日和見感染症で，土中，かびたパン，腐った植物のなかにみられ，全身状態が悪い場合や糖尿病などが悪化した場合，免疫不全，悪性腫瘍などの基礎疾患を有する場合に感染する．
臨床所見	1．鼻腔，副鼻腔，口腔咽頭に疼痛を伴った潰瘍形成が認められる． 2．悪化した場合では組織の壊死により，骨組織が破壊され，眼窩や脳への進行を認める．

病理組織所見	慢性炎症巣のなかに，大きな直角に分枝する真菌を認める．
ポイントワード	直角分枝真菌，疼痛性潰瘍，基礎疾患，日和見感染

7）ヒストプラズマ症　histoplasmosis

疾患の特徴	真菌症であり，ハトの排泄物からの酵母菌の感染により，肺病変が発症し，続発して口腔の難治性潰瘍が発症する．
ポイントワード	真菌，ハト糞，難治性潰瘍，肺病変

8）酵母菌症　blastomycosis

疾患の特徴	1．分芽菌症ともいわれ，胞子の吸入により感染する． 2．北アメリカに多く発症し，肺病変に続き，口腔（歯肉にはじまり，頰，口蓋，舌へ波及）の慢性難治性潰瘍が形成される．
ポイントワード	胞子，口腔難治性潰瘍，肺病変，北米

9）水　癌　noma

疾患の特徴	壊疽性口内炎 gangrenous stomatitis ともいわれ，嫌気性細菌の感染によるが，全身疾患や栄養不良が誘因となる．
臨床所見	1．初期病変は歯肉からはじまる急性炎症である． 2．この炎症は急速に進展し，疼痛を伴う潰瘍が形成される． 3．続いて，周囲組織や粘膜の深部へ進展し，組織の壊死をきたす． 4．骨組織への進展は腐骨をきたし，歯の脱落がみられ，壊疽性炎となり，悪臭が強い．
病理組織所見	壊死性病変に伴う炎症性変化を強く認める．
原　因	感染の背景には栄養不良が大きな因子となる．
関連病変	壊死性潰瘍性口内炎，ワンサン口内炎，ワンサン・アンギーナ．
ポイントワード	壊疽，潰瘍，腐骨，感染，栄養不良

3　免疫不全性病変　immunodeficiency disease

種　類	1．アフタ性口内炎 2．Behçet（ベーチェット）病 3．Reiter（ライター）症候群 4．多形性紅斑 5．紅斑性狼瘡 　・円板状紅斑性狼瘡 　・全身性紅斑性狼瘡

1）アフタ性口内炎　aphthous stomatitis

疾患の特徴	輪郭明瞭な小円形の有痛性の偽膜性潰瘍性病変である．
原　因	1．免疫的因子：細胞性免疫の欠如． 2．細菌性因子：ストレプトコッカス・サングイニスなど． 3．ウイルス因子：アデノウイルス，単純ヘルペスウイルスなど． 4．栄養因子：ビタミン B₁₂，葉酸，鉄などの欠乏． 5．環境因子：ストレス，外傷，食物アレルギー． 6．神経，内分泌因子：女性ホルモン，精神的障害．
臨床所見	1．20歳代，女性に多く発症する．口腔前庭，舌，頰，軟口蓋の粘膜に好発する． 2．本病変の潰瘍が形成される前は局所の違和感が強く，のちに潰瘍が出現し，激痛を伴う． 3．通常10～14日で治癒するが，再発するために再発性アフタ性口内炎 recurrent aphthous stomatitis ともいわれる．
臨床上の注意点	1．アフタは軟口蓋に発生する．硬口蓋や歯肉での発生はまれである． 2．潰瘍が出現する前に水疱形成は認めない． 3．以上の2つの点は，ヘルペス性潰瘍とアフタ性潰瘍の鑑別に重要である．
病理組織所見	1．上皮から固有層にかけて壊死を認める．潰瘍部は線維素の析出による偽膜形成がある．潰瘍底部には炎症性細胞浸潤を認める． 2．潰瘍底部には炎症性細胞浸潤を認めるが，アフタに特異的な組織所見は認めない．

鑑別診断	ヘルペス，外傷，尋常性天疱瘡，類天疱瘡．
ポイントワード	明確な浅い潰瘍，有痛性，再発性，免疫異常

2）ベーチェット病（症候群）　Behçet disease (syndrome)

疾患の特徴	アフタ性病変で，口腔，眼，生殖器に病変が発生する疾患である．
臨床所見	20～30歳代の男性に好発する．口腔病変は最も発現頻度が高く，アフタ性口内炎と同様である．主症状は次の所見が認められる． 1．再発性アフタ性潰瘍 recurrent aphthous ulcer：患者の60％以上の発生率がある． 2．ブドウ膜炎（前房蓄膿を伴い，失明の危険性がある），結膜炎，網膜炎． 3．陰部潰瘍． 4．皮膚病変：結節性紅斑性皮膚疹． 5．その他：発熱，頭痛，関節炎，消化管潰瘍（とくに回盲部），副睾丸炎，血管炎． 6．針反応陽性：針穿刺部位に一致して，針刺約24時間後に小膿疱を生じる．
病理組織所見	潰瘍性病変が主体であり，とくに好中球，Tリンパ球の浸潤を認め，HLA-B15と相関がある．
ポイントワード	再発性アフタ性口内炎，ぶどう膜炎，陰部潰瘍，免疫性疾患

3）ライター症候群　Reiter syndrome

疾患の特徴	尿道炎，関節炎，結膜炎などの主症状を呈する原因不明の疾患である．
臨床所見	1．20～30歳代の男性に多いが，日本ではまれな疾患である． 2．発熱や尿道炎および下痢症状の発症で病変に気づき，関節炎や結膜炎が認められる． 3．口腔では，非疼痛性のアフタ性口内炎が頰，舌，歯肉，口蓋，口唇に認める．
病理組織所見	アフタ性口内炎と同様である．
ポイントワード	アフタ性口内炎，尿道炎，関節炎，結膜炎

4）多形（滲出性）紅斑　erythema (exudativum) multiforme

疾患の特徴	皮膚，粘膜に過敏性反応として紅斑，水疱，潰瘍性病変を生じる疾患である．
原因	直接的な原因は不明であるが，誘因としてサルファ剤などの薬物，悪性腫瘍，ワクチン注射，放射線療法，ストレスなどの因子があげられる．
臨床所見	1．若年者の男性に多く，急性の発熱，頭痛，咽頭炎，関節炎などを認める． 2．皮膚には広範な紅斑性丘疹（多形滲出性紅斑），水疱形成（水疱型多形紅斑）がある． 3．口腔病変は口唇，頰，口蓋の潰瘍性病変で，少数のアフタから広範囲な潰瘍形成までみられる．
臨床上の注意点	本病変は口腔，眼，皮膚，生殖器に症状を認めるが，同時に食道や気管にも症状が発現し，重症となることがある．
本病変の亜型	Stevens-Johnson（スティーブン・ジョンソン）症候群といわれ，通常の多形紅斑に加え，全身性な症状が発現した場合をいう．とくに口唇の病変は強い疼痛を伴う潰瘍形成であり，眼の病変（結膜炎，角膜混濁，角膜潰瘍）では瘢痕形成による失明が考えられる．
病理組織所見	1．上皮には水疱を認め，細胞の水腫変化を伴う． 2．棘細胞は肥厚し，角化細胞は壊死を認める． 3．上皮下結合組織にはリンパ球やマクロファージの浸潤がみられる． 4．免疫グロブリンの染色は陰性を呈することが特徴となる．
鑑別診断	アフタ性病変，天疱瘡，類天疱瘡，扁平苔癬，口唇ヘルペス．
ポイントワード	誘因因子，アフタ性病変，水疱，免疫グロブリン反応陰性

5）紅斑性狼瘡　lupus erythematosus

疾患の特徴	自己免疫疾患であるが，ウイルス感染，遺伝的因子，紫外線，ホルモンなどの関与がある皮膚紅斑性病変である．
種類	1．円板状紅斑性狼瘡　discoid lupus erythematosus（DLE） 2．全身性紅斑性狼瘡　systemic lupus erythematosus（SLE）
臨床所見	**1．円板状紅斑性狼瘡** 　1）20～40歳代の女性に好発し，顔面の蝶形紅斑，頸部，手などに円形の紅斑が出現する． 　2）皮膚病変の紅斑の周囲に色素沈着を認めることも特徴である．

	3）口腔病変は本疾患の約1/4に出現し，頬，歯肉，口唇に紅斑性の斑点やびらんが形成される． 4）通常，口腔粘膜には白色の線状病変（多くは角化病変である）が認められることが特徴である． 2．**全身性紅斑性狼瘡** 　1）20〜40歳代の女性に好発する． 　2）皮膚，粘膜の蝶形紅斑，発疹，レイノー現象とともに，全身の臓器に病変が波及する． 　3）とくに腎病変は糸球体腎炎として特徴的な所見を有する． 　4）自己抗体の血清反応では強い陽性を呈する． 　5）抗核抗体，紅斑性狼瘡細胞試験では，いずれも陽性を呈することが特徴である． 　6）口腔病変は粘膜の口唇，頬，歯肉，口蓋に炎症，びらん，潰瘍形成を認める．
検査項目	血清学的には抗核抗体反応，紅斑性狼瘡細胞（LE）試験で陽性を呈する． 免疫蛍光法ではイムノグロブリン immunoglobulin を検出する．
病理組織所見	1．**円板状紅斑性狼瘡** 　1）基底細胞の破壊． 　2）上皮の過角化． 　3）上皮の萎縮と上皮下の硝子化． 　4）リンパ球浸潤，とくに血管周囲にみられることが特徴である． 　5）深部の血管周囲のリンパ球浸潤． 2．**全身性紅斑性狼瘡** 　1）上皮の空胞変性． 　2）び漫性炎症性細胞浸潤． 　3）上皮下のフィブリノイド変性． 　4）血管周囲のリンパ球浸潤． 　5）基底膜に沿った免疫グロブリン（IgG, IgM, IgA）の線状あるいは顆粒状沈着を認める．
鑑別診断	扁平苔癬，天疱瘡，類天疱瘡，多形性紅斑，薬物アレルギー．
ポイントワード	紅斑，抗核抗体，LE試験，血管周囲リンパ球浸潤，フィブリノイド変性，免疫グロブリン

4　アレルギー反応性病変

種　類	1．接触性アレルギー 2．薬物アレルギー 3．ウエゲナー肉芽腫

1）接触性アレルギー　contact allergy

疾患の特徴	外来性物質の抗原性により免疫反応を起こす病変である．
臨床所見	抗原性物質の直接接触あるいは間接接触（とくに，揮発性物質など）により，粘膜の紅斑，水疱，あるいは潰瘍形成をみる．
病理組織所見	上皮あるいは結合組織に炎症性細胞浸潤，水疱を認め，とくに，血管周囲にリンパ球や貪食細胞の細胞浸潤をみる．
抗原性物質とは	義歯様材料（金属，レジン），含嗽剤，歯磨剤．
アレルギーの種類	接触性皮膚炎と同様に，Ⅳ型アレルギー反応で感作リンパ球（T細胞）が働く細胞性免疫によるアレルギーである．
ポイントワード	金属，レジン，Ⅳ型アレルギー，細胞性免疫，T細胞，紅斑

2）薬物アレルギー　drug allergy

疾患の特徴	薬物の為害作用により発生する免疫反応である．
臨床所見	1．皮膚病変は蕁麻疹，巨大丘疹状皮疹，紅斑，小水疱，潰瘍，多形性紅斑などを認める． 2．口腔病変は紅斑，小水疱，潰瘍形成として認められるが，多くの口腔病変はびらん性扁平苔癬に類似する（口腔扁平苔癬様薬物反応）．
病理組織所見	1．上皮下結合組織に炎症性細胞浸潤，とくに血管周囲に炎症性細胞浸潤がみられる． 2．基底細胞の破壊や浮腫，さらには上皮の壊死がみられる．
発症過程	1．免疫的経路：免疫反応の惹起，おもに体液性免疫である． 2．薬物がアレルゲンとなり，肥満細胞の反応がある．

	3．細胞毒性反応：細胞表面に付着した薬物に抗体が結合し，細胞壊死が出現する．
注意すべき点	1．症状は多様であり，薬物の種類，投与量，個々の患者の差異など多くの因子で異なる症状である． 2．アナフィラキシーや血管浮腫，蕁麻疹のように即時に起こることもあるが，多くは薬物使用後，数日経過してから症状が発生する．
ポイントワード	蕁麻疹，紅斑，薬物アレルゲン，水疱，細胞毒

3）ウェゲナー肉芽腫　Wegener granuloma

疾患の特徴	上部気道，肺，および腎臓に発生するが，口腔，皮膚にも出現する原因不明の肉芽腫形成性病変であり，免疫不全が考えられている．
臨床所見	1．発生はまれであるが，中年に発生する． 2．上顎洞炎，鼻閉，鼻出血，発熱，関節痛，体重減少などの症状が現れる． 3．巣状壊死性糸球体腎炎を発症する． 4．多くは，鼻腔，上顎洞に破壊性の潰瘍形成がみられる． 5．口腔病変は歯肉に赤色顆粒状の腫脹がみられる．
病理組織所見	壊死性血管炎を伴う肉芽腫である．血管壁にはフィブリノイド変性壊死がみられ，非特異的炎症像である．
ポイントワード	上部気道，肺，肉芽腫，糸球体腎炎，鼻腔，潰瘍，フィブリノイド変性

5　腫　瘍　tumor

種　類	1．扁平上皮癌（14章　非歯原性腫瘍を参照） 2．基底細胞癌（14章　非歯原性腫瘍を参照）

1）扁平上皮癌　squamous cell carcinoma

疾患の特徴	口腔に最も多く発生する癌腫である（14章　非歯原性腫瘍を参照）．
発現頻度	40〜70歳，男女比＝2：1，舌（約50％），歯肉（約20％），口腔底（約10％）に発生する．
臨床所見	1．外向増殖型，内向増殖型に分類され，さらに肉眼所見から，疣贅型，潰瘍型，浸潤型に分けられる． 2．多くは粘膜表面が壊死した潰瘍形成型が多い．頸部リンパ節転移，遠隔臓器への転移がみられる．
病理組織所見	1．扁平上皮癌：角化性と非角化性に分類されるが，多くは角化性である． 2．移行上皮癌：角化不明瞭な扁平上皮あるいは多列線毛上皮より発現． 3．疣贅性癌：外向性増殖を示し，疣贅あるいは乳頭状に増殖する． 4．腺様扁平上皮癌：腺腔上の構造を示す胞巣がみられる扁平上皮癌． 5．紡錘細胞癌：紡錘形細胞を主とする多形性細胞の増殖． 6．基底細胞癌：表皮の基底細胞に類似した細胞増殖．
臨床的部位分類	1．口唇癌 2．頰粘膜癌 3．歯肉癌 4．硬口蓋癌 5．口腔底癌 6．舌　癌 7．口峡咽頭癌（軟口蓋癌，舌根癌） 8．多発性癌 9．顎骨中心癌 10．上顎癌

C 粘膜白色病変　white lesions

種　類	1．遺伝性疾患 　　1）白色水腫 　　2）白色海綿状母斑 2．反応性病変 　　1）ニコチン性口内炎 3．その他 　　1）白板症 　　2）毛状白板症 　　3）毛　舌 　　4）地図状舌 　　5）扁平苔癬 　　6）カンジダ症 　　7）フォーダイス顆粒

1　遺伝性疾患

1）白色水腫　leukoedema

疾患の特徴	粘膜の白色病変で，上皮の細胞内水腫を特徴とし，頰粘膜に好発する．
臨床所見	1．無症候性で，対称性に頰粘膜に好発する． 2．粘膜は灰白色，び漫性の膜状あるいは軽度な乳頭状表面を呈し，ひだ状となり引き伸ばすと白色の不透明さは消失する． 3．ガーゼなどでぬぐっても消失しない．
原　因	喫煙，飲酒，口腔清掃不良などによる細菌感染や唾液性状変化が関与する．
病理組織所見	1．上皮は錯角化を示し，棘細胞層の細胞は著しい細胞内水腫を認める． 2．この細胞は明るい細胞質と濃縮核を有する． 3．基底細胞に変化はない．
鑑別診断	白板症，白色海綿状母斑，頰粘膜の咬傷．
ポイントワード	白色病変，細胞内水腫，細菌感染，唾液性状変化，明細胞

2）白色海綿状母斑　white sponge nevus

疾患の特徴	常染色体優性遺伝性疾患で，無症候性で，深いひだを有する白色ないし灰白色病変である．
臨床所見	1．若年者，とくに思春期前に発現する．さまざまな粘膜にみられるが，舌側縁に好発する． 2．病変は無症候性で，深いひだを有し，両側性あるいは対称性に発現する． 3．食道，肛門，外陰部，膣粘膜にもさまざまな程度の病変をみる．
病理組織所見	1．棘細胞層の肥厚，錯角化を認め上皮は著しく肥厚する． 2．棘細胞は水腫性ないしは明細胞性変化を認め，表層にまでその変化が及ぶ． 3．細胞質の核周辺には好酸性物質を含む．
ポイントワード	常染色体優性遺伝，若年者，舌側縁，棘細胞層肥厚，細胞水腫，好酸性物質

2　反応性病変

1）ニコチン性口内炎　nicotine stomatitis

疾患の特徴	喫煙による口蓋粘膜のやや隆起した白色病変である．
臨床所見	1．口蓋粘膜に発現する． 2．はじめは紅斑性変化を示し，経過とともに粘膜表面は不透明さをなくし，角化が進行して白色となる． 3．病変は硬口蓋の後方部に生じ，隆起した白色斑点で，ざらざらした外観を呈する．
病理組織所見	1．棘細胞層の肥厚と正角化の亢進をきたし，上皮は肥厚している． 2．小唾液腺は中等度の炎症性変化をきたす．
ポイントワード	喫煙，口蓋粘膜，白色，顆粒状粘膜，棘細胞層肥厚

3 その他

1）白板症　leukoplakia

疾患の特徴	1．臨床的，病理的に他のいかなる疾患の特徴を有しない，白色板状ないし斑状の病変である． 2．臨床的には同じパターンを示すが，病理学的には角化症から扁平上皮癌までの広範囲にわたる．
臨床所見	1．一般的に白色板状あるいは斑状を呈し，境界明瞭であるが，不鮮明な白色から白色の革様，溝状を呈する疣贅上あるいは乳頭様に至るまで，さまざまな所見を呈する． 2．好発年齢は40歳以上で，やや男性に好発する．
原因	喫煙，不適合義歯による慢性刺激，ビタミンA，B欠乏，鉄欠乏性貧血などが関連している．
病理組織所見	1．角化亢進（錯角化，正角化），棘細胞層の肥厚 acanthosis，異形成を認める． 2．白板症の約6%は癌化する．
注意すべき点	1．臨床所見と病理組織像が一致しないので，生検は必須である． 2．組織学的に上皮異形成がみられる点は注意が必要である． 3．疣贅性の白板病変である尋常性疣贅はウイルス感染を疑う．
ポイントワード	白斑，角化，癌化，棘細胞層肥厚，異形成

> **Note** 白斑病変から癌病変へのスペクトル
> 正常粘膜上皮 → 過角化症 → 上皮異形成 → 上皮内癌 → 初期浸潤癌（扁平上皮癌）

2）毛状白板症　hairy leukoplakia

疾患の特徴	1．舌の側縁にみられる白色病変で，後天性免疫不全症候群の随伴症状である． 2．原因はエプスタイン・バーウイルス（EBV）の感染でAIDS患者の80%に発現する．
臨床所見	1．片側性および両側性に舌の側縁に生じる． 2．通常の白板症は表面が平滑で斑状であるが，本病変は多数のひだやしわを認める．
病理組織所見	1．表層は強い錯角化を認め，不規則な隆起がみられる． 2．棘細胞層には風船様変性と核の淡明化 koilocytosis，核クロマチンの核膜への凝集を認める． 3．上皮細胞内にEBVの存在がある． 4．上皮下細胞浸潤は少ない．
AIDSの口腔症状	1．毛状白板症 2．カンジダ症 3．カポジ肉腫 4．扁平上皮癌 5．悪性リンパ腫 6．歯周疾患 7．口腔乾燥症
ポイントワード	HIV感染，エプスタイン・バーウイルス，舌側縁，風船様細胞，核淡明化

3）毛舌　hairy tongue

疾患の特徴	薬物，放射線治療，過度の喫煙などにより，舌の糸状乳頭部の色素産生菌の増殖による舌粘膜の変色（白色，黄褐色，黒褐色）である．
臨床所見	糸状乳頭の肥厚とその部にみられる白色，黄褐色，黒褐色の色素沈着がある．
病理組織所見	1．糸状乳頭の肥厚で，角化は棘細胞層の中央部までみられる． 2．基底細胞の増殖はみられない． 3．表層には真菌や他の細菌がみられる．
ポイントワード	糸状乳頭，色素沈着，薬物，角化，細菌

4）地図状舌　geographic tongue

疾患の特徴	舌に紅斑が出現し，その紅斑が不規則に拡大，移動する病変である．
臨床所見	1．小紅斑が急速に拡大し，隣接病巣と癒合し，しばしば環状構造を呈する． 2．病変は数日から数週間以上存在し，舌背を横切るように移動することが特徴である． 3．本病変は溝状舌が存在するときに出現することがある． 4．同様の病変は口腔底，頬粘膜，歯肉にも発生する．
病理組織所見	1．糸状乳頭を欠く． 2．上皮の剝離，錯角化層の消失がみられる． 3．上皮層内に著しい多核白血球，リンパ球の浸潤がみられる． 4．上皮表層近くで好中球浸潤による微小膿瘍 micro abscess の形成がある． 5．本病変は皮膚の乾癬 psoriasis と類似する．
原　因	原因は不明であるが，カンジダ，細菌感染，ストレス，ビタミン欠乏，神経性障害，アトピー性体質などが関連する．
ポイントワード	舌紅斑，移動病変，上皮剝離，微小膿瘍，カンジダ，糸状乳頭

5）扁平苔癬　lichen planus

疾患の特徴	角化異常を伴う特殊な慢性炎症性疾患で，上皮下結合組織に帯状にリンパ球の浸潤がある．
臨床所見	1．30〜50歳代，口唇，頬粘膜，舌，歯肉に発生する． 2．最も一般的な所見は粘膜が網状を呈する型で，多数に交錯した角化線条が出現し，環状やレース状を呈する． 　1．**萎縮型扁平苔癬** atrophic lichen planus 　　白色の角化線条が辺縁に向かって放射状に広がり，周囲への浸潤がある．粘膜と交じり合う．患者は灼熱感や疼痛を訴える． 　2．**肥厚型扁平苔癬** hypertrophic lichen planus 　　臨床的に白板症に類似し，多発する．病巣はわずかに隆起し，平滑のものから不規則な隆起病変のものまである．舌背や頬粘膜に及ぶ． 　3．**水疱型扁平苔癬** bullous lichen planus 　　病変の初期は顆粒状で，紅斑を呈し，易出血性である．病巣はびらんを呈する場合にはびらん型扁平苔癬となり，水疱形成は多くなく，小水疱が出現し，破れて潰瘍となる．
病理組織所見	1．角化亢進． 2．顆粒細胞層の肥厚． 3．不規則な棘細胞層の肥厚． 4．基底細胞の障害（基底細胞消失，変性，融解）． 5．上皮直下の帯状リンパ球浸潤． 6．上皮細胞の孤立性好酸性卵形小体（シバッテ小体 Civatte bodies）の出現． 　ランゲルハンス細胞，Tリンパ球，マクロファージによる細胞免疫が関与する．
病因と発症メカニズム	1．**病　因** 　細菌やウイルス感染，代謝障害，金属アレルギーなどがある． 2．**発症メカニズム** 　ランゲルハンス細胞→上皮内で抗原処理→抗原情報をTリンパ球に掲示→インターロイキン1によりTリンパ球が凝集→インターロイキン1はTリンパ球を刺激→インターロイキン2の産生→Tリンパ球の増殖→活性化Tリンパ球による基底細胞の細胞毒性とγ-インターフェロンの分泌→ケラチノサイトの分化を亢進→上皮肥厚
鑑別診断	白板症，カンジダ症，扁平上皮癌，紅板症，薬疹，類天疱瘡，円板状紅斑性狼瘡．
注意すべき点	扁平苔癬は前癌状態の1つであり，悪性化の可能性があるため，定期的診察が必要である．
ポイントワード	角化，水疱，萎縮，帯状リンパ球浸潤，シバッテ小体，ランゲルハンス細胞，免疫

6）カンジダ症　candidiasis

疾患の特徴	*C. albicans* による感染で，口腔粘膜に白色病変を生じる．口腔カンジダ症は鵞口瘡として知られる．
臨床所見	1．一般的には口腔粘膜は白色で，軟らかいゼラチン様の斑状あるいは結節様を示し，中心から外に向かい成長する病変としてみられる．

	2．病変の急性期では偽膜が形成される．この偽膜をぬぐうと紅斑，びらん，潰瘍となる．この病変を急性偽膜性カンジダ症という． 3．好発部位は頬粘膜，口腔咽頭，舌側縁である． 4．急性偽膜性カンジダの偽膜が消失した場合は赤色病変となり，急性萎縮性カンジダへ移行し，非角化性の斑点がみられる． 5．慢性カンジダ症は義歯性潰瘍性口内炎の像を呈し，上顎全部床義歯の患者に好発する． 6．慢性カンジダ症は増殖性の組織反応を惹起させ，白板症に類似する． 7．肥厚性カンジダ症は舌背に生じる正中菱形舌炎のパターンを示す．
病理組織所見	1．偽膜性カンジダ症では限局性の表在性炎症性反応がみられる． 2．表層はフィブリン，炎症性滲出物，多数の菌糸からなる層で覆われる． 3．表層には微小膿瘍形成を認める． 4．カンジダ症が慢性化した場合は一般に上皮の過形成がみられる． 5．菌糸は上皮表層に限局してみられ，棘細胞層には達していない． 6．PAS染色あるいはグロコット染色で菌糸が証明される．
カンジダ感染の素因	1．内分泌異常 　① 糖尿病 　② 上皮小体機能低下症 　③ 妊　娠 　④ 全身ステロイド治療による副腎機能低下症 2．進行した悪性腫瘍 3．癌の化学療法 4．消化吸収不良と栄養失調 5．全身的な抗生物質治療 6．免疫不全 7．幼児の免疫機能未熟
日和見感染とは	病原性が弱いが，素因の状態が悪く，病原菌が広がるような感染をいい，おもに真菌症でみられる．
真菌症の種類	1．カンジダ症 candidiasis 2．クリプトコックス症 cryptococcosis：鳥類排泄物中の菌で，気道，皮膚より感染し，中枢神経を侵しやすい． 3．ムコール症 mucormycosis：土壌中，果物，食物中の藻菌類で，肺や腸管に感染する． 4．ヒストプラズマ症 histoplasmosis：鳥類排泄物の吸引による肺の感染である． 5．ノカルジア症 nocardiosis：口腔内常在や土壌中の好気勢放線菌類で，肺に感染する． 6．酵母菌症 blastomycosis：土壌からの肺感染で，口腔は二次感染であり粘膜潰瘍をきたす．なお，放線菌症は真菌に似ているが，真菌ではなく放線菌の感染である．
真菌の証明	1．PAS染色：菌糸が赤く染まる． 2．グロコット染色：菌糸が黒く染まる．
ポイントワード	白色，上皮肥厚，糖尿病，免疫不全，偽膜，グロコット染色，PAS染色

D　粘膜の赤色 — 青色病変　red-blue lesions

種　類	1．**反応性病変** 　1）化膿性肉芽腫 　2）妊娠性エプーリス 　3）周辺性巨細胞肉芽腫 　4）正中菱形舌炎 2．**腫瘍および腫瘍様病変** 　1）血管腫 　2）紅板症 　3）カポジ肉腫 3．**原因不明** 　1）地図状舌（本章 粘膜白斑病変を参照）

4．代謝 ― 内分泌障害
　　　　1）ビタミンB欠乏（17章 全身疾患と口腔病変を参照）
　　　　2）鉄欠乏性貧血（17章 全身疾患と口腔病変を参照）
　　　5．感染症
　　　　1）猩紅熱
　　　　2）萎縮性カンジダ症（本章 粘膜白斑病変を参照）
　　　　3）風　疹
　　　6．免疫異常
　　　　1）歯肉炎（5章 辺縁性歯周組織の病変を参照）
　　　　2）接触性アレルギー（本章 粘膜潰瘍性病変を参照）
　　　7．その他
　　　　1）出　血

1　反応性病変

1）化膿性肉芽腫（膿原性肉芽腫）　pyogenic glanuloma

疾患の特徴	本病変は，外来刺激あるいは損傷に対して過度に増殖した血管結合組織の反応であり，赤色腫瘤として出現する．
臨床所見	1．通常，歯肉に発生し，歯石や異物による損傷である． 2．歯肉部の修復反応として赤色の肉芽腫様腫瘤がみられる． 3．二次的に表面が潰瘍，偽膜形成をみることがある． 4．歯肉のほかに，舌，下口唇，頬粘膜にも出現する． 5．思春期や妊娠中にホルモンの変化により増大することがある．
病理組織所見	1．毛細血管に富んだ肉芽組織の増生がみられ，さまざまな慢性炎症性細胞浸潤をみる． 2．毛細血管の増生は単純性血管腫の構造と類似し，小葉構造を呈する．
ポイントワード	損傷，赤色腫瘤，歯肉，ホルモン異常，毛細血管，肉芽組織

2）妊娠性エプーリス　epulis gravidarum

疾患の特徴	妊娠中に発生する血管腫性エプーリスである．
臨床所見	通常妊娠中に歯肉に発生する赤色腫瘤としてみられる．
病理組織所見	毛細血管の増生と拡張が著明で，血管腫様構造を示し，血管腫性エプーリスと同様の組織像である．
ポイントワード	妊娠，血管腫，歯肉，ホルモン，赤色腫瘤

3）周辺性巨細胞肉芽腫　peripheral giant cell glanuloma

疾患の特徴	巨細胞性修復性肉芽腫ともいい，おもに歯肉に発生する外傷に対する修復性病変で，巨細胞の出現が特徴である．
臨床所見	1．20歳代の女性に好発し，切歯部と第一大臼歯部の歯肉にみられる． 2．赤色ないし青色の広基性腫瘤で，ときに歯槽骨の吸収がみられる． 3．顎骨内部に生じるもの：中心性巨細胞肉芽腫． 4．顎骨周辺（歯肉）に生じるもの：周辺性巨細胞肉芽腫．
病理組織所見	1．分葉状の肉芽腫の増生のなかに多核巨細胞が認められる． 2．巨細胞はマクロファージ由来で，貪食能や骨吸収能は有していない． 3．組織学的には周辺性と中心性は同一の組織像を呈する．
ポイントワード	外傷，歯肉，巨細胞，中心性，周辺性，マクロファージ

4）正中菱形舌炎　median rhomboid glossitis

疾患の特徴	舌正中部にみられる赤色隆起病変で，カンジダの慢性感染により発症する．
臨床所見	1．舌背正中の有郭乳頭の前方部に赤色の菱形ないし卵形をした隆起病変である． 2．病変は無症状であるが，ときに軽度の疼痛を伴う．
病理組織所見	1．上皮は過形成を示し，釘脚の延長を認める． 2．カンジダ菌は上皮上層にみられる． 3．上皮下結合組織は硝子化し，その結合組織は厚い．

| ポイントワード | 舌正中，赤色隆起，カンジダ，上皮過形成，硝子化結合組織 |

2 腫瘍および腫瘍様病変

1）血管腫 hemangioma

疾患の特徴	粘膜部に発生する赤色から赤褐色の腫瘤で，一般的に発育異常（過誤腫）とされる．
臨床所見	1．舌，口唇，頬粘膜に好発し，歯肉，口腔底，口蓋粘膜にも発生する． 2．赤色から赤褐色の隆起性病変で，圧迫するとその色は退色する． 3．巨舌症，大唇症となる．
病理組織所見	さまざまな組織型がある． 1．**毛細血管腫** capillary hemangioma 　1層の内皮細胞で囲まれた薄い多数の毛細血管の増生と管腔を形成していない内皮細胞の増殖がみられる．これらの管腔と内皮細胞の増殖が集合して分葉状を呈する． 　単純性血管腫 hemangioma simplex ともいう． 2．**海綿状血管腫** cavernous hemangioma 　1層の内皮細胞で囲まれた拡張した血管からなる．血管腔内には血栓や器質化した石灰沈着（静脈石）の形成がみられる． 　他の血管腫は，本章 腫瘍を参照．
血管腫がみられる症候群	1．Sturge-Weber（スタージー・ウェーバー）症候群 　① 皮膚とくに顔面三叉神経域の片側性多発性血管腫 　② 脳軟膜血管腫 　③ 大脳皮質の石灰化 　④ てんかん 　⑤ 精神発達遅延 　⑥ 半身不随 2．Klippel-Trenaunay-Weber（クリペル・トレナリィー・ウエバー）症候群 　① 片側性皮膚血管腫 　② 静脈瘤 　③ 脚の肥大 　④ 三叉神経第2枝領域，とくに口蓋，舌の血管腫 　⑤ 顎骨，歯肉の片側性肥大 3．Osler-Rendu-Weber（オスラー・ランデュ・ウエーバー）症候群 　① 優性遺伝 　② 皮膚，粘膜（口唇，舌，歯肉，口蓋，頬）の多発性毛細血管腫 　③ 静脈の拡張 　④ 鼻出血 4．Maffucci（マフッチ）症候群 　① 多発性血管腫 　② 多発性軟骨腫 　③ 骨の奇形 　④ 舌の血管腫病変
ポイントワード	内皮細胞，毛細血管，小葉構造，スポンジ，拡張血管，血栓，静脈石

2）紅板症 erythroplakia

疾患の特徴	口腔粘膜の鮮紅色ビロード様の白斑病変であり，組織学的には高度上皮異形成症で，高率に悪性化する．
臨床所見	1．50〜70歳代に好発する． 2．口腔底に最もよくみられるが，頬粘膜，舌，口蓋，歯肉にも発生する． 3．不規則な紅斑を呈するが，びらんと白斑部が混在し，顆粒状を呈することがある．
病理組織所見	1．高度上皮異形成であるが，組織学的にはほとんど上皮内癌である． 2．インボルクリンやフィラグリンのような最終角化を示すタンパクの発現は非常に少ない．
注意すべき点	組織学的に上皮内癌を呈することが多いことである．

上皮性異形成とは	悪性腫瘍を生じるであろうことを思わせる上皮のさまざまな変化がみられる．
	1．基底細胞の極性の消失．
	2．1層以上の基底細胞様の外観を有する細胞の存在．
	3．滴状型上皮突起．
	4．核・細胞比の増大．
	5．不規則な上皮の重層．
	6．有糸分裂に増数．
	7．上皮層上半分における有糸分裂の存在．
	8．細胞多形性．
	9．核クロマチンの増加．
	10．大きな核小体．
	11．細胞間結合の減少．
	12．単一細胞の角化．
上皮内癌とは	1．上皮内に限局し，基底膜を破壊せず，基底膜を越えた固有層への浸潤がない癌腫をいう．
	2．口腔では口腔底，舌に好発する．
	3．皮膚の上皮内癌はボーエン病という．
ポイントワード	ビロード状，上皮異形成，癌化，上皮内癌，インボルクリン，フィラグリン

3）カポジ肉腫　Kaposi sarcoma

疾患の特徴	内皮細胞を起源とする悪性腫瘍で，AIDSの随伴病変である．
臨床所見	赤色のやや扁平病変から隆起した外行性発育を示す結節性の病変である．
病理組織所見	1．早期病変は毛細血管腫や化膿性肉芽腫に類似する．
	2．後期病変は異型性を有する紡錘形細胞が出現し，核分裂像，血管形成，出血をみる．
ポイントワード	AIDS，内皮細胞，血管腫，化膿性肉芽腫，異型性，紡錘細胞

3　感染症　infectious disease

1）風疹　German measles, rubella

疾患の特徴	1．トガウイルスによる感染で，三日はしかともいわれる．
	2．発熱，頸部リンパ節の腫脹，皮膚疹などがみられる．
臨床所見	顔面，頬部に丘疹性紅斑，頸部リンパ節腫脹，関節痛，神経痛がみられる．
口腔所見	軟口蓋に赤い丘疹を認める．まれに歯肉炎を発症する．
注意すべき点	1．妊娠初期の感染は胎児の先天性風疹症候群の原因となる．
	2．発生率は妊娠6週では50％，8週では35％，12週では15％，16週では8％で，20週以降では0％である．
	3．先天性風疹症候群では，心奇形，先天性白内障，感音性難聴，網膜症などの発生をみる．
ポイントワード	トガウイルス，三日はしか，皮膚疹，軟口蓋，赤色丘疹，リンパ節，妊娠，奇形

E　粘膜の色素沈着病変　pigmentation of oral mucosa

種類	1．外来性色素沈着
	1）金属による色素沈着
	水銀，鉛，アマルガム
	2）黒毛舌
	2．内生色素沈着
	1）メラニン
	（1）メラニン沈着症
	（2）Addison病
	（3）Peutz-Jeghers症候群
	（4）Albright症候群
	（5）von Recklinghausen病
	2）血色素沈着
	（1）胆汁色素

（2）ヘモクロマトーシス
3．腫瘍および腫瘍類似病変
  1）色素性母斑
  2）悪性黒色腫

1　外来性色素沈着

1）アマルガム入墨　amalgam tattoo

臨床所見	おもに歯肉に発生し，青黒色の斑点である．
病理所見	粘膜固有層に黒色顆粒状物質を認め，被包化される．
ポイントワード	青黒色，斑点，粘膜固有層，アマルガム，被包

2）黒毛舌（毛舌）　hairy tongue　（本章 粘膜白色病変の毛舌を参照）

2　内生色素沈着

1）メラニン沈着症　melanin pigmentation

疾患の特徴	おもに歯肉の黒色変化であり，多くは生理的にみられる．
臨床所見	1．前歯部歯肉に不規則な黒色斑点がみられる．粘膜上皮は正常である． 2．過度の喫煙はメラニン沈着を引き起こす．
病理組織所見	上皮基底細胞層にメラノサイトの増加や粘膜下結合組織にメラニンを貪食したマクロファージがみられる．
ポイントワード	黒色，歯肉，メラニン，母斑細胞，マクロファージ，喫煙

2）アジソン病　Addison disease

疾患の特徴	副腎皮質の両側性機能不全による皮膚，粘膜のメラニン色素沈着である．
臨床所見	1．結核，副腎萎縮，腫瘍，アミロイド沈着などが原因となり発症する． 2．副腎皮質ホルモンによるMSH（メラニン促進ホルモン）の抑制消失で皮膚，粘膜にメラニン色素沈着をきたす． 3．その他の症状として，倦怠感，低血圧，食欲不振，下痢，代謝障害などがみられる．
病理組織所見	粘膜上皮基底細胞および粘膜固有層にメラニン顆粒沈着を認める．
ポイントワード	副腎皮質機能不全，メラニン沈着，MSH，倦怠感，低血圧

3）ポイッツ・イエーガー症候群　Peutz-Jeghers syndrome

疾患の特徴	胃腸に広範なポリープと粘膜にメラニン色素沈着を生じる優性遺伝性疾患である．
臨床所見	口腔粘膜に不規則な，多量の斑点をみる．とくに口唇に発症するが，頬粘膜にもみられる．
病理組織所見	上皮基底細胞層および上皮下結合組織乳頭部に著明なメラニン沈着を認める．
ポイントワード	胃腸ポリープ，メラニン沈着，口唇，優性遺伝

4）アルブライト症候群　Albright syndrome

疾患の特徴	多発性線維性骨異形成症と皮膚の不規則地図状斑点を認める疾患である．
臨床所見	1．顎骨を含む全身の骨に多発性線維性骨異形成症を認める． 2．皮膚，粘膜に青色斑点状のメラニン色素沈着（カフェオーレ斑）を認める． 3．本病変は骨形成間葉組織の発育異常病変であり，女性の早熟も認める．
病理組織所見	顎骨の線維性骨異形成症と口唇，頬粘膜のメラニン色素沈着がある．
ポイントワード	カフェオーレ斑，メラニン，骨形成不全，早熟，線維性骨異形成症

5）フォン・レックリングハウゼン病　von Recklinghausen disease

疾患の特徴	神経線維腫症候群で，全身臓器に多発性神経線維腫を生じる常染色体優性遺伝性疾患である．
臨床所見	1．舌，頬粘膜，口腔前庭に粘膜下腫瘤がみられる． 2．皮膚にカフェオーレ斑． 3．骨の先天異常（頭蓋骨，脊椎の変形）． 4．中枢神経障害．

病理組織所見	1．孤立性神経腺腫と同じ組織像で，紡錘形ないし波状の核をもつ紡錘形細胞が結合組織細胞中に入り混じってみられる． 2．粘膜上皮にはメラニン色素沈着がある．
ポイントワード	神経線維腫，カフェオーレ斑，骨発育不全，メラニン沈着，常染色体優性遺伝

3　腫瘍および腫瘍類似病変

1）色素性母斑　pigment nevus

疾患の特徴	メラニン細胞の過誤腫的増殖からなる着色病変である．
臨床所見	1．後天性の丘疹性病変で，青年期以降に発症する． 2．皮膚にも多いが，口蓋，口唇，歯肉，頰粘膜に出現する．
組織型	母斑細胞は類円形を呈し，明るい胞体とクロマチンに富む核を有する． 1．**接合性母斑**　junctional nevus 　上皮基底層内ないし結合組織との境界部に母斑細胞の増殖を認める． 2．**真皮内母斑**　intradermal nevus 　上皮下結合組織（真皮内）で塊状ないしび漫性の母斑細胞の増殖がみられる．この型は口腔で最も多く発生する． 3．**複合性母斑**　compound nevus 　接合性母斑と真皮内母斑の混合型． 4．**青色母斑**　blue nevus 　硬口蓋にみられ，青色を帯びている． 　上皮下結合組織の深部に多量の色素を有する紡錘形細胞のび漫性増殖がみられる．
ポイントワード	メラニン細胞，丘疹病変，皮膚，口蓋，口唇，歯肉

2）悪性黒色腫　malignant melanoma

疾患の特徴	母斑細胞に由来する悪性腫瘍である．
臨床所見	1．中年以降に発症し，硬口蓋，上顎歯肉が好発部位である． 2．さまざまな大きさの形，腫瘤がみられ，潰瘍形成を伴う． 3．血行性転移，リンパ行性転移がみられ，予後は悪い．
病理組織所見	1．多形性，異型性の著しい類円形，多角形，紡錘形細胞の密な増殖がある． 2．増殖形態は類円形細胞あるいは多角形細胞が癌腫構造（胞巣形成）を形成する． 3．紡錘形細胞の肉腫様構造（紡錘形細胞の束状配列）を認める．
メラニンのないものは	メラニンを含有しない，好酸性あるいは明るい胞体の細胞増殖を無色素性悪性黒色腫 amelanotic melanoma という．
メラニンの証明	ドーパー反応．
ポイントワード	母斑細胞，硬口蓋，上顎歯肉，悪性腫瘍，転移，紡錘形細胞，ドーパー反応

F　粘膜の疣贅―乳頭状病変　verruca-papillary lesions

種類	1．反応性病変 　1）乳頭状過形成 　2）oral florid papillomatosis 　3）歯肉増殖症 2．感染性病変 　1）尖圭コンジローマ 　2）巣状上皮性過形成 3．腫瘍 　1）乳頭腫 　2）リンパ管腫 　3）疣贅性癌

1　反応性病変

1）乳頭状過形成　papillary hyperplasia

疾患の特徴	口蓋粘膜に発症する上皮の乳頭状過形成である．
臨床所見	1．口蓋弓に発生し，不適合義歯が原因となる． 2．口蓋粘膜上皮は紅斑や水腫性に乳頭腫状突出がみられる． 3．それらは集合して，全体に疣贅性顆粒状を呈する．
病理組織所見	1．錯角化扁平上皮で被覆された多数の分葉状あるいは乳頭状上皮が認められる． 2．この上皮に異形成はない．
ポイントワード	乳頭状，口蓋弓，義歯，紅斑，水腫性，疣贅性顆粒

2）oral florid papillomatosis

疾患の特徴	1．高齢者の口腔粘膜あるいは喉頭だけに生じる多発性で，癒合性の強い乳頭腫症である． 2．疣贅性癌であるか不明である．一部は尖圭コンジローマの一型で，HPVが関与している．

3）歯肉増殖症　gingival hyperplasia

疾患の特徴	本病変は結合組織の病変で，上皮下結合組織の過剰増殖である．
臨床所見	歯間乳頭部の肥大から歯肉全体の肥大までさまざまな程度に肥大する．
原　因	1．プラークや歯石などによる局所的因子． 2．ホルモンの変化：思春期や妊娠時に肥大． 3．薬剤による因子． 　・抗てんかん薬：フェニトイン（ダイランチン）． 　・降圧剤：ニフェジピン． 　・免疫抑制剤：サイクロスポリン． 4．単球性白血病． 5．特発性歯肉肥大．
病理組織所見	上皮下結合組織のコラーゲンの増生，線維芽細胞の数の増加，炎症性細胞浸潤がみられる．
ポイントワード	結合組織増殖，歯肉，プラーク，ホルモン，てんかん薬，降圧剤

2　感染性病変

1）尖圭コンジローマ　condyloma acuminatum

疾患の特徴	肛門，性器に疣贅状あるいは乳頭状の特徴的な増殖を示すが，口腔にも発生し，HPVウイルスが原因となる．
臨床所見	1．多発性で，有茎性のピンク色をした結節が乳頭状に増殖する． 2．ヒト乳頭腫ウイルスであるHPV-6型および11型の感染である．
病理組織所見	1．錯角化を伴った上皮の乳頭状増殖がみられる． 2．上皮細胞核は濃縮し，核周囲は明るく，いわゆる匙状細胞を形成する．
ポイントワード	性器，HPV，疣贅性，乳頭状，匙状細胞

3　腫　瘍

1）乳頭腫　papilloma

疾患の特徴	粘膜に乳頭状に増殖した上皮性良性腫瘍である．
臨床所見	1．舌，口蓋，歯肉，頰粘膜に生じ，有茎性，乳頭状の腫瘤を呈する． 2．ヒト乳頭腫ウイルス（HPV）の感染も考えられる． 3．HPVのタイプは口腔では2型，6型，11型である．咽頭では11型である． 4．扁平上皮癌および上皮異形成では16型および18型の発現がみられる場合がある．
病理組織所見	1．上皮の乳頭状増殖を示す． 2．棘細胞層の肥厚acanthosisがある． 3．上皮釘脚の延長がある． 4．基底細胞の増殖がある．

	5．上皮下結合組織の乳頭状増殖がある．
	6．上皮下に炎症性細胞浸潤がみられる．
ポイントワード	乳頭状，舌，歯肉，アカントーシス，HPV，角化

2）リンパ管腫　lymphangioma

疾患の特徴	リンパ管の増殖からなる良性非上皮性腫瘍である．
臨床所見	1．舌，口唇，頰粘膜に好発する．それぞれ巨舌症，大唇症をもたらす． 2．表在性に発生した場合は無痛性，結節状あるいは顆粒状ないし水疱状形態をとる． 3．深在性の場合は粘膜下の腫瘤として認められる．
組織型	1．毛細リンパ管腫 　上皮下結合組織中に内皮細胞によりなるリンパ管の集合がみられる． 2．海綿状リンパ管腫 　管腔の拡張が著しいリンパ管がみられる． 3．囊胞性リンパ管腫 　頸部に発生するリンパ管腫で，リンパ管が囊胞状を呈する．
ポイントワード	良性非上皮性腫瘍，リンパ管，内皮細胞，巨舌症，大唇症，顆粒状上皮

3）疣贅性癌　verrucous carcinoma

疾患の特徴	外向性に疣贅ないし乳頭状に増殖した扁平上皮癌の亜型である．
臨床所見	1．頰粘膜，歯肉に好発し，発育が緩慢で，ひだ状隆起で，白色を呈する． 2．50歳代以降の高齢者，男性に好発することも特徴である．
病理組織所見	1．乳頭状の葉状構造． 2．棘細胞層の肥厚． 3．分化（角化）した上皮が上皮内深部にみられる（角化栓）． 4．上皮脚は太く，エレファントフット状を呈する． 5．上皮は異型性が乏しく，核分裂像は非常に少ない． 6．錯角化亢進． 7．上皮下結合組織中に炎症性細胞浸潤．
注意すべき点	増殖した上皮細胞は上皮下結合組織中への浸潤像がみられないが，将来的に浸潤する可能性があり，扁平上皮癌への移行がある．
ポイントワード	疣贅性，乳頭状，扁平上皮癌，高齢者，歯肉，エレファントフット，角化栓

10 顎骨の病変
Jaw lesions

分類		
	1．遺伝性疾患 　1）ケルビズム 　2）骨形成不全症 　3）大理石骨病 　4）鎖骨頭蓋異骨症 　5）Crouzon（クルーゾン）症候群 　6）Treacher Collins（トレチャー・コリンズ）症候群 　7）Pierre Robin（ピエール・ロバン）症候群 　8）Marfan（マルファン）症候群 　9）Down（ダウン）症候群 2．代謝障害性疾患 　1）骨ページェット病 　2）副甲状腺機能亢進症 　3）甲状腺機能亢進症 　4）下垂体機能亢進症 　5）下垂体機能減少症 　6）腎性骨異栄養症 　7）小児皮質骨過剰症〔Caffey（カフィー）病〕 　8）大量骨溶解（ファントム骨疾患） 　9）ビタミン欠乏と過剰による疾患 3．原因不明 　1）半側顔面肥大 　2）進行性顔面半側萎縮 　3）無歯顎の進行性萎縮 　4）進行性全身性硬化症の顎骨吸収	5）巣状骨多孔性骨髄欠損 4．炎症 　1）非特異性顎骨炎 　（1）顎骨骨膜炎 　（2）顎骨骨髄炎 　（3）化学的顎骨炎 　（4）放射線障害 　（5）歯性上顎洞炎 　2）特異性顎骨炎 　（1）結核症 　（2）梅　毒 　3）放線菌性骨髄炎 5．骨　折 　1）骨折の治癒 　2）病的骨折 　3）外傷性骨折 　4）骨折の合併症 6．腫瘍および腫瘍関連病変 　1）骨肉腫 　2）軟骨肉腫 　3）ユーイング肉腫 　4）バーキットリンパ腫 　5）形質細胞腫 　6）ランゲルハンス細胞組織球症 　7）ハンド・シュラー・クリスチャン病 　8）骨の好酸球肉芽腫 　9）レットラー・シーベ病

1　遺伝性疾患

1）ケルビズム　cherubism

疾患の特徴	上顎骨，下顎骨の膨隆をきたす常染色体優性遺伝性疾患である．顎骨，頰の隆起と上目使いの目を呈し，ふっくらとした顔が天使（cherub）のようにみえることから命名された．
臨床所見	1．幼児期の男児に好発する．思春期に骨病変は消退する． 2．対称性の下顎骨の無痛性膨隆（歯槽突起と上行枝），顔面変形，乳歯の早期喪失，永久歯の発育障害や欠如（第二・第三大臼歯）がみられる． 3．上顎は眼窩底や上顎洞前壁の障害により眼球が上方移動し，顔面変形をきたす．
エックス線所見	1．両側白歯部から下顎枝にかけて多房性の不透過像がみられ，境界は明瞭である． 2．周囲は骨硬化像がみられる．また，顎骨膨隆を認める．
病理組織所見	1．紡錘形線維芽細胞を含む線維組織中に多核巨細胞が散在する． 2．毛細血管を取り巻く好酸性のコラーゲン線維が袖口様の集合を示す． 3．中心性巨細胞肉芽腫に類似する．
ポイントワード	ケルプ，幼児，男性，多房性不透過像，多核巨細胞，骨病変

2）骨形成不全症　osteogenesis imperfecta

疾患の特徴	骨，その他の間葉組織の基質形成異常に基づく遺伝性疾患である．
分類	1．Ⅰ型：最も頻度が高い．常染色体優性遺伝である．

87

	2．Ⅱ型：最も重篤である．常染色体劣性遺伝である． 3．Ⅲ型：常染色体優性と劣性の両方の遺伝様式を有する． 4．Ⅳ型：常染色体優性遺伝で，中間の病状を有する．
臨床所見	1．骨形成不全症Ⅰ型 　　骨粗鬆症，骨の脆弱性，青色強膜，思春期や青年期の難聴，骨折がみられる． 2．骨形成不全症Ⅱ型 　　致命的で，半数は死産となる．低身長，頭蓋骨骨化不全，骨折がみられる．口腔組織では無細管象牙質，象牙前質欠損，歯髄線維化がみられる． 3．骨形成不全症Ⅲ型 　　新生児の重度の骨脆弱，青色強膜（青年期で消退），脊髄側彎および脊髄後彎，低身長が発現し，口腔では，象牙質形成不全がみられる． 4．骨形成不全症Ⅳ型 　　骨減少症で，骨の脆弱性を引き起こす．骨格の変形が発現する．
歯の特徴	1．象牙質形成不全症で，青色，褐色ないし琥珀色がかった乳白色の変色を呈する． 2．数歯の離開からすべての歯の離開まである． 3．変色した歯はエナメル質が磨耗しやすく，破折しやすい． 4．歯冠は短く，鐘状で，歯頸部が狭窄している． 5．歯根は短く，歯髄の閉塞をみることがある． 6．第一・第二大臼歯の埋伏率が高い．
エックス線所見	顎骨のエックス線不透過性の増大（下顎＞上顎），下顎前突がみられる．
病理組織所見	全身の骨の減形成，骨多孔症，低石灰化を呈する．
ポイントワード	常染色体優性遺伝，低石灰化，象牙質形成不全，骨減形成，骨多孔症

3）大理石骨病　marble bone disease, osteopetrosis

疾患の特徴	骨格密度の全身性・対称性増加と破骨細胞の活性低下による生理的骨吸収の欠如を示す遺伝疾患で，易骨折性（チョークを折るように簡単に骨折する）である．
分　類	1．幼児型（先天型，悪性）：重症で，骨格異常と血液学的，精神学的異常をきたす． 2．成人型（遅発型，良性）：骨格異常で診断される．
臨床所見	1．幼児型（先天型，悪性） 　1）生下時より発症し，生後数か月以内で診断され，思春期で死亡する． 　2）骨髄腔の減少による血液所見異常で，貧血，血小板減少，汎血球減少症を示し，二次的髄外造血による肝腫，脾腫を認める． 　3）造血機能低下，発育遅延，骨格障害を認める． 2．成人型（遅発型，良性） 　　頭蓋孔の狭窄による神経圧迫で，視神経と顔面神経の麻痺がみられる．
エックス線所見	1．下顎骨の骨陰影が増強し，チョーク様陰影を呈する． 2．正常な骨梁の消失で，骨皮質と海綿骨の区別が困難である． 3．下顎管の観察が困難である． 4．乳歯の晩期残存や永久歯の萌出遅延，埋伏を認める．
病理組織所見	1．特徴は，正常に骨が形成されているが，生理的骨吸収を欠いている． 2．破骨細胞の機能低下と破骨細胞の代償性増加がみられる． 3．正常な骨層板状構造が発達せず，骨髄腔を欠如するが，膜内骨化の場合は蛇行性の層板骨梁を伴う．
破骨細胞の形態像	1．副甲状腺ホルモンや生理的刺激に対して活性反応を示さない． 2．波状構造の形成がない． 3．骨面へのリゾチーム酵素の分泌ができない．
歯の所見	1．萌出遅延 2．先天性欠如歯 3．未萌出奇形歯 4．エナメル質低形成 5．歯槽骨形成の減少，肥厚歯根膜，下顎前突
注意すべき点	骨髄形成成分により血液成分の形成が低下することで，宿主反応ができず，感染しやすく，骨髄炎を生じやすい．易骨折性である．

ポイントワード	破骨細胞機能低下，チョーク様陰影，生理的骨吸収，副甲状腺ホルモン

4）鎖骨頭蓋異骨症　cleidocranial dysplasia

疾患の特徴	1．鎖骨の無形成または低形成，頭蓋骨の形成異常による顔面頭蓋奇形である． 2．多発性の過剰歯と埋伏歯がみられ，膜内骨化の障害である．
臨床所見	1．鎖骨は両側性あるいは片側性に欠如か痕跡的である． 2．頭蓋骨は膜内骨および軟骨性骨が障害を受け，矢状方向に頭蓋底が縮小し，横方向に頭蓋冠が増大する．さらに，泉門の閉鎖が遅延する．そのために，頭頂部と前頭の隆起や頭蓋冠の拡大が生じる． 3．顔面骨，副鼻腔は低形成で，顔は小さくみえる． 4．鼻は底部が広く，鼻橋は陥没している． 5．上顎骨の底形成により，下顎前突のようにみえ，口蓋は狭くて，高い． 6．口蓋粘膜裂や骨の披裂の出現率が増加する．
エックス線所見	1．頭部後前方向像（PA像） 　① 大泉門の大きな開存． 　② 縫合間に骨形成． 　③ 人字縫合の開存． 　④ 冠状縫合の閉鎖不全． 　⑤ 口蓋裂． 2．頭部側方向像 　① 前頭縫合，大泉門，矢状縫合，鱗上縫合，小泉門，人字縫合，後側頭泉門の開存． 　② 前頭洞を認めるが極小である． 　③ 上顎骨の劣形成． 　④ 下顎角の著しい扁平化． 3．胸部像 　① 鎖骨の形成不全． 　② 肋骨の走向が急斜位． 　③ 胸郭の上半分は小さく，釣鐘状である．
歯の所見	1．通常乳歯列は正常であるが，しばしば萌出遅延や脱落がある． 2．多数の永久歯の極度の萌出遅延がみられる． 3．埋伏過剰歯は小臼歯にみられる． 4．乳歯の晩期残存がある． 5．上顎骨の低形成により，重度の不正咬合がみられる．
ポイントワード	鎖骨無形成，頭蓋骨奇形，永久歯萌出遅延，過剰埋伏歯，大泉門開存

5）クルーゾン症候群（頭蓋顔面異骨症）　Crouzon syndorme (craniofacial dysostosis)

疾患の特徴	頭蓋の変形，上顎骨の低形成，眼球突出と外斜視を伴う浅い眼窩を特徴とする常染色体優性遺伝性疾患である．
臨床所見	1．カエル様顔貌（顔面中央部の低形成と眼球突出）． 2．相対的下顎前突がみられ，鼻はオウムのくちばしに類似する． 3．上口唇と人中は短く，下口唇は垂れている． 4．斜視を伴う眼球突出と両眼隔離がみられる． 5．視神経の障害がある．
口腔所見	1．上顎骨の著しい低形成が認められる．その結果，上顎歯列弓が狭窄し，口蓋は狭くて，高い口蓋（高口蓋）を呈する． 2．両側性の臼歯部交叉咬合を認め，上顎骨が下方に位置することで早期の臼歯部咬合が生じ，前歯部は開咬状態となる．
エックス線所見	1．頭蓋骨全体にいわゆる指圧痕がみられ，縫合線が消失している．このような状態は打ち伸ばしてボコボコにした銀細工状態をいい，beaten-silver と表現する． 2．右眼窩の形態異常． 3．上顎骨，頰骨の発育不全． 4．前頭骨内板の陥凹． 5．上顎洞は極小．

	6．下顎角の扁平化.
ポイントワード	カエル様顔貌，眼球突出，外斜視，上顎低形成，高口蓋，開咬

6）トレチャー・コリンズ症候群（下顎顔面異骨症）
Treacher Collins syndrome (mandibulofacial dysostosis)

疾患の特徴	1．眼瞼裂の斜下，下眼瞼の欠損，下顎骨と中顔面の低形成，耳介の変形がみられる． 2．第一鰓弓，鰓溝および鰓嚢部の発育不全である． 3．常染色体優性遺伝を示す．
臨床所見	1．下顎骨，上顎骨，頬骨，外耳および中耳の低形成があるために，外観が鳥様顔貌ないし魚様顔貌を呈する． 2．下眼瞼外側1/3の切れ込みまたは線状欠損があり，この欠損より中央部の下の睫毛がみられない． 3．外耳道の先天性閉鎖や小耳症がみられる． 4．耳の位置は低く，耳介は変形，つぶれたり，欠如したりする．
口腔所見	1．口蓋裂（30％） 2．巨口症（15％） 3．高口蓋 4．開　咬 5．歯の位置異常と不正咬合 6．重度の下顎低形成 7．頬骨：上顎複合体の発育不全による重症な中顔面異常がある．
エックス線所見	1．頬骨および上顎骨の劣形成 2．下顎骨の劣形成 3．脳頭蓋に比べ，小さい顔面頭蓋 4．上顎骨の劣形成 5．反対咬合 6．上下顎とも骨形成不全 7．歯の形態，歯数，位置の異常と萌出異常
ポイントワード	眼瞼裂の斜下，下顎骨と中顔面の低形成，口蓋裂，巨口症，高口蓋

7）ピエール・ロバン症候群　Pierre Robin syndrome

疾患の特徴	新生児で小顎症，高口蓋または口蓋裂，舌下垂（舌沈下）を示す複合形成異常である．本疾患は遺伝的因子が考えられているが，代謝性成長障害がある．
臨床所見	1．重度の小顎症と下顎の低形成がみられる． 2．U字型口蓋裂，高口蓋がみられる． 3．舌下垂は下顎の後退によりオトガイ舌筋が後方付着で発生する． 4．オトガイ舌筋は短い．
注意すべき点	呼吸，栄養摂取の障害がある．気道閉鎖，低酸素症，栄養不良，気管支肺炎，消耗，授乳吸引時の注意が必要である．
ポイントワード	小顎症，高口蓋，口蓋裂，舌下垂，新生児

8）マルファン症候群　Marfan syndrome

疾患の特徴	骨格の異常，僧帽弁閉鎖不全，眼の水晶体変位がみられる常染色体優性遺伝性疾患である．
臨床所見	1．やせ型で，背が高い． 2．四肢は相対的に長く，手は大きく，指は長い． 3．胸骨の突出や陥凹（鳩胸，漏斗胸）がみられ，側彎症がある． 4．心臓血管系の異常は僧帽弁閉鎖不全であり，そのほかに，大動脈閉鎖不全や心不全が発生する． 5．眼の所見は水晶体が脱臼を起こす水晶体変位と近視がある．
ポイントワード	やせ型，長身長，僧帽弁閉鎖不全，長い四肢

9）ダウン症候群（トリソミー21）　Down syndrome (trisomy 21)

疾患の特徴	21番目の染色体が1本多い染色体異常疾患であり，特有の顔貌を呈する．

臨床所見	ほかに転座型とモザイク型がある． 1．骨格異常 　1）上顎骨，蝶形骨の低形成 　2）肋骨と骨盤異常 　3）股関節脱臼 　4）膝蓋骨の不完全脱臼 　5）環椎・軸椎の不安定性 2．頭蓋の異常 　1）短頭型で後頭は平坦，額は突出している．大小泉門のほかにも泉門が存在し，泉門の開存が長く続く． 　2）前頭洞と蝶形骨洞は欠如し，上顎洞は低形成である． 　3）中顔面骨格の血管が著明で，両眼は接近し，鼻橋は平坦である（鞍鼻）． 3．眼の異常 　1）形はアーモンド型で，眼瞼裂は斜上方斜頸する． 　2）内斜視，眼振屈折異常，円錐角膜，先天性白内障などが出現する． 4．心疾患 　完全房室管，心内膜異常，心室中隔欠損． 5．免疫異常 　T細胞およびB細胞の機能異常があり，感染に罹患しやすい． 6．その他 　甲状腺機能障害，急性リンパ性白血病，早老症，痴呆．
口腔内所見	1．舌はしばしば裂溝状である． 2．巨舌症． 3．鼻咽頭の狭窄とアデノイドによる開口状態である． 4．口蓋の幅径と長径は大きく減少する． 5．二次口蓋垂と口唇・口蓋裂がみられる． 6．歯周病の罹患がある． 7．乳歯や永久歯の萌出遅延をきたす． 8．部分的無歯症である． 9．歯冠や歯根の発育異常がみられる． 10．エナメル質の低石灰化がみられる． 11．下顎前突による近心咬合，臼歯部交叉咬合，開咬がみられる．
ポイントワード	トリソミー21，上顎骨低形成，頭蓋骨異常，アーモンド様目，巨舌症

2　代謝障害性疾患

1）骨ページェット病　Paget disease of bone

疾患の特徴	変形性骨炎 osteitis deformans ともいい，骨を侵す慢性の進行性骨異栄養症である．
発症原因	いまだ特定された原因はないが，自己免疫，甲状腺機能亢進，内分泌異常結合組織代謝障害，パラミクソウイルス感染などが考えられている．
臨床所見	1．40歳以上の男性に好発する． 2．初発は仙骨に多く，椎骨，大腿骨，頭蓋骨，胸骨，骨盤の順に発症する．
口腔所見	1．口腔では上顎骨に好発し，顔面骨の増生，肥厚による顔面の変形がみられる． 2．最終的には歯槽堤が拡大し，口蓋が相対的に平坦になる．
エックス線所見	骨は斑点状のエックス線不透過像を示し，綿花状 cotton wool あるいはすりガラス状を呈する．
病理組織所見	不規則な骨形成と吸収を示す活発な改造現象を示し，モザイク模様を呈する．
生化学検査の特徴	アルカリホスファターゼが著しく上昇しているが，血清カルシウムと血清リン値は正常である．
注意点すべき点	1．外傷，骨折，慢性炎症が本疾患の発症誘因として考えられる． 2．骨肉腫への悪性転化がある．
ポイントワード	変形性骨炎，慢性進行性骨異栄養症，顔面変形，平坦口蓋，綿花状

2）副甲状腺機能亢進症　hyperparathyroidism

疾患の特徴	1．副甲状腺過形成，副甲状腺腺腫，腺癌などによる副甲状腺ホルモンの分泌過剰により発症する． 2．高カルシウム血症，低リン血症，血清 ALP の上昇，血清パラトルモン（PTH）の増加が特徴的である．
臨床所見	1．閉経後の女性に好発する． 2．多飲，多尿，便秘，皮膚搔痒感が発症する． 3．高ガストリン血症性消化器潰瘍が発生する． 4．尿結石が発症する． 5．副甲状腺クリーゼ． 6．骨の囊胞性線維性骨炎，褐色腫，病的骨折などがみられる．
口腔所見	顎骨の膨隆，変形，病的骨折，歯の弛緩，動揺がみられる．
エックス線所見	1．顎骨に単房性あるいは多房性の境界明瞭な囊胞性エックス線透過像が出現する． 2．骨梁の不明瞭化，皮質骨の菲薄化，歯槽硬線の消失がみられる．
病理組織所見	1．多数の骨芽細胞による類骨の形成と破骨細胞による吸収がみられる． 2．破壊部は線維性結合組織の増生と多核巨細胞が出現する． 3．ヘモジデリン沈着や出血をみることで，中心性巨細胞肉芽腫との鑑別が必要である．
ポイントワード	PTH 過剰，閉経後女性，多尿，消化器潰瘍，顎骨膨隆，病的骨折

3）副甲状腺機能低下症　hypoparathyroidism

疾患の特徴	血清パラトルモン（PTH）の低下により低カルシウム血症と高リン血症をきたし，低カルシウム血症による臨床症状が出現する．
臨床所見	1．マンシェットを巻いて，阻血状態をつくると，テタニー症状として助産婦手位が誘発される（トルソー徴候）． 2．テタニー発作，全身痙攣，感覚異常，いらいら感が発症する． 3．両側の大脳基底核や小脳歯状核に一致した石灰沈着を認める．
口腔症状	1．顎骨は類骨が増生する． 2．歯はエナメル質減形成，萌出遅延，埋伏歯，歯槽硬線の肥厚がみられる．
ポイントワード	PTH 低下，低カルシウム血症，高リン血症，類骨，エナメル質減形成

4）下垂体機能亢進症　hyperpituitarism

疾患の特徴	多くは下垂体好酸性腺腫などにより成長ホルモンの分泌過剰で発症し，下垂体性巨人症，末端肥大症を引き起こす．
臨床所見	1．骨端閉鎖後に起こると末端肥大症となる． 2．骨端閉鎖前に起こると巨人症となる． 3．顔面では眼窩上縁の突出，下顎突出，鼻，舌，口唇の肥大がみられる． 4．関節痛，発汗亢進，高血糖，高血圧，骨粗鬆症が発症する．
口腔所見	下顎骨の肥大（関節突起，筋突起，下顎枝後縁，オトガイ部に骨質が添加することによる），咬合不全，歯列不正，巨大歯がみられる．
ポイントワード	下垂体腺腫，成長ホルモン，巨人症，末端肥大症，下顎肥大，咬合不全

5）下垂体機能低下症　hypopituitarism

疾患の特徴	下垂体前葉機能不全による下垂体性小人症を発症する．
臨床所見	1．成長期の軟骨形成遅延および軟骨細胞の増殖と成熟が停止する． 2．骨芽細胞の分化遅延により骨格異常が発症する．
口腔所見	顎骨の高さの低下，下顎関節突起の発育不全，不正咬合，歯の萌出遅延，矮小歯がみられる．
ポイントワード	小人症，軟骨形成遅延，骨芽細胞分化遅延，顎骨発育不全，矮小歯

> **Note**
> ・副甲状腺ホルモンはビタミン D とともに血中カルシウムやリンの濃度の恒常性維持，骨代謝，骨化に関与する．
> ・下垂体は他の内分泌腺機能の調節に関与する．
> ・成長ホルモンは軟骨の増殖促進であり，副甲状腺ホルモンは，その分化と成熟を担う．

6）腎性骨異栄養症　renal osteodystrophy

疾患の特徴	本疾患は慢性腎不全症に伴って起きる骨の代謝性病変である．多くは骨軟化症，骨粗鬆症，骨硬化症，線維性骨病変などが混在し，骨代謝の盛んな小児ほど発症しやすい．
原　因	慢性腎不全→ビタミンDの活性化障害→腸管でのカルシウム吸収が減少し，低カルシウム血症と腎障害による高リン血症となる→二次的に副甲状腺機能亢進症が発症→血清パラトルモン（PTH）分泌促進→破骨細胞に作用し，骨吸収促進→骨組織は線維性結合組織で置換される．
骨病変	1．軟部組織や血管への異所性石灰化 2．頭蓋骨の骨梁の細顆粒状変化（すりガラス様変化） 3．手指骨の骨膜下骨吸収像 4．骨皮質外側の虫食い状吸収 5．骨硬化症：とくに，椎体の上下に並行に石灰化像（ラグビージャージー様紋様） 6．胸郭のベル型変形：肋骨の骨軟化のために胸郭の幅が狭くなる．
顎骨病変	1．歯槽硬線の断裂や消失がみられる． 2．骨梁の細顆粒状変化（すりガラス様変化）がみられる．
注意すべき点	長期人工透析を受けた場合に発症しやすい．
ポイントワード	カルシウム吸収障害，ビタミンD活性障害，骨梁細顆粒状，すりガラス様変化

7）小児皮質骨過剰症（カフィー病　Caffey disease）　infantile cortical hyperostosis

疾患の特徴	生後7か月までに好発し，骨皮質が増殖肥厚する疾患である．
原　因	感染性因子，免疫異常，栄養障害，アレルギー，内分泌障害，コラーゲン代謝障害，遺伝子的因子など多くの因子が考えられている．
臨床所見	1．性差や人種差はなく，初発は生後9週からみられる． 2．疼痛や発熱が発症する．
口腔所見	1．下顎骨，上顎骨ともに罹患し，浮腫を伴う，固い，圧痛のある腫脹が特徴である． 2．腫脹に先立ち，疼痛，発熱が発現する． 3．70％以上は下顎骨に好発し，下顎角から下顎枝が腫脹する．
エックス線所見	骨皮質表面に過剰形成変化を認める（骨膜性骨肥厚）．
ポイントワード	骨皮質の増殖，生後，疼痛，発熱，浮腫，下顎骨

8）大量骨融解（ファントム骨疾患　phantom bone disease）　massive osteolysis

疾患の特徴	緩慢な進行性を示す骨融解である．
臨床所見	1．各年齢層に発症するが，おもに30歳代に好発する． 2．初期は疼痛があり，進行するに従い，限局性の骨破壊像を認める． 3．すべての骨組織に発症し，口腔では下顎骨が多い． 4．原因は遺伝的因子でなく，代謝，内分泌神経学的因子が考えられている．
口腔所見	生化学的異常所見はなく，しばしば病的骨折がみられる．
エックス線所見	1．初期は骨髄間の皮質骨部にエックス線透過像がみられ，進行するに従い，癒合し，骨全体がエックス線透過像を示す． 2．辺縁は不明瞭で，薄いエックス線不透過像がみられる．
病理組織所見	1．骨組織は多数の拡張した毛細血管を伴う結合組織により置換される． 2．海綿骨，皮質骨の成分は融解するが，線維性の帯状骨が残存する．
ポイントワード	骨融解，下顎骨，毛細血管，30歳代，疼痛

9）ビタミン欠乏による顎骨病変　jaw lesions of vitamin deficiency

ビタミンの種類	ビタミンA，ビタミンC，ビタミンD
各ビタミンの作用	1．ビタミンA 　成長期の骨芽細胞と破骨細胞の特異的な代謝調整物質で，過不足は骨改造不全をきたす． 2．ビタミンC 　間葉系細胞に関与し，不足は骨成長や骨折の遅延をきたす．排泄が早いために過剰による

	病変は起こりにくい． 3．ビタミンD 　腸管，骨，腎に作用し，血清カルシウムとリンの維持に関与する．過不足は骨形成，吸収に強い影響を及ぼす．
ビタミンA欠乏所見	1．上皮の萎縮，脱落，基底細胞の増殖，夜盲症，上皮化生に関与する． 2．骨格成長速度が低下し，小児の場合は肋軟骨欠乏や脊椎増殖をきたす． 3．軟骨は萎縮し，骨成長が停止する． 4．歯槽骨は初期で吸収がみられる．
ビタミンA過剰所見	1．軟骨柱の侵蝕が亢進し，骨端軟骨板の閉鎖や早熟状態での成長が停止する． 2．破骨細胞出現が促進され，骨吸収促進や，咬筋付着部の広範な吸収がある．
ビタミンC欠乏所見	1．結合組織の細胞間物質の産生や維持が低下し，壊血病となる． 2．骨ではコラーゲンと基質の産生が低下し，骨形成障害をきたす． 3．顎骨では骨芽細胞が減少し，骨新生が低下する．また，骨吸収の亢進がみられ，骨髄は線維化する．
ビタミンD欠乏所見	1．カルシウムやリンの吸収障害により骨軟化症，くる病が発症する． 2．顎骨では石灰化不十分となり類骨組織が増大する．
ビタミンD過剰所見	1．過カルシウム血症となり，体重減少，食欲不振，悪心が発症する． 2．軟骨，血管，腎臓に転移性石灰化をみる． 3．骨や顎骨では多孔症や囊胞状線維性骨炎類似疾患が発症する．

3　原因不明

1）半側顔面肥大　hemifacial hypertrophy

疾患の特徴	頭蓋顔面を形成する骨組織が非対称性に過剰発育を示す疾患である． 多くは先天性に発症し，遺伝的因子が考えられている．
臨床所見	1．前頭骨，上顎骨，口蓋骨，下顎骨，歯槽突起，下顎頭と，それを被覆する皮膚組織の非対称性肥厚が特徴である． 2．皮脂腺や汗腺の過度の分泌，多毛症，耳介の肥大および精神遅延がみられる．
口腔所見	1．上顎骨，下顎骨，歯槽突起の非対称性成長がみられる． 2．歯の形態異常，萌出異常，咬合異常が出現する． 3．舌は片側性の過形成を示し，中央部には明瞭な境界線がある． 4．茸状乳頭は肥大し，ポリープ様を呈する（味覚障害が出現する）． 5．口腔軟組織は肥厚し，ひだ状を呈する．
ポイントワード	顔面骨非対称肥大，皮脂腺過剰分泌，歯の形成異常，舌乳頭肥大

2）進行性顔面半側萎縮　progressive facial hemiatrophy
　（ロンベルク症候群　Romberg syndrome）

疾患の特徴	若年者に好発する顔面の進行性，片側性の萎縮である．
臨床所見	眼窩周囲，口角部，鼻翼，頬の半側の皮膚，皮下脂肪，筋肉に進行性萎縮がみられ，顔面骨の萎縮と陥凹が出現する．
口腔所見	1．本病変は三叉神経（とくに上顎，下顎神経枝）支配領域に好発している． 2．舌，口唇の半側萎縮や罹患側の歯の欠損や，形態異常，歯根発育不全，萌出遅延がみられる．
ポイントワード	若年者，顔面片側性萎縮，舌萎縮，口唇萎縮，三叉神経

3）無歯顎の進行性萎縮　progressive atrophy in edentulous jaw

疾患の特徴	皮膚，内臓組織における広範なコラーゲン線維の増生による硬化性病変で，末梢骨や顎骨の一部が吸収される．
吸収病変	1．歯根膜線維の増生や硝子化による硬化性病変が発症し，組織圧が上昇し，歯槽骨の吸収をきたす． 2．下顎骨部の皮下結合組織の増生による圧迫や虚血により下顎枝，下顎角部の骨組織の限局性溶解を認める．
ポイントワード	コラーゲン増生，顎骨吸収，硬化，歯根膜線維増生

4）進行性全身性硬化症（強皮症）　progressive systemic sclerosis (scleroderma)

疾患の特徴	皮膚硬化，関節痛を主症状とする全身性の結合組織性病変で，自己免疫疾患である． 好発年齢は30〜50歳で，女性に好発する（男女差1：4）．
臨床所見	1．皮膚症状 　レイノー現象が起こり，おもに手の浮腫が発生し，上肢，体幹，顔面へと広がり，皮膚組織が硬化する． 2．関節症状 　多発性の関節痛が発生するが，炎症所見の発現は非常に少ない． 3．消化器症状 　食道粘膜下筋層が線維化し，嚥下障害が生じる．腹痛，下痢による消化吸収不全が発生する． 4．呼吸器症状，循環器症状 　肺線維症による呼吸障害がみられ，肺高血圧症が発症する． 5．腎症状 　腎性高血圧や悪性腎硬化症の発症をみる．
口腔所見	1．顔面皮膚の硬化や萎縮による仮面様顔貌を呈する． 2．口腔粘膜の萎縮がみられる． 3．舌小帯の短縮がみられる． 4．開口障害が発生する．
エックス線所見	1．歯根膜腔の拡大（とくに臼歯部）がみられる． 2．下顎角部の骨吸収（両側性が多い）がみられる． 3．軟組織の石灰化像がみられる．
ポイントワード	レイノー現象，皮膚硬化，肺線維症，嚥下障害，口腔粘膜萎縮，下顎角吸収

5）巣状骨多孔性骨髄欠損　focal osteoporotic bone marrow defect

疾患の特徴	顎骨骨髄に限局性の骨多孔症に類似した骨質の欠損がみられる疾患である．
臨床所見	40歳代の女性，下顎に好発する． 原因は不明であるが，抜歯などによる骨髄の異常な治癒反応によることがある．
エックス線所見	下顎小臼歯より遠心に境界不明瞭な不規則な透過像がみられる．
ポイントワード	骨多孔症，下顎骨，抜歯

4　炎　症

1）非特異性顎骨炎

（1）顎骨骨膜炎　periostitis

原因	1．骨髄炎からの波及 2．骨膜部の外傷 3．智歯周囲炎や抜歯後感染症からの波及
分類	1．骨膜下膿瘍 2．ガレー骨髄炎（化骨性骨膜炎）

（1）−1　骨膜下膿瘍　subperiosteal abscess

疾患の特徴	下顎大臼歯の根尖膿瘍，智歯周囲炎，抜歯後感染症などにより，化膿性骨膜炎を発症し，骨膜下に膿瘍を形成する疾患である．
臨床所見	下顎に好発し，下顎大臼歯部の腫脹，疼痛がみられ，開口障害，局所リンパ節炎をきたす．
ポイントワード	化膿性骨膜炎，骨膜下，下顎骨，リンパ節炎

（1）-2　ガレー骨髄炎　Garré osteomyelitis
　　　　（化骨性骨膜炎　periostitis ossificans）

疾患の特徴	慢性骨髄炎による骨膜の刺激で，骨膜下に骨新生をきたす疾患である．
臨床所見	1．下顎骨後方に好発し，片側性に発生する． 2．多くは無症状の骨性の硬い腫脹がみられる． 3．皮膚は正常である．
エックス線所見	1．慢性骨髄炎に類似した所見があり，顎骨は病変中心部で斑状の透過像がみられる． 2．その部の骨膜に反応がみられ，咬合法エックス線所見では同心円状，あるいはたまねぎ状の複数の不透過像がみられる．
病理組織所見	1．皮質骨に対して垂直に配列した新生骨梁が認められる． 2．病変部にはリンパ球，形質細胞浸潤がみられる．
ポイントワード	骨髄炎，骨膜炎，骨膜下骨新生，たまねぎ状

（2）顎骨骨髄炎　osteomyelitis of jaw

原　因	1．歯髄および歯周組織からの感染 　　原病巣は根尖膿瘍，辺縁性歯周炎，抜歯窩感染などである． 2．上顎洞炎からの波及 3．乳幼児の場合は臍帯や皮膚擦過傷からの血行感染，鼻腔感染，口蓋擦過傷からの感染
分　類	1．**急性骨髄炎** 　　1）乳児の急性骨髄炎 　　2）成人の急性骨髄炎 2．**慢性骨髄炎** 　　1）慢性化膿性骨髄炎 　　2）慢性硬化性骨髄炎 　　（1）慢性巣状硬化性骨髄炎 　　（2）慢性び漫性硬化性骨髄炎

（2）-1　乳児の急性骨髄炎

疾患の特徴	口蓋粘膜の擦過傷，母体内感染が原因で，新生児の上顎に発生する炎症である．
臨床所見	生後15週の間に好発し，上顎の発赤，腫脹，排膿を認める． 炎症は内眼角，眼瞼，頰部に容易に波及し，眼球突出，眼瞼麻痺，結膜浮腫がみられる．
注意点すべき点	後遺症として不完全歯，上顎の腐骨，瘢痕形成がある．
ポイントワード	新生児，上顎骨，炎症，骨髄炎

（2）-2　成人の急性骨髄炎

疾患の特徴	1．おもに下顎骨に好発し，急性根尖膿瘍が波及した骨髄炎である． 2．慢性経過の歯根肉芽腫や歯根囊胞が急性転化して骨髄炎に移行する．
臨床所見	1．顔面皮膚の発赤，腫脹，咬筋性開口障害がみられ，激しい疼痛を伴い，発熱，倦怠感などの全身症状がみられる． 2．歯は弛緩，動揺し，顎骨の疼痛や局所リンパ節腫脹が出現する．
病理組織所見	1．骨髄の高度の充血，炎症性水腫，炎症性細胞浸潤，膿瘍形成がみられる． 2．骨皮質の吸収から骨膜下膿瘍が出現し，瘻孔が形成される．
ポイントワード	急性根尖膿瘍，下顎骨，疼痛，骨吸収，骨膜下膿瘍

（2）-3　慢性硬化性骨髄炎　chronic sclerosing osteomyelitis

疾患の特徴	慢性骨髄炎の炎症が軽減あるいは消退し，多量の骨質を形成して限局性あるいはび漫性に硬化性変化をきたした疾患をいう． 1．慢性巣状硬化性骨髄炎 2．慢性び漫性硬化性骨髄炎

（2）-4　慢性巣状硬化性骨髄炎　chronic focal sclerosing osteomyelitis

疾患の特徴	慢性経過をたどった根尖病巣周囲の骨硬化性病変である． この病変の発生は組織抵抗力が強く，感染力が弱い場合に起こる．
臨床所見	1．若年者の下顎大臼歯部に好発する． 2．多くは無症状で，エックス線検査で発見されることが多い．
エックス線所見	1．根尖病巣を取り囲むようにエックス線不透過像の骨硬化病変がみられる． 2．骨硬化は骨梁の肥厚が原因である．
病理組織所見	1．改造線を伴う緻密骨の増生がある． 2．炎症性細胞浸潤はほとんどみられない．
ポイントワード	根尖病巣，硬化性病変，下顎骨，大臼歯

（2）-5　慢性び漫性硬化性骨髄炎　chronic diffuse sclerosing osteomyelitis

疾患の特徴	硬化性病変は広範囲に，び漫性に生じる骨髄炎である．
臨床所見	1．中年以降に好発し，下顎に発症する． 2．頰部の腫脹，疼痛出現，瘻孔形成がみられる．
エックス線所見	1．下顎体部から下顎枝にかけてび漫性にエックス線透過像と不透過像が不規則に混在する． 2．海綿骨と皮質骨との区別はつかず，骨髄腔や歯槽硬線も見出せない． 3．下顎管はマッハバンド効果で浮き出てみえる．
病理組織所見	1．炎症の消退した骨髄腔に疎性結合組織が増生し，軽度の小円形細胞浸潤がある． 2．既存骨周囲には多量の新生骨（不規則線維性骨梁，層板骨）が認められる．
ポイントワード	硬化性病変，び漫性，骨髄炎，下顎骨

（3）化学的顎骨炎　chemical osteitis of jaw

疾患の特徴	化学物質による顎骨組織の破壊性病変である．
化学物質の種類と所見	1．**リンによる障害** 　　リンのガス吸引による慢性中毒（黄リン職場）． 　　激しい疼痛を伴う広範な骨壊死と腐骨形成（顎骨のリン性壊死）がみられる． 　　抜歯創，辺縁性歯周炎，智歯周囲炎，義歯，口腔清掃不良が背景にあると罹患しやすい． 2．**水銀による先端疼痛症** 　　口腔疼痛，乳歯の弛緩，歯槽突起の萎縮などが起こる． 　　水銀中毒の場合は広範なる顎骨壊死を伴う． 3．**ビスホスホネート（BP）系薬剤による顎骨壊死** 　　ビスホスホネートは破骨細胞の活性を阻害し，骨吸収を防ぐ薬剤として開発され，骨粗鬆症，骨ページェット，変形性骨炎，悪性腫瘍の骨転移，多発性骨髄腫などの骨代謝治療薬として使用されている．この薬剤の副作用として顎骨壊死を引き起こす（BP系薬剤関連顎骨壊死 bisphosphonate-related osteonecrosis of the jaw, BRONJ）． 　・発生部位は下顎骨に多くみられ，上顎と比較して約2倍の発生を示す． 　・発生率は骨粗鬆症薬の場合は0.025％であるが，投与中に抜歯などの刺激が加わった場合の発生率はその10倍増強する． 　・悪性腫瘍の場合のBRONJの発生率は約1.0％であるが，抜歯刺激が加わると約8％と発生率が高くなる．
ポイントワード	化学物質，顎骨破壊性病変，炎症，リン，水銀，ビスホスホネート

（4）放射線作用による骨病変

疾患の特徴	悪性腫瘍治療のために放射線照射により放射線骨壊死，放射線骨髄炎が発症する．
臨床所見	1．治療のための照射量は60 Gyであり，患者の約7％に骨壊死や骨髄炎が発症する． 2．有歯顎，齲蝕，根尖病巣，歯周疾患などを有する患者に照射による障害が出る．
種類とその特徴	1．**放射線骨壊死**　radio osteonecrosis 　　下顎骨に多い．骨細胞は核濃縮，消失を認める．感染はない． 2．**放射線骨髄炎**　radio osteomyelitis 　1）骨壊死後，二次感染や外傷により発症する． 　2）疼痛を伴い，腐骨が皮膚面に露出する．

	3）骨細胞壊死，破骨細胞による窩状吸収をみる．
ポイントワード	骨壊死，放射線，骨髄炎，二次感染

（5）歯性上顎洞炎　odontogenic maxillary sinusitis

疾患の特徴	歯の病変が原因で上顎洞炎を引き起こす疾患である．
原因	1．上顎の白歯の慢性経過根尖病巣（根尖膿瘍，歯根肉芽腫，歯根嚢胞）が急激に増悪したことによる． 2．急性根尖性歯周炎，辺縁性歯周炎の波及． 3．抜歯創の感染による波及．
臨床所見	頰痛，鼻閉，悪臭のある鼻漏，歯痛，歯肉腫脹が発現する．
病理組織所見	1．初期は洞粘膜の充血，水腫，炎症性細胞浸潤，軽度の粘膜肥厚がみられ，経過とともに，粘膜の強い充血や高度の細胞浸潤がみられる． 2．著明な粘膜の肥厚がみられる．粘膜上皮は剝離，消失する．
ポイントワード	上顎臼歯，慢性根尖性病変，歯根肉芽腫，歯根嚢胞，鼻閉，上顎洞

2）特異性顎骨炎

疾患の特徴	結核症，梅毒は長管骨や肋骨に病変の波及がみられるが，顎骨では少ない．

3）放線菌性骨髄炎　actinomycosis osteomyelitis

疾患の特徴	口腔放線菌症からの波及が顎骨に発生する．
感染経路	1．歯根肉芽腫，歯根嚢胞からの感染． 2．抜歯創，顎骨骨折部からの感染．
臨床所見	10～30歳代，下顎に好発する．
ポイントワード	膿瘍形成，腐骨形成，瘻孔形成，局所リンパ節腫脹

5　顎骨の骨折

1）骨折の治癒　healing of fracture

治癒の組織過程	1．血腫形成（この血腫がのちの細胞浸潤の場であり，栄養源ともなる） 2．遊走細胞の滲出 3．骨性肉芽組織の形成（線維芽細胞，毛細血管，骨芽細胞） 4．類骨形成 5．仮骨（線維性骨） 6．再構築（改造現象）：層板骨となり，骨髄が形成される．
ポイントワード	骨性肉芽組織，仮骨，線維性骨，再構築，骨改造現象

2）病的骨折　pathological fracture

定義	正常顎骨では起こり得ない程度のごく弱い力で起こる骨折をいう．
原因疾患	骨髄炎（最も多い），大理石病，多発性好酸球肉芽腫，顎骨の嚢胞，埋伏歯，悪性腫瘍，放射線障害などが原因で骨折が発生する．
臨床所見	下顎に好発する．病変による骨萎縮，脆弱，内部吸収が原因となる．
ポイントワード	骨髄炎，悪性腫瘍，嚢胞，放射線，骨折，下顎骨

3）外傷性骨折　traumatic fracture

疾患の特徴	外傷による顎骨の骨折で，下顎に好発する．
下顎骨折の特徴	1．切歯部オトガイ正中部，下顎角，犬歯部，臼歯部，下顎頸部，オトガイ孔部，歯槽突起，下顎枝部にみられる． 2．皮膚，粘膜の損傷，耳出血，知覚異常，歯の損傷，顎関節の損傷がある．

下顎骨折における骨片の偏位	表●下顎骨折における骨片の偏位
		骨折部位	大骨片	小骨片
	|---|---|---
		オトガイ正中	—	—
		下顎角	患側のやや下方	健側の上内方
		犬歯部	患側の下内方	健側の上内方
		臼歯部	患側の下内方	健側の上前方
		下顎枝	患側の後上方	内上方
		筋突起	—	後上方
		関節頸部	患側の後上方	上内方
上顎骨骨折とは	1．前歯部が外傷を受けやすいために歯槽突起部の骨折が多い． 2．骨体部骨折は少ないが，横骨折，縦骨折がある．
Le Fort 分類	1．Ⅰ型 　鼻底の高さで，上顎洞裂孔の下部を後方へ両側性に水平な骨折をいう． 　梨状口 — 犬歯窩 — 頬骨下部 — 上顎洞側壁 — 翼口蓋窩 — 翼状突起を走向． 2．Ⅱ型 　鼻骨部から後方の両側眼窩底の前方から上顎骨頬骨突起の付着部に至る骨折をいう． 　鼻骨 — 上顎骨前頭突起 — 涙骨 — 眼窩下縁 — 眼窩下孔 — 頬骨下部 — 翼口蓋窩 — 翼状突起を走向． 3．Ⅲ型 　鼻根部から両側の眼窩を縦走し，頬骨前頭突起から側頭突起へ走向の骨折をいう． 　鼻骨 — 上顎骨前頭突起 — 涙骨 — 眼窩内側壁 — 視束管周囲 — 下眼窩裂 — 眼窩外側壁 — 前頭骨上顎突起 — 翼口蓋窩 — 翼状突起基部を走向．
上顎骨縦骨折とは	骨折線が前歯部から梨状口を経て骨口蓋に至る骨折をいう．
上顎骨の吹き抜け骨折とは	眼窩縁の骨折を伴わない眼窩底の骨折をいう（眼窩底骨折）． 一般的呼称としてブローアウトフラクチャー brow-out fracture を使う．
他の顔面骨折の種類	1．頬骨骨折 2．頬骨弓骨折 3．鼻骨骨折
ポイントワード	外傷，Le Fort 分類，骨偏位，顔面骨

4）骨折の合併症　complication of bone fracture

下顎骨折の場合	慢性炎症，歯槽膿瘍，急性骨髄炎，蜂窩織炎
上顎骨折の場合	上顎洞炎，頭蓋窩損傷，脳の損傷
小児の骨折の場合	1．若木骨折が多い． 2．永久歯の萌出が阻害される． 3．下顎枝の発達障害が起き，小顎症となる．

6　腫瘍および腫瘍関連病変

種類	1．骨肉腫（14章 非歯原性腫瘍を参照） 2．軟骨肉腫（14章 非歯原性腫瘍を参照） 3．ユーイング肉腫（14章 非歯原性腫瘍を参照） 4．バーキットリンパ腫（14章 非歯原性腫瘍を参照） 5．形質細胞腫（14章 非歯原性腫瘍を参照） 6．ランゲルハンス細胞組織 7．ハンド・シュラー・クリスチャン病 8．骨の好酸性肉芽腫 9．レットラー・シーベ病

1）ランゲルハンス細胞組織球症　Langerhans cell histiocytosis (LCH)

疾患の特徴	本疾患は，以前はヒステオサイトーシス X と呼ばれていた． また，好酸球肉芽腫，ハンド・シュラー・クリスチャン病およびレットラー・シーベ病は，同様な病変を示すが，それはいずれもランゲルハンス細胞の単クローンの増殖であることが判明し，現在では個々の病変となった．

LCH とは	骨髄由来の抗原提示細胞であるランゲルハンス細胞が皮膚，骨，リンパ節，肺，肝臓，脾臓，中枢神経系などの臓器にモノクローナルに浸潤増殖する．
臨床所見	1．10歳以下の小児に好発する．自然寛解がある． 2．病型は単臓器単病変，単臓器多病変，多臓器多病変に分類される．
骨病変	1．頭蓋骨では52％の発症率で，とくに頭頂骨に多い． 2．下顎骨は15％，上顎骨は8％の発生頻度である． 3．エックス線所見では punched-out lesion（骨抜き打ち像）がみられる．
病理組織所見	1．多数のランゲルハンス細胞とともに，組織球，リンパ球，好酸球，多核細胞など多彩な細胞浸潤がみられる． 2．ランゲルハンス細胞は細胞質内にバーベック顆粒を有する．
ポイントワード	ランゲルハンス細胞，小児，頭蓋骨，抜き打ち像，下顎骨

2）ハンド・シュラー・クリスチャン病　Hand-Schüller-Christian disease

疾患の特徴	ランゲルハンス細胞の単クローンの増殖で，その増殖が慢性播種型の病変をいう．
臨床所見	1．10歳以下の小児に好発し，慢性に経過する． 2．骨病変のほかに，皮膚の丘疹，肝臓，リンパ節，脾臓の肥大がみられる．
本症候群の3徴候	1．骨欠損，とくに頭蓋骨の骨欠損がみられる． 2．眼球突出（眼窩内病変の圧迫による）が認められる． 3．尿崩症（低比重の尿を多量に長期間排出し，脱水と極度の口渇を伴う疾患で，蝶形骨内の病変が下垂体後葉へ波及し，圧迫することで下垂体抗利尿ホルモンの分泌が阻害されて生じる）が発症する．
口腔病変	口腔粘膜の潰瘍や壊死を認める．
病理組織所見	脂肪滴を有する大型の空胞状の泡沫細胞や空胞を有しない小型のランゲルハンス細胞の浸潤がある．
ポイントワード	ランゲルハンス細胞，骨欠損，頭蓋骨，泡沫細胞，慢性，播種型

3）骨の好酸性肉芽腫　eosinophilic granuloma of bone

疾患の特徴	ランゲルハンス細胞の単クローンの増殖で，その増殖が慢性で，限局した病変をいう． 骨に限局した病変であり，予後は良好である．
臨床所見	1．10〜20歳代の男性に好発する． 2．骨病変は孤在性であり，頭蓋骨，肋骨，上腕骨，大腿骨に発生するが，多発性の発生もある． 3．顎骨は本疾患の好発部位である． 4．発熱，食欲不振などの全身症状とともに，局所の骨の疼痛，腫脹がみられる． 5．エックス線所見では骨の透過像を認める．
口腔所見	顎骨のみが侵されることが多いが，続発的に歯肉腫脹，潰瘍形成が出現し，歯の動揺や悪臭がみられる．
病理組織所見	ランゲルハンス細胞の増殖とさまざまな程度に好酸球が浸潤し，骨組織の吸収がみられる．
ポイントワード	ランゲルハンス細胞，慢性，限局型，成人，男性，顎骨病変

4）レットラー・シーベ病　Letterer-Siwe disease

疾患の特徴	ランゲルハンス細胞の単クローンの増殖で，その増殖が急性で，播種型の病変をいう．
臨床所見	1．2歳前に発病する． 2．初期は内臓を侵し，脾臓，肝臓，リンパ節が腫大する． 3．肺，骨髄，皮膚に病変が波及し，とくに，骨髄の病変の進行に伴い，貧血や点状出血が出現する．
口腔所見	好酸球肉芽腫やハンド・シュラー・クリスチャン病と比較して顎骨の病変は少ない．
病理組織所見	脂質を含まない組織球の増殖がみられ，病巣の線維化はほとんどない．
ポイントワード	幼児，ランゲルハンス細胞，脂質なし，内臓病変，急性，播種型

11 顎関節の病変
temporomandibular joint disease

顎関節の発生	1．下顎頭の形成は胎生9週にはじまる． 2．下顎骨の骨化が下顎小舌に進行した時期に，下顎骨の背側端に間葉細胞の凝集として出現する． 3．同時期に関節円板の原基も下顎頭の上方を囲む間葉系細胞の凝集として出現する． 4．下顎窩の原基は胎生9週目の後期に関節円板の原基の上方に間葉細胞の凝集として出現する． 5．胎生12週に下顎頭の二次軟骨が出現し，間質成長と付加成長で大きさを増加させる． 6．関節円板と細胞凝集体に下関節腔が形成される． 7．その後，関節窩と関節円板の間に上関節腔が形成される． 8．胎生14週で，関節窩に骨化が出現する． 9．胎生20週で下顎頭に軟骨内骨化がはじまる．
下顎頭と関節窩の組織構造	1．下顎頭と関節窩の表面は線維性結合組織の被膜である． 2．組織学的な層構成は次のような構造をとる． 　① 線維層 　② 増殖層 　③ 軟骨細胞層（初期は硝子軟骨であるが，10歳代で線維軟骨となる） 　④ 石灰化軟骨 　⑤ 軟骨下骨 3．関節円板は多くは膠原線維で，少量の弾性線維および線維芽細胞から形成される．
分　類	1．発育異常 　1）関節突起の無形成 　2）関節突起の形成不全 　3）関節突起の過形成 2．外　傷 　1）脱　臼 　2）骨　折 3．炎　症 　1）外傷性関節炎 　　（1）急性外傷性顎関節炎 　　（2）慢性外傷性顎関節炎 　2）感染性関節炎 　　（1）急性関節炎 　　（2）慢性関節炎 　3）リウマチ性顎関節炎 　4）変形性関節炎 　5）その他の関節炎 　　（1）痛風性関節炎 　　（2）乾癬性関節炎 　　（3）Reiter（ライター）症候群 4．顎関節症 5．顎関節強直症

1　発育異常

1）関節突起の無形成　condylar agenesis

疾患の特徴	下顎骨関節突起が先天性あるいは後天性に欠如した状態をいう． 　その発生は片側性が多く，顔貌は非対称となる． 　両側性に発生した場合は小顎症となる． 1．先天性の場合：第一・第二鰓弓の発育異常による（8章 顎顔面領域の形成障害を参照）．外耳異常，横顔裂，隣接骨の発育異常を伴う． 2．後天性の場合：外傷，感染，放射線，外科的切除が原因となる．

2）関節突起の形成不全　condylar hypoplasia

疾患の特徴	主として後天性原因による発育障害である． 1．片側性に発生した場合：下顎は患側へ偏位するために顔貌の非対称となる． 2．両側性に発生した場合：小下顎症となり，過蓋咬合，上顎前突，歯列不正，埋伏歯の発生などを伴う．
原　因	外傷，感染，ホルモン異常，ビタミン欠乏，放射線，外科的切除などが原因となる．
ポイントワード	形成不全，下顎偏位，顔貌非対称，小下顎症，上顎前突，歯列不正

3）関節突起の過形成　condylar hyperplasia

疾患の特徴	関節突起の過剰発育による下顎頭部の肥大であり，女性に好発し，片側性に発生することが多い． 組織学的には関節軟骨の増殖と軟骨内骨化の亢進が認められる．
原因	ホルモン異常，炎症，外傷などで発症する．
ポイントワード	発育過剰，下顎頭肥大，女性，ホルモン異常，炎症，軟骨内骨化

2　外　傷

1）脱　臼　luxation

疾患の特徴	関節頭が関節窩の正常位置から著しく転位（前方，後方，上方）し，顎運動機能障害をきたした状態をいう．
原因	1．過度の開口（嘔吐や歯科治療時などがある） 2．急激な外力
種類と臨床所見	1．不完全脱臼（亜脱臼） 　1）患者自身が整復困難な脱臼で，両側性が多い．片側性の場合は左側に好発する． 　2）顎関節の疼痛と異常音が発生し，一時的に顎運動不能となる． 2．完全脱臼 　患者自身で整復不可能な脱臼をいう．多くは前方脱臼である． 　1）前方脱臼 　（1）過度の開口による場合が多いが，下顎骨は後方への打撲でも発生する． 　（2）片側性の場合は下顎が健側に偏位し，交叉咬合となる． 　（3）両側性の場合は開口不能で，特有の顔貌を呈し，嚥下困難や疼痛が発現する． 　2）後方脱臼 　　きわめてまれで，オトガイ部を後上方へ打撲した場合に起こる．多くは骨折を伴う．
習慣性脱臼とは	1．通常の開口運動や軽い外力により脱臼し，反復するものをいう． 2．多くは関節部の形態異常が原因となる．
ポイントワード	転位，開口，顎運動不能，嚥下困難，疼痛，外傷

2）骨　折　fracture

疾患の特徴	下顎頭頸部の骨折が多いが，下顎骨の多部位の骨折との合併もある．
原因	通常，オトガイ部への強度の外力による介達骨折が多い．
臨床所見	1．下顎頭の偏位と構造の破壊が起こる． 2．耳介前方部の腫脹と出血がみられる． 3．開口障害と強い顎運動痛が発症する． 4．咬合運動異常や運動不能となる． 5．偽関節や強直症が発生する．
ポイントワード	下顎頭偏位，耳介前方腫脹，開口障害，咬合運動異常，偽関節

3　炎　症

1）外傷性顎関節炎　traumatic temporomandibular arthritis

疾患の特徴	直接的あるいは間接的な外力による，関節円板，滑膜および関節包周囲組織の炎症をいう．
分類	1．急性外傷性顎関節炎 2．慢性外傷性顎関節炎

（1）急性外傷性顎関節炎　acute traumatic temporomandibular arthritis

疾患の特徴	急激なる外力による，関節円板，滑膜および関節包周囲組織の炎症をいう．
原因	交通事故，転倒，殴打などによる急激な外力が原因で発生する．
臨床所見	顎関節部の腫脹，発赤，疼痛がみられ，著明な開口障害や咬合異常が発現する．
病理組織所見	関節円板は圧迫，転位，裂傷がみられ，滑膜，関節包，靱帯が損傷を受ける．
ポイントワード	外傷，関節円板，滑膜，炎症，開口障害，咬合異常

（2）慢性外傷性顎関節炎　chronic traumatic temporomandibular arthritis

疾患の特徴	慢性的な異常な外力による関節炎で，顎関節症と重複する．
原　因	歯の欠損，齲蝕，咬耗，動揺歯，不良補綴物，不正咬合が原因となる．
臨床所見	初期は顕著な症状が出現しないが，徐々に顎運動障害，運動時疼痛や雑音が発生する．
病理組織所見	おもに関節円板に器質的変化をきたす．病状が進行するに従い，関節軟骨関節包，靭帯にも器質的変化が現れる．
ポイントワード	外傷，関節炎，顎関節症，顎運動，関節軟骨変性，雑音

2）感染性関節炎　infectious arthritis

疾患の特徴	原因の明白な関節炎（ブドウ球菌，レンサ球菌，放線菌，淋菌，梅毒）と他部感染巣からの血行性感染や隣接部病巣からの感染の波及がある．
分　類	1．急性関節炎：化膿性関節炎として発症する． 2．慢性関節炎
ポイントワード	関節炎，ブドウ球菌，レンサ球菌，血行性感染，化膿性炎

（1）化膿性顎関節炎　suppurative temporomandibular arthritis

疾患の特徴	1．通常，片側性で，限局性の強い疼痛がみられ，極度の顎運動制限がある． 2．黄色ブドウ球菌やレンサ球菌の感染である． 3．多くは隣接組織に発生した化膿性炎が関節に波及したものである． 4．ほかには，全身性感染症からの波及や関節部の損傷による炎症の発生が原因としてあげられる．
臨床所見	関節部の発赤，腫脹，波動，膿の排出などがみられる．
病理組織所見	1．関節部の充血，水腫，化膿性炎，関節軟骨の壊死や剝離を認める． 2．軽快すると肉芽組織が線維化し，線維性あるいは骨性強直となる．
ポイントワード	黄色ブドウ球菌，レンサ球菌，化膿性炎，関節部炎症，線維性強直

（2）慢性顎関節炎　chronic temporomandibular arthritis

疾患の特徴	1．一般に両側性に出現し，関節頭の変形，関節腔内の腐骨形成がみられる． 2．瘢痕や関節の改造による顎運動の制限がある．
ポイントワード	慢性炎症，関節頭変形，腐骨，顎運動制限

3）リウマチ性顎関節炎　rheumatoid temporomandibular arthritis

関節リウマチとは	1．リウマチ様関節炎あるいは慢性関節リウマチ chronic articular rheumatism とも呼ばれる． 2．多発性関節炎を主徴とする自己免疫疾患で，進行性に関節を障害し，皮下のリウマチ結節形成，間質性肺炎，胸膜炎を引き起こし，糸球体腎炎や心外膜炎へと移行する． 3．約7割が女性に発症し，30～50歳代に好発し，IgGに対する自己抗体（リウマトイド因子）が検出される．
臨床所見	1．30～50歳代，女性に好発する． 2．関節リウマチの患者の約60％に発症する． 3．疲労感，微熱，関節の疼痛，腫脹，圧痛． 4．顎関節運動時疼痛，制限，圧痛． 5．関節雑音． 6．進行すると関節の変形，ときに強直，筋萎縮がみられる． 7．増悪と緩解の繰り返しである．
病理組織所見	1．初期に滑膜の充血，水腫，軽度のリンパ球浸潤． 2．フィブリノイド変性． 3．滑膜の増殖性変化である血管に富む肉芽組織の増殖がみられる．これをパンヌスという．のちに線維化し，関節の強直が起こる．
ポイントワード	慢性関節リウマチ，リウマチ結節，リウマトイド因子，フィブリノイド変性，滑膜増殖性変化，パンヌス

4）変形性関節炎　arthritis deformans

変形性関節炎とは	1．関節軟骨が磨耗，変質する非炎症性の退行性病変である． 2．女性の発生頻度が高く，関節痛，可動域制限，関節変形，関節腫脹（関節水腫）などの症状が出現する．
顎関節の症状	1．女性に好発し，顎運動時の疼痛，開口制限，関節雑音，圧痛を認める． 2．顎関節の病態は加齢とも関係し，歯の喪失，咬合異常などの外因が誘因となる．
病理組織所見	1．関節軟骨の退行性変化と不完全再生を認める． 2．関節軟骨はびらん状となり，破壊され，軟骨下の骨硬化を伴う． 3．骨吸収による囊胞形成． 4．関節辺縁部の反応性外骨症が出現する．これは指の変形性関節症にみられる骨棘形成であるヘバーデン結節 Heberden node に類似する．
ポイントワード	関節軟骨の磨耗，退行性変化，女性，開口制限，関節雑音

5）その他の関節炎

（1）痛風性関節炎　gouty arthritis

痛風性関節炎とは	1．関節包や滑膜に尿酸塩結晶の沈着（プリン代謝障害）をきたし，関節に炎症が発症する疾患である． 2．とくに，足関節に好発し，再発性で，発作性に激しい疼痛と腫脹をきたす．
顎関節の症状	痛風性関節炎が顎関節に発症することはまれであるが，顎関節の疼痛，軽度の腫脹および開口障害が現れる．
ポイントワード	プリン代謝障害，尿酸塩結晶，関節疼痛，開口障害

（2）乾癬性関節炎　psoriatic arthritis

乾癬とは	1．炎症性角化症で，原因不明の皮膚疾患である． 2．青年から中年に好発し，皮膚に丘疹や紅斑が出現する． 3．表皮に銀色の鱗屑がみられ，無理に剝がすと出血を引き起こす．これを Auspitz 現象という． 4．正常皮膚部に機械的刺激を加えると同部に乾癬性皮疹がつくられる．これを Köbner 現象という． 5．本疾患は表皮細胞の細胞周期が早まっているのが特徴である．
乾癬の種類	病態により次のように分類されている． 　①　尋常性乾癬 　②　滴状乾癬 　③　膿疱性乾癬 　④　乾癬性紅皮症 　⑤　乾癬性関節炎
関節炎の特徴	1．指，手足，肘膝関節に好発し，関節リウマチ類似の症状を呈する． 2．リウマトイド因子は陰性である． 3．顎関節での発症は少ないが，顎関節の圧痛，腫脹，開口制限が出現する．
ポイントワード	炎症性角化症，Auspitz 現象，Köbner 現象，関節部圧痛，開口制限

（3）ライター症候群　Reiter syndrome

ライター症候群とは	1．10〜30歳の男性に好発し，下痢などの前駆症状のあとに，多発性関節炎，非淋菌性尿道炎，結膜炎の3主徴が現れる． 2．本疾患は白血球の主要組織適合複合体である HLA-B27 の関連疾患の1つであり，多くは6か月以内に自然治癒する．
顎関節での発症	きわめてまれである．
ポイントワード	若年者，男性，多発性関節炎，非淋菌性尿道炎，結膜炎

4　顎関節症　temporomandibular arthrosis

疾患の特徴	顎関節の運動痛，雑音，開口障害などの運動異常や機能障害と付随する筋の疼痛を主徴候とし，炎症性症状を欠く慢性疾患の総称である．
病因	1．直接的な機械的傷害． 2．間接的な機械的傷害：不良補綴物，異常咬合などによる正常咬合の破綻による． 3．心理的ストレス：歯の食いしばりや歯ぎしりにおける過機能による筋疲労（筋緊張）． 4．無意識の下顎前方挺出運動癖による外側翼突筋の緊張．
臨床所見	1．20歳代，女性に好発する． 2．顎関節部の疼痛，雑音が発症し，開口障害をきたす． 3．疼痛には運動痛と圧痛の2つがある． 4．雑音にはクリッキング clicking とクレピタス crepitus の2種類がある． 5．クリッキングは関節円板が前方転位している場合，開口または閉口のときに関節頭が関節円板を乗り越える音で，「カック」という音がする． 6．クリピタスは開口，閉口に関係なく，軽い顎運動時に「ジョリジョリ」する音をいう．
症型分類	日本顎関節学会の分類 ・顎関節症Ⅰ型：咀嚼筋障害を主徴候としたもの． ・顎関節症Ⅱ型：関節包，靱帯障害で，円板後部組織，関節包，靱帯の慢性外傷性病変を主徴候としたもの． ・顎関節症Ⅲ型：関節円板の障害で，関節円板の異常を主徴候としたもの． 　　a：復位を伴うもの． 　　b：復位を伴わないもの． ・顎関節症Ⅳ型：変形性関節症で，退行性病変を主徴候としたもの． ・顎関節症Ⅴ型：心理的要因により顎関節に異常をきたしたもので，Ⅰ〜Ⅳ型のいずれにも該当しないもの．
エックス線所見	1．関節円板の前方転位 2．関節円板の穿孔 3．関節頭の骨吸収あるいは添加
病理組織所見	1．下顎頭の変形 2．関節円板の穿孔 3．軟骨の変性 4．関節包および滑膜の水腫，フィブリノイド変性，線維の増加 5．結合組織の硝子化，石灰化
ポイントワード	関節運動痛，関節雑音，開口障害，女性，関節円板転位，下顎頭変形

5　顎関節強直症　temporomandibular ankylosis

疾患の特徴	関節を構成する組織が癒着し，顎関節の可動性が持続的に障害され，開口などの下顎運動が不動化をきたした状態をいう．
原因	1．顎関節の外傷 2．顎関節の炎症（乾癬性関節炎，関節リウマチ）
発生過程	外傷や炎症による顎関節組織の破壊後，反応性修復として肉芽組織の増殖や軟骨組織の増生がみられ，その部が線維性あるいは骨性に癒着し，強直を起こす．
強直の種類	1．線維性強直：関節面の肉芽組織が増生し，線維性組織による癒着である．この場合は多少の開口が可能である． 2．骨性強直：関節頭と関節窩の骨性癒着である．この場合は開口だけでなく，顎の側方，前方運動が不可能である．
ポイントワード	関節癒着，外傷，炎症，関節破壊，骨性癒着

12 口腔領域の囊胞
cysts of the oral cavity

囊胞とは	上皮で裏装された壁を有する病的空洞で，通常内腔に液状成分または半固形成分を含む．
口腔領域の囊胞の特徴	1．囊胞の好発部位は顎骨である． 2．多くは歯原性囊胞であり，とくに歯根囊胞の発生率が高い． 3．口腔領域の囊胞は歯原性上皮性囊胞と非歯原性囊胞に分類される．
分　類	A．歯原性上皮性囊胞 　1．発育性囊胞 　　1）含歯性囊胞 　　2）歯原性角化囊胞 　　3）歯肉囊胞 　　4）萌出囊胞 　　5）側方性歯周囊胞 　　6）腺様歯原性囊胞 　2．炎症性囊胞 　　1）歯根囊胞 　　2）歯周囊胞 B．非歯原性囊胞 　1．顎骨の非歯原性囊胞 　　1）鼻口蓋管囊胞 　　2）鼻歯槽囊胞 　　3）球状上顎囊胞 　　4）術後性上顎囊胞 　　5）単純性骨囊胞 　　6）脈瘤性骨囊胞 　　7）静止性骨空洞 　2．軟部組織に発生する囊胞 　　1）類皮囊胞および類表皮囊胞 　　2）リンパ上皮性囊胞 　　3）鰓囊胞 　　4）甲状舌管囊胞 　　5）粘液囊胞

A　歯原性上皮性囊胞　odontogenic epithelial cyst

分　類	1．発育性囊胞 　1）含歯性囊胞 　2）歯原性角化囊胞 　3）歯肉囊胞 　4）萌出囊胞 　5）側方性歯周囊胞 　6）腺様歯原性囊胞 2．炎症性囊胞 　1）歯根囊胞 　2）歯周囊胞

1　発育性囊胞　developmental cyst

1）含歯性囊胞　dentigerous (follicular) cyst

疾患の特徴	囊胞壁に埋伏歯を有し，歯冠を腔内に含むのが特徴である．
好発年齢および部位	1．10〜30歳代，男性に好発する． 2．好発部位は埋伏歯の好発部位と同じである．下顎では智歯，第二小臼歯，上顎では犬歯，智歯部に好発する．
臨床所見	1．顎骨の膨隆や皮質骨の吸収を認める． 2．エックス線学的には境界明瞭な単房性の透過像のなかに埋伏歯の歯冠がみられる．
病理組織所見	1．囊胞壁は上皮部と結合組織部からなる． 2．上皮部は非角化性扁平上皮で，ときに立方上皮や線毛円柱上皮で形成されることもある． 3．感染した場合などでは扁平上皮は角化を示し，上皮層も厚くなる． 4．囊胞壁の結合組織は細胞成分の少ない線維性結合組織からなる．
囊胞内容物	粘調な液体の中に少数の剥離細胞，滲出細胞，コレステリン結晶などを含む．
発生由来	歯冠完成後のエナメル器（退縮エナメル上皮）から発生する．
囊胞化の原因	1．歯の埋伏をきたす因子が関与する． 2．歯胚に加わる機械的圧迫が関与する．

		3．乳歯の根尖性歯周炎が永久歯歯胚に波及した炎症性刺激による．
ポイントワード		埋伏歯，歯冠を含む空洞，非角化性扁平上皮，歯小囊

2）歯原性角化囊胞　odontogenic keratocyst

注意点	本病変は2005年WHO分類により，角化性囊胞性歯原性腫瘍として再分類された．しかし，腫瘍性に分類されないものもあり，次に一般的特徴を記載する．13章 歯原性腫瘍も参照．
疾患の特徴	歯原性囊胞の上皮に錯角化あるいは過角化がみられる．
好発年齢および部位	1．10～20歳代，男性で下顎智歯部，下顎枝に多い． 2．上顎の発生では智歯部，犬歯部にみられる． 3．本囊胞は若年者以外は40歳代にも発生する．
臨床所見	1．顎骨の膨隆が主症状である． 2．エックス線学的に境界明瞭な，多房性の透過像がみられる．エナメル上皮腫との鑑別が必要である．
病理組織所見	1．囊胞内面の上皮は薄い錯角化性扁平上皮． 2．この扁平上皮は1層の円柱形基底細胞，3～4層の棘細胞からなる．顆粒層は明らかでない． 3．上皮と結合組織の境界は平坦で，上皮脚はない． 4．囊胞壁に小囊胞（娘囊胞）の形成がある． 5．内腔に多量の角質物を含む．肉眼的にはおから状にみえる．
発生由来	歯堤・エナメル器上皮，上皮遺残，まれに口腔上皮．
注意すべき点	1．本囊胞は他の歯原性囊胞と比較して侵襲性に発育し，骨破壊像を認めるために腫瘍性の性格を有している． 2．腫瘍的性格と娘囊胞の存在のために摘出しただけでは再発しやすい．
関連病変	基底細胞母斑症候群 basal cell nevus syndrome〔Gorlin（ゴーリン）症候群〕
特　徴	常染色体優性遺伝性疾患で，皮膚，骨格，中枢神経に病変の発生をみる． 1．皮膚の多発性基底細胞癌（患者の約半数に認める）の発生． 2．二分肋骨などの肋骨の奇形や脊椎の病変． 3．精神的遅延，脳梁無形性，先天性脳水腫，大脳鎌石灰化の発生． 4．足底皮膚小窩． 5．顎骨に大小の顎囊胞の発生．
口腔との関連	顎囊胞は歯原性角化囊胞であり，多発性に発生する．
ポイントワード	角化，薄い扁平上皮，上皮と結合組織境界平坦，娘囊胞，おから状，再発

3）歯肉囊胞　gingival cyst

疾患の特徴	顎骨外の歯槽粘膜あるいは歯肉粘膜に生じる小囊胞で，新生児あるいは乳児にみられるものと成人に生じるものがある．
分　類	1．乳児の歯肉囊胞　gingival cyst of infants 2．成人の歯肉囊胞　gingival cyst of adults
好発年齢および部位	1．乳児の歯肉囊胞 　　新生児から3か月までの乳児歯槽堤上粘膜に発生し，Epstein真珠ともいわれる． 2．成人の歯肉囊胞 　　40～50歳代に多い．下顎犬歯と第一小臼歯間の頬側歯肉部に発生する．
臨床所見	1．乳児の歯肉囊胞 　　白色あるいは黄色の1～3mmの隆起の小結節として認める． 　　この結節は多発性のことが多いことが特徴である． 2．成人の歯肉囊胞 　　直径約1cmくらいの波動性膨隆（小結節）として認める．
病理組織所見	1．乳児，成人の歯肉囊胞はいずれも小囊胞として認める． 2．乳児の場合では，薄い錯角化扁平上皮に裏装され，腔内に角化物を含む． 3．成人の場合では，扁平化した立方上皮に裏装され，ときに角化性変化がみられる．
発生由来	1．歯堤の上皮遺残由来が多い． 2．ほかに成人の場合では次の因子が考えられている． 　　① 異所性腺組織

	② エナメル器，歯根膜上皮島の遺残
	③ 増殖した上皮稜の変性
	④ 外傷による上皮の変性
類似病変	Bohn結節がある．発育中の口蓋腺の遺残上皮に由来し，硬・軟口蓋境界に生じる．
ポイントワード	乳児歯槽堤，成人歯肉，角化囊胞，Epstein真珠，サース腺，歯堤の遺残

4）萌出囊胞　eruption cyst

疾患の特徴	萌出中の歯冠を覆って歯槽粘膜部に生じる．萌出時血腫である．
好発年齢および部位	歯の萌出期で，女性よりも男性，白人よりも黒人，上顎よりも下顎に発生する．
臨床所見	1．歯槽堤粘膜の限局性，波動性膨隆を認め，炎症症状を伴うことが多い．
	2．囊胞内容液は透明の液であるが，外傷などにより血液を混入するために，青紫色を呈することが多い．
病理組織所見	萌出中の歯冠表面の濾胞部に組織液が貯留することにより発生する．
予　後	開窓により歯の萌出が進行し，囊胞は消失する．
ポイントワード	囊胞，萌出，血腫

5）側方性歯周囊胞　lateral periodontal cyst

疾患の特徴	生活歯根に隣接して歯槽骨内に発生する発育囊胞で，囊胞の裏装上皮は非角化性上皮である．
好発年齢および部位	1．好発年齢分布は幅広く認めるが，40～50歳代，男性に多い．
	2．好発部位は，下顎小臼歯と犬歯，上顎では前歯部に発生する．
臨床所見	ほとんど臨床症状を示さないが，エックス線学的には歯根の側方に境界明瞭な不透過像を認める．
病理組織所見	1．囊胞壁は1～5層の薄い非角化性扁平上皮により裏装される．
	2．この上皮層の一部が限局性肥厚を示し，プラークと呼ばれる．
	3．まれに多房性を示すことがあり，ブドウ房状歯原性囊胞を呈する点は歯肉囊胞と類似する．
ポイントワード	囊胞，歯根側，非角化性扁平上皮，プラーク，発育囊胞

6）腺様歯原性囊胞　glandular odontogenic cyst

疾患の特徴	顎骨の有歯部に生じるまれな歯原性囊胞．
好発年齢および部位	症例数が少ないために詳細は不明．
臨床所見	発育は緩慢であるが，囊胞のサイズが大きい場合が多く，再発も認める．
病理組織所見	1．囊胞上皮は非角化性の重層扁平上皮であるが，その表面は立方または円柱上皮細胞よりなる．また，線毛上皮や粘液産生細胞の出現もみる．
	2．上皮内には腺腔構造を形成し，この腔内に上皮性ムチンを有することが特徴である．
ポイントワード	囊胞，上皮内腺腔形成，上皮性ムチン，上皮組織の多様性構造，再発

2　炎症性囊胞　inflammatory cyst

1）歯根囊胞　radicular cyst

疾患の特徴	歯髄の炎症が根尖部組織に波及した最も一般的な炎症性囊胞である．
好発年齢および部位	どの年齢層，部位にも発生する．
臨床所見	歯の弛緩動揺，挺挙感，自発痛，垂直圧痛（打診痛を含む）がみられる．
囊胞内容物	帯黄色透明滲出液で，剝離上皮，滲出細胞，コレステリンが混在する．
病理組織所見	定型例は上皮層，肉芽組織層，結合組織層の3層に層分けされる．
	1．上皮層
	1）一般に非角化扁平上皮で，上皮脚の形成も認める．
	2）上皮内には細長いあるいは環状構造物である硝子体（ラシュトン硝子体）を認める．
	3）そのほかには線毛上皮や粘液産生細胞の出現をみることもある．
	2．肉芽組織層
	慢性炎症性細胞浸潤，泡沫細胞，大食細胞の浸潤，コレステリン結晶を認める．
	3．線維性結合組織層
	毛細血管周囲の慢性炎症細胞浸潤を認める．
上皮の由来	マラッセの上皮遺残である．そのほかに口腔粘膜上皮や上顎洞上皮がある．

| ポイントワード | 囊胞，炎症，非角化扁平上皮，ラシュトン硝子体，泡沫細胞，コレステリン結晶 |

2）残存囊胞　residual cyst

疾患の特徴	齲蝕歯を抜歯したあと，顎骨内に残留した歯根囊胞や抜歯後に部分的に取り残された上皮性歯根肉芽腫が，新たに囊胞状になったものをいう．
ポイントワード	抜歯，残留，取り残し，歯根肉芽腫，囊胞

3）歯周囊胞　paradental cyst

疾患の特徴	歯周炎時の歯肉ポケットにおける炎症から，歯頸部歯根の側面に生じた囊胞である． 1．Hofrath 歯周囊胞 　智歯歯周炎に関連して下顎第三大臼歯の頰側や遠心部に発生したものである． 2．下顎感染性頰部囊胞 　小児の下顎第一大臼歯の頰側に生じる．
ポイントワード	歯周，歯根，歯根側面，智歯，第一大臼歯

B　非歯原性囊胞　non-odontogenic cyst

分　類	1．顎骨の非歯原性囊胞 　1）鼻口蓋管囊胞 　2）鼻歯槽囊胞 　3）球状上顎囊胞 　4）術後性上顎囊胞 　5）単純性骨囊胞 　6）脈瘤性骨囊胞 　7）静止性骨空洞 2．軟部組織に発生する囊胞 　1）類皮囊胞および類表皮囊胞 　2）リンパ上皮性囊胞 　3）鰓囊胞 　4）甲状舌管囊胞 　5）粘液囊胞
注意すべき点	1．鼻歯槽囊胞は顎骨内ではなく歯槽部の軟組織に発生するために，軟組織発生囊胞と分類する場合もある． 2．発生学的には胎生期の顔面各突起癒合部の上皮遺残から発生するとされた，いわゆる"顔裂性囊胞"はWHO分類から削除された． 3．顔裂性囊胞のなかで，球状上顎囊胞は臨床的にも好発部位を示すので記載した． 4．下顎正中囊胞，正中口蓋囊胞，正中歯槽囊胞などはその発生が疑問視されるために項目から削除した．

1　顎骨の非歯原性囊胞

1）鼻口蓋管囊胞　nasopalatine duct cyst

疾患の特徴	切歯管中の胎生鼻口蓋管の残存上皮より発生する囊胞である．
好発部位および年齢	30〜50歳代の男性に好発し，中切歯直後の口蓋部に生じる．
分　類	1．切歯管囊胞　incisive canal cyst 　骨口蓋内部で，切歯管部に発生するものをいう． 2．口蓋乳頭囊胞　cyst of papilla palatina 　骨外で，切歯管の外の口蓋粘膜下に発生するものをいう．
臨床所見	1．多くは無症状で進行する．感染を伴った場合には腫脹を認める． 2．エックス線学的には上顎中切歯部に境界明瞭な透過像を認める．
病理組織所見	囊胞の裏装上皮はさまざまな上皮で，扁平上皮，立方，移行，線毛，多列円柱上皮などの多様性を示す．
ポイントワード	非歯原性囊胞，切歯管，口蓋部，鼻口蓋管，裏装上皮の多様性

2）鼻歯槽嚢胞（鼻唇嚢胞） nasoalveolar cyst (nasolabial cyst)

疾患の特徴	鼻翼のつけ根の歯槽骨面に生じる鼻涙管原由来の嚢胞である．
好発年齢および部位	1．30〜40歳代の女性に好発し，鼻翼のつけ根の歯槽骨面に生じ，鼻唇溝を消失させる． 2．発育すると鼻翼を側方，上方に変形させる．
組織所見	嚢胞裏装上皮は多数の杯細胞を混在する多列円柱上皮である．
ポイントワード	非歯原性嚢胞，鼻翼，軟組織部嚢胞，杯細胞

3）球状上顎嚢胞 globulomaxillary cyst

疾患の特徴	上顎側切歯と犬歯の間の骨内に発生する嚢胞であるが，顔裂性として発生することが疑問視され，現在では臨床的な用語として取り扱う．
発生部位	上顎側切歯と犬歯の間の骨内に発生する．
ポイントワード	歯根離開，上顎側切歯と犬歯の間

4）術後性上顎嚢胞 postoperative maxillary cyst

疾患の特徴	上顎洞蓄膿症手術後の合併症として発生する嚢胞である．
臨床所見	術後10年後に発見されることが多く，増大するにつれて頬部や歯肉移行部の腫脹がみられる．
病理組織所見	1．裏装上皮は線毛円柱上皮からなることが多い．また，この上皮は扁平上皮化生を示したり，上皮の消失などを認める． 2．内容液は濃厚な粘液様の液体である．
発生由来	術後の瘢痕組織のなかの残存上皮から発生する．
ポイントワード	蓄膿症手術後，頬部腫脹，上顎洞

5）単純性骨嚢胞（孤立性骨嚢胞） simple bone cyst (solitary bone cyst)

疾患の特徴	外傷や出血が原因の顎骨内の嚢胞様空洞で，裏装上皮がない偽嚢胞 pseudo cyst である．
別　名	外傷性骨嚢胞 traumatic bone cyst あるいは出血性骨嚢胞 hemorrhagic bone cyst ともいう．
好発年齢および部位	10歳代に好発し，下顎に多い．
臨床所見	1．本症例の約1/4は腫脹がみられるが，多くは無症状である． 2．エックス線学的には下顎部にやや不規則で，境界も不明瞭な透過像を認める．ときに歯根吸収がみられる場合もある．
嚢胞内容物	血液あるいは漿液性血液様である．
病理組織所見	1．肉眼的に空洞を認めるが，裏装上皮はみられず線維性結合組織で嚢胞内面は覆われる． 2．壁には出血によるヘモジデリン沈着や赤血球をみることがある．
ポイントワード	外傷，出血，10歳代，下顎，裏装上皮なし，血液性内容液，偽嚢胞

6）脈瘤性骨嚢胞 aneurysmal bone cyst

疾患の特徴	原因は不明確であるが，局所循環障害に基づく結果発生する偽嚢胞である．
好発年齢および部位	10歳代の女性に好発し，下顎臼歯部に生じる．
臨床所見	1．約半数に疼痛を認め，臼歯部の骨膨隆や歯の動揺がみられる． 2．エックス線学的には通常，単房性のエックス線透過像としてみられる． 3．歯の偏位や歯根吸収がみられる場合もある．
病理組織所見	1．嚢胞壁は線維性結合組織より形成され，そのなかに多核の巨細胞がみられ，裏装上皮は認めないことが特徴である． 2．血管構造は明らかでない． 3．空洞辺縁の骨組織に多量の類骨の形成がみられる場合があり，類骨骨腫との鑑別が必要． 4．内容液は血液性である．
注意すべき点	先行病変として，線維腫，軟骨芽細胞腫，中心性血管腫などに関連して発生することもある．
ポイントワード	偽嚢胞，10歳代，下顎臼歯部，巨細胞，上皮裏装なし，脈瘤

7）静止性骨空洞　static bone cavity

疾患の特徴	唾液腺やその他の軟組織の陥入，増殖による下顎舌側皮質骨の限局性欠損である．
好発年齢および部位	40～50歳代の男性で，下顎のみに認められる．多くは下顎角部に発生する．
臨床所見	1．まったく無症状である．偶然に発見されることが多い． 2．エックス線学的には明瞭な円形のエックス線透過像を認める． 3．多くは下歯槽管よりも下方にみられ，下顎角の前に位置する． 4．生検，治療は必要としない．
病理組織所見	明瞭な囊胞腔を認めず，典型例では正常な唾液腺組織像がみられるのみである．
ポイントワード	下顎のみ，迷入唾液腺，下歯槽管下の円形エックス線透過像

2　軟部組織に発生する囊胞

1）類皮囊胞および類表皮囊胞　dermoid cyst, epidermoid cyst

疾患の特徴	胎生期の外胚葉の陥入により生じた囊胞で，囊胞壁が皮膚構造（表皮と付属器によりなる）を有するものを類皮囊胞といい，壁が単なる表皮で形成される場合は類表皮囊胞という．
好発年齢および部位	20歳前後に好発し，口腔底に好発するが，そのほかに頰部，口唇，舌などに発生する．
臨床所見	1．口腔底の囊胞の場合は，正中囊胞の舌下型とオトガイ下型および側囊胞に分類する． 2．大きさは鶏卵大にまで発育する場合もある．いずれも舌下部やオトガイ部の膨隆が認められる．
病理組織所見	1．類皮囊胞 　囊胞内面は角化重層扁平上皮で形成され，その壁には皮膚付属器である皮脂腺，汗腺，毛包がみられる． 2．類表皮囊胞 　囊胞内面は角化重層扁平上皮で，壁は線維性結合組織によりなる．
囊胞内容物	1．肉眼的にはおから状を呈する．変性した角化物，脂肪，コレステリン，剝離上皮などが含まれる． 2．類皮囊胞の場合には，毛，歯牙などを含む場合もある．
注意すべき点	類皮囊胞の好発部位は卵巣が主であり，囊胞壁には筋肉，骨組織などの形成がある．
ポイントワード	口腔底，おから状，皮膚組織，表皮，角化性重層扁平上皮

2）リンパ上皮性囊胞　lymphoepithelial cyst

疾患の特徴	おもに口腔底に発生し，囊胞壁がリンパ上皮性組織より形成される囊胞である．
好発部位	口腔底であるが，舌，口蓋，頰粘膜にも発生する．
臨床所見	ほとんどが原因不明の患部の腫脹が主体である．
病理組織所見	1．囊胞内面は角化性あるいは非角化性の重層扁平上皮で裏装されるが，この上皮中に粘液産生細胞や円柱上皮を認めることもある． 2．特徴として，上皮下に杯中心を有する濾胞形成を伴うリンパ組織が存在することである．
ポイントワード	囊胞，リンパ組織，口腔底

3）鰓囊胞　branchial cyst

疾患の特徴	胎生期の鰓裂由来の囊胞であり，鰓（えら）という名が示すとおり下顎角後方部に発生する．
好発年齢および部位	20～30歳代の男性に好発し，側頸部の胸鎖乳突筋の前方に発生する．この発生部位から，側頸囊胞 lateral cervical cyst とも呼ばれる．
臨床所見	下顎角に近い頸部表面の波動性腫脹として認める．
病理組織所見	1．囊胞内面は重層扁平上皮または多列円柱上皮により裏装される． 2．この上皮下に胚中心の形成を認めるリンパ組織が形成される． 3．組織像はリンパ上皮性囊胞とほぼ同様な所見である．
発生由来	鰓囊胞は鰓裂の特異的な奇形の1つである．鰓原性器官の遺残は囊胞様に変性することにより発生する．鰓裂，鰓弓，鰓囊の閉鎖不全と関連する．また，上皮が頸部リンパ節内に迷入して，囊胞化したという仮説もある．
注意すべき点	本囊胞から鰓原性癌 branchiogenic carcinoma の発生があり，組織学的には扁平上皮癌 squamous cell carcinoma である．

| ポイントワード | 下顎角後方，鰓裂，側頸部，リンパ組織，囊胞，鰓原性癌，扁平上皮癌 |

4）甲状舌管囊胞　thyroglossal duct cyst

疾患の特徴	甲状腺の発育と関連し，胎生期の甲状舌管の遺残に由来する正中頸部に発生する囊胞である．
甲状腺の発生	甲状腺は胎生4週に，第一および第二鰓弓由来の組織が舌盲孔領域の舌後方を形成する部位に発生する．この甲状腺原器は舌盲孔になる部位から頸部の甲状腺の最終位置まで下降し，発育する．この舌盲孔と甲状腺の間に甲状舌管がある． 胎生10週ころに甲状舌管は破壊され，退縮する．
好発年齢および部位	30歳以上と10歳以下で，正中頸部の舌骨より好発する．
臨床所見	一般に無症状で嚥下や舌の伸展に伴い移動する．正中頸部囊胞 median cervical cyst ともいわれる．
病理組織所見	囊胞は粘液内容物を含み，囊胞内面は扁平上皮で裏装される．また，線毛上皮や円柱上皮で裏装されることもある．囊胞壁には甲状腺組織が認められることもある．
注意すべき点	本囊胞から悪性腫瘍の発生があり，組織学的には乳頭状腺癌 papillary adenocarcinoma である．
ポイントワード	甲状舌管，甲状腺，正中頸部，乳頭状腺癌

5）粘液囊胞　mucous cyst

疾患の特徴	唾液の流出障害により，唾液が貯留して生じる囊胞である．
好発年齢および部位	1．どの年齢層にも発生するが，とくに10～30歳代が多い．性差はない． 2．好発部位は下口唇で，そのほか口腔底，舌，頰の順である．
臨床所見	粘膜面から半球状に膨隆した小腫瘤を認める．
発生部位による病変名称	1．舌前下面（前下腺）：Blandin-Nuhn囊胞 Blandin-Nuhn cyst 2．口腔底（舌下腺，顎下腺）：ガマ腫 ranula
形成機序	排泄管損傷により組織中に唾液が滲出する．その周囲に肉芽組織が形成され，さらに線維化し，囊胞形成となる．
病理組織所見	1．囊胞壁は肉芽組織あるいは線維性結合組織より形成され，上皮の裏装はない． 2．囊胞内容液は粘液のなかに多数の粘液貪食細胞 ballooning cell を含む．
分類	1．明瞭な囊胞腔と上皮を欠く場合は溢出型という．口腔のほとんどが溢出型である． 2．導管，排泄管の閉鎖，狭窄による管腔の拡張での粘液の貯蓄は貯留型といい，この場合は導管上皮を認める．
関連病変	上顎洞にも同様な病変が発生する．また，上顎洞炎による炎症性水腫の場合は上顎洞水瘤という．
ポイントワード	唾液腺，粘液，上皮裏装なし，外傷，下口唇，ガマ腫

13 歯原性腫瘍
odontogenic tumor

歯原性腫瘍とは	歯を形成する組織に由来する腫瘍を歯原性腫瘍という．
本腫瘍の特徴	一般的に顎骨内部より発生し，良性腫瘍が大多数を占める．
WHO分類 （＊印は重要な腫瘍を示す）	A．良性腫瘍 1．歯原性上皮からなり，成熟した線維性間質を伴い，歯原性外胚葉性間葉を伴わない腫瘍 　1）エナメル上皮腫＊ 　（1）エナメル上皮腫：充実型/多囊胞型 　（2）エナメル上皮腫：骨外型/周辺型 　（3）エナメル上皮腫：類腱型 　（4）エナメル上皮腫：単囊胞型 　2）扁平上皮性歯原性腫瘍（歯原性扁平上皮腫） 　3）石灰化上皮性歯原性腫瘍（歯原性石灰化上皮腫）＊ 　4）腺腫様歯原性腫瘍＊ 　5）角化囊胞性歯原性腫瘍＊ 　6）歯原性明細胞腫 2．歯原性上皮と歯原性外胚葉性間葉からなり，硬組織を伴うあるいは伴わない腫瘍 　1）エナメル上皮線維腫 　2）エナメル上皮線維象牙質腫 　3）エナメル上皮線維歯牙腫 　4）歯牙腫＊ 　5）歯牙エナメル上皮腫 　6）石灰化囊胞性歯原性腫瘍＊ 　7）象牙質形成性幻影細胞腫瘍 3．間葉または歯原性外胚葉性間葉からなり，歯原性上皮を伴うあるいは伴わない腫瘍 　1）歯原性線維腫＊ 　2）歯原性粘液腫＊ 　3）良性セメント芽細胞腫＊ 4．骨関連病変 　1）骨形成線維腫＊ 　2）線維性異形成症＊ 　3）中心性巨細胞病変（中心性巨細胞肉芽腫） 　4）ケルビズム 　5）脈瘤性骨囊胞＊ 　6）単純性骨囊胞＊ B．その他の腫瘍 　1）乳児の黒色性神経外胚葉性腫瘍 C．悪性腫瘍 1．歯原性癌腫 　1）転移性（悪性）エナメル上皮腫 　2）エナメル上皮癌：原発型 　3）エナメル上皮癌：二次型（脱分化型），骨内性 　4）エナメル上皮癌：二次型（脱分化型），周辺性 　5）原発性骨内扁平上皮癌：充実型 　6）角化囊胞性歯原性腫瘍に由来する原発性骨内扁平上皮癌 　7）歯原性囊胞に由来する原発性骨内扁平上皮癌 　8）明細胞性歯原性癌 　9）幻影細胞性歯原性癌 2．歯原性肉腫 　1）エナメル上皮線維肉腫

2）エナメル上皮線維象牙質肉腫およびエナメル上皮線維歯牙肉腫

A 良性腫瘍　benign tumor

1 歯原性上皮由来で歯原性外胚葉性間葉を伴わない腫瘍

1）エナメル上皮腫　ameloblastoma

疾患の特徴	下顎臼歯部に好発する代表的な良性の歯原性腫瘍である．
好発年齢および部位	20〜30歳代，下顎臼歯部から下顎角に好発．上顎は少ない． 　20〜30歳代という年齢で下顎臼歯部に好発するのは，臼歯部は狭く，歯堤にしわを生じやすいこと，また活動力のある歯胚組織が存在することによる．
臨床所見	穏やかな発育で，顎骨鶏卵大膨隆を示し，皮質骨の吸収，再発がある．
エックス線所見	1．顎骨内部に多房性，ときに単房性の透過像． 2．特徴的な所見を呈するが，歯原性角化囊胞などエックス線学的に多房性を示す顎骨の病変との鑑別が必要である． 3．肉眼的にも囊胞化の著しい場合を囊胞性エナメル上皮腫 cystic ameloblastoma という．
基本的な組織学的構造	1．胞巣状構造を有し，歯堤ないしエナメル器に類似した形と配列を示す． 2．胞巣中心部細胞は星状形で，エナメル髄細胞に類似する． 3．胞巣辺縁部細胞は立方形ないし円柱形でエナメル芽細胞に類似する．
組織学的分類（WHO分類）とその組織学的特徴	1．濾胞型 follicular type 　1）類円形の胞巣構造を呈し，胞巣辺縁は円柱細胞の密な棚状配列を示す． 　2）内部は細胞間隙の広い星状細胞よりなる． 　3）胞巣内部に囊胞がみられる場合があり，この囊胞を実質囊胞という． 　4）実質細胞が扁平上皮化生を呈し，角質巣を形成することもある． 2．叢状型 plexiform type 　1）実質は胞巣が索状に増殖することを特徴とする． 　2）いわば濾胞型の胞巣を圧平して，引き延ばしたような形態を呈する． 　3）実質囊胞や間質囊胞を形成する． 3．棘細胞腫型 acanthomatous type 　1）増殖形態は濾胞型を呈し，濾胞実質内に扁平上皮化生を認める． 　2）扁平上皮化生の中心部は角質巣の形成を認める． 4．顆粒細胞型 granular cell type 　1）増殖形態は濾胞型を呈する．実質の細胞は細胞質が好酸性顆粒を認める． 　2）この顆粒はリソソームによる． 5．基底細胞型 basal cell type 　1）皮膚の基底細胞癌に類似する組織像を示す． 　2）したがって，増殖形態は索状型を呈することが多いが，索状内部の細胞は星状ではなく，円柱あるいは類円形細胞よりなる．
エナメル上皮腫の発生由来	1．エナメル器または歯堤． 2．歯胚の残存上皮． 3．原始口窩上皮（頭蓋咽頭腫に組織像が類似しているため）． 4．口腔粘膜上皮． 5．球状上顎囊胞の被覆上皮からの例もある．
他のエナメル上皮腫	1．エナメル上皮腫：骨外型/周辺型 ameloblastoma, extraosseous/peripheral type 　（周辺性エナメル上皮腫 peripheral ameloblastoma） 　1）顎骨内よりも歯肉部に生じた場合をいい，年長者，男性に好発する． 　2）好発部位は小臼歯部を中心とした舌側部歯肉に発生する． 　3）肉眼的にはエプーリス状腫瘍で，ときに圧迫性骨吸収像がみられる． 2．エナメル上皮腫：類腱型 ameloblastoma, desmoplastic type 　1）間質の著明な膠原線維形成を特徴とする． 　2）上皮巣は圧迫され，索状を呈する． 　3）通常のエナメル上皮腫とは異なり，発生頻度は上下顎で同じであるが，好発部位は下顎

	前歯部である． 4）エックス線学的に，内部に不透過像（残存した骨組織）を伴う境界明瞭な骨破壊像がみられる線維骨形成病変や悪性腫瘍と区別する必要がある． 3．**エナメル上皮腫：単嚢胞型** ameloblastoma, unicystic type 　1）単房性の嚢胞形成が特徴である． 　2）好発部位は下顎大臼歯で，第三大臼歯の埋伏歯を伴う． 　3）含歯性嚢胞との鑑別が必要． 　4）好発年齢は充実型エナメル上皮腫の場合より若く，10〜20歳である． 　5）本腫瘍は上皮の組織形態により，さらに2型に分類される． （1）内腔型 luminal variant：腫瘍上皮が裏装上皮様に嚢胞内腔の内面を覆う場合で，一部が内腔に接して存在する．ただし，腫瘍上皮は嚢胞壁に浸潤がない． （2）壁在型 mural variant：嚢胞壁内にエナメル上皮腫の上皮胞巣が浸潤している場合をいう． 　　なお，注意すべき点として，両者の異なる治療法がある． 　　内腔型は嚢胞摘出と長期観察が必要であり，壁在型は胞巣の浸潤状態によりエナメル上皮腫の処置が必要である．
類似組織像	1．**長管骨のアダマンチノーマ** adamantinoma of long bone 　脛骨を主とする四肢骨にエナメル上皮腫と類似した組織像を示す腫瘍が発生する． 2．**頭蓋咽頭腫** craniopharyngioma 　トルコ鞍部（下垂体，漏斗部，トルコ鞍に好発）にエナメル上皮腫と類似した腫瘍が発生するが，この腫瘍はしばしば石灰変性を伴う．
鑑別診断	含歯性嚢胞，とくに嚢胞性エナメル上皮腫との区別．そのほかに，歯原性扁平上皮腫，顎骨中心性腺様嚢胞癌，基底細胞癌，悪性エナメル上皮腫との鑑別が必要である．
ポイントワード	歯胚，エナメル器，胞巣構造，索状構造，濾胞型，叢状型，棚状配列，扁平上皮化生，実質嚢胞，間質嚢胞，頭蓋咽頭腫

2）扁平性歯原性腫瘍（歯原性扁平上皮腫） squamous odontogenic tumor

疾患の特徴	高度に分化した扁平上皮が島状に線維性結合組織に増殖した良性腫瘍である．
好発年齢および部位	多くは20歳代までに認められる．性差なし．上下顎の部位差はない．
臨床所見	1．顎骨内，根尖部に単房性のエックス線不透過像がみられる． 2．本腫瘍は良性であるが，局所浸潤性を認める．
病理組織所見	成熟した線維性結合組織の間質に，高度に分化した扁平上皮島（巣）がみられる．
発生由来	歯堤由来の上皮やマラッセ上皮遺残から発生する．
鑑別診断	エナメル上皮腫との鑑別が必要である．組織学的鑑別には上皮胞巣辺縁部にエナメル上皮腫特有の棚状配列を示す円柱細胞がみられるか否かで鑑別する．
鑑別診断	扁平上皮島，顎骨内，マラッセ上皮，歯堤

3）石灰化上皮性歯原性腫瘍（歯原性石灰化上皮腫）
calcifying epithelial odontogenic tumor (CEOT)

別　名	Pindborg 腫瘍という．
疾患の特徴	歯原性上皮内に石灰沈着を起こすアミロイド様物質の産生を特徴とする．
好発年齢および部位	20〜60歳代で，下顎臼歯部の顎骨内に発生するが，骨外に発生することもある．
臨床所見	発育緩慢で，しばしば埋伏歯を伴い，その歯冠に接して不規則なエックス線透過像を認める．
病理組織所見	1．類円形の核を有する多角形の上皮細胞が索状あるいはシート状に増殖する． 2．間質は線維性結合組織であるが，腫瘍細胞間に均質好酸性物質（アミロイド）の沈着を認める．しばしば，この物質は石灰沈着を起こす．
アミロイドを証明する染色	1．コンゴーレッド染色で，アミロイドはピンクから赤に染色される． 2．偏光顕微鏡で観察すると，橙色や緑色の蛍光を発する複屈折を示す．
発生由来	1．歯胚上皮またはその遺残． 2．埋伏歯の退縮エナメル上皮（とくにエナメル器中間層）． 3．口腔粘膜上皮（骨外性のもの）．
ポイントワード	上皮シート，アミロイド，石灰沈着，コンゴーレッド染色，歯胚

4）腺腫様歯原性腫瘍　adenomatoid odontogenic tumor

疾患の特徴	充実性に増殖した歯原性上皮内に腺管構造を有する腫瘍である．
好発年齢および部位	10歳代，女性に多く，上顎の前歯部（とくに犬歯部）に好発する．
臨床所見	1．エックス線所見は含歯性囊胞と類似するが，小石灰化物を有するため，小さなエックス線不透過像を認めることが特徴である． 2．発育は緩慢で，腫瘍は被胞されている．
病理組織所見	1．腫瘍は線維性皮膜で被胞され，囊胞形成を伴うことが多い． 2．実質は紡錘形細胞やエナメル髄様細胞がシート状に胞巣を形成する． 3．そのなかに，立方形あるいは円柱形細胞により構成された腺管構造，円柱細胞（エナメル芽細胞に類似）が向き合った配列を示し，花冠状の形成（ロゼット形成）などを認める． 4．腺管構造の内腔には基底膜成分があるために，内腔は間質部である．これを偽腺腔という． 5．腫瘍細胞間には好酸性物質や石灰化巣を認める． 6．骨様象牙質の形成を認め，象牙芽細胞様細胞で縁取りされている場合もある．
発生由来	歯原性上皮（発育中のエナメル器）．
注意すべき点	本腫瘍は発生年齢が若く，緩慢な増殖を示すために過誤腫とみなされているが，年長者に発生した場合では下顎臼歯部に生じ，局所侵襲性を示し，本来の腫瘍的性格を有した増殖を示す場合がある．
ポイントワード	10歳代，前歯部の歯原性腫瘍，腺管構造，花冠状構造，好酸性物質，石灰化巣，骨様象牙質，偽腺腔，過誤腫

5）角化囊胞性歯原性腫瘍　keratocystic odontogenic tumor

疾患の特徴	本腫瘍は歯原性角化囊胞 odontogenic keratocyst の名称で囊胞に分類されたものであるが，本病変が浸潤性性格を有すること，再発率が高いことなどから新WHOでは腫瘍に分類された．
病理組織所見	1．表面が波状 corrugated appearance を呈する薄い錯角化重層扁平上皮で裏装された囊胞を形成する． 2．上皮の基底面は平坦である． 3．基底細胞は立方形ないし円柱状であり，棚状配列を示す． 4．囊胞壁に娘囊胞がみられる． 5．裏装上皮は剝離傾向がある．
注意すべき点	裏装上皮全体が正角化と明瞭な顆粒層を伴い，なおかつ表皮様を呈した場合は正角化歯原性囊胞 orthokeratinized odontogenic cyst と呼ばれる． 本病変は再発が少なく，角化囊胞性歯原性腫瘍と区別する．
ポイントワード	角化，扁平上皮，娘囊胞，再発，歯原性腫瘍

2　歯原性上皮と歯原性外胚葉性間葉からなり，硬組織を伴うあるいは伴わない腫瘍

1）エナメル上皮線維腫　ameloblastic fibroma

疾患の特徴	歯原性上皮と間葉組織の両者からなり，硬組織形成のない腫瘍である．
好発年齢および部位	20歳未満で，下顎臼歯部に好発する．
臨床所見	1．発育は緩慢で，境界明瞭である． 2．エックス線所見は単房性のエックス線透過像を示す．
病理組織所見	歯乳頭様の幼若な線維性結合組織中に，エナメル髄様の歯原性上皮の索状ないし小塊状増殖を示す．
ポイントワード	歯原性上皮，歯乳頭様結合組織，混合腫瘍，エナメル髄様細胞

2）エナメル上皮線維象牙質腫　ameloblastic fibrodentinoma

別名	象牙質腫 dentinoma．
疾患の特徴	歯原性上皮の増殖と象牙質の形成を認める．
好発年齢および部位	若年者，下顎臼歯部（前歯部もある）．
臨床所見	エックス線学的にはさまざまな程度に形成される硬組織による不透過像が認められる．

病理組織所見	歯乳頭類似の幼若な性格を示す結合組織と構造が不規則で，石灰化も不十分な象牙質形成を認める．ただし，この象牙質は細管構造が不明瞭な場合が多い．
ポイントワード	象牙質形成，若年者，下顎臼歯部，不明瞭象牙細管

3）エナメル上皮線維歯牙腫　ameloblastic fibro-odontoma

疾患の特徴	エナメル上皮線維腫に類似した組織中に象牙質，エナメル質の形成があり，いわゆる歯牙腫が認められるもので，その発生はまれである．
好発年齢および部位	20歳代で，下顎臼歯部（上顎もある）に好発する．
臨床所見	1．顎骨の無痛性膨隆，歯の萌出や位置の異常を伴うことが多い． 2．エックス線学的にはエナメル上皮線維象牙質腫と同様な所見を呈する．
病理組織所見	エナメル上皮線維腫と同様な組織中にさまざまな量の象牙質とエナメル質の形成（歯牙腫）を認める．
ポイントワード	エナメル上皮線維腫，歯牙腫，象牙質形成，エナメル質形成

4）歯牙腫　odontoma

疾患の特徴	歯牙硬組織（象牙質，エナメル質）の形成を主体とした腫瘍状病変であるが，大部分は腫瘍様奇形（過誤腫）である．
種類	1．複雑型歯牙腫　complex odontoma 2．集合型歯牙腫　compound odontoma
好発年齢および部位	1．好発年齢は10～20歳代であるが，集合型歯牙腫は複雑型歯牙腫と比べやや年少である． 2．好発部位は複雑型が下顎臼歯部，次いで上顎前歯部であるが，集合型の好発部位は上顎前歯部である．
発生原因	次のような発生原因が想定されるが，不明確である． ①外傷 ②萌出場所の不足による歯胚の圧迫 ③炎症 ④遺伝子的因子の関与
臨床所見	1．大きいものは鶏卵大以上にも発育するために，顎骨膨隆や歯の位置異常を認める． 2．エックス線学的には境界明瞭な骨透過像のなかに，さまざまな大きさの歯牙様のエックス線不透過像を認める．
病理組織所見	1．複雑型歯牙腫 　歯の組織構造を形成しておらず，単に硬組織の不規則配列を示す塊状を認める． 2．集合型歯牙腫 　形成された個々の硬組織が歯の組織構造を形成しているもので，小歯牙様構造物としてみられる．
鑑別診断	エナメル上皮線維歯牙腫，歯牙エナメル上皮腫．
ポイントワード	歯牙様組織，若年者好発，過誤腫，皮膜形成

5）歯牙エナメル上皮腫　odontoameloblastoma

疾患の特徴	エナメル上皮腫に類似した組織中に象牙質，エナメル質の形成があり，いわゆる歯牙腫が認められるもので，その発生はまれである．
好発年齢および部位	小児に好発し，下顎に多い．
臨床所見	ほとんどのエナメル上皮腫の臨床像と一致するが，エックス線学的にはエナメル上皮線維歯牙腫と同様で，さまざまなエックス線不透過像を含む．
病理組織所見	エナメル上皮腫中にエナメル上皮腫胞巣に接して象牙質，エナメル質形成，いわゆる歯牙腫が認められる．
注意すべき点	本腫瘍は基本的にエナメル上皮腫と同じであるので，腫瘍の増殖態度は周辺骨組織を侵襲性に発育する．したがって，臨床的処置はエナメル上皮腫と同様な処置が必要である．
ポイントワード	エナメル上皮腫，歯牙腫，象牙質形成，エナメル質形成

6）石灰化囊胞性歯原性腫瘍　calcifying cystic odontogenic tumor
（石灰化歯原性囊胞　calcifying odontogenic cyst）

疾患の特徴	本腫瘍は囊胞性病変であるが，歯原性上皮が充実性に増殖する腫瘍的性格を有している．
好発年齢および部位	10〜30歳代であるが，おもに10歳代に好発する．性別や上・下顎の差はないが，やや上顎に多い．
臨床所見	局所の無痛性膨隆を認める．エックス線所見はさまざまな大きさのエックス線不透過像を含む境界明瞭な囊胞性病変としてみられる．
病理組織所見	1．囊胞腔を有する． 2．囊胞壁の裏装上皮は円柱形の基底細胞とその上部には類円形ないし多角形の細胞からなる．この上皮のなかに幻影細胞（幽霊細胞）ghost cell が認められることが特徴である．この幻影細胞は一種の角化細胞と考えられている． 3．上皮層に接して象牙質様あるいは類骨様の硬組織が形成される．
注意すべき点	臨床的に著明な増殖傾向を示すことがある．また，腫瘍の約半数には歯牙腫を伴う．
ポイントワード	10歳代好発，囊胞病変，幻影細胞，象牙質様，類骨様組織

7）象牙質形成性幻影細胞腫瘍　dentinogenic ghost cell tumor

疾患の特徴	エナメル上皮様の腫瘍実質内および間質内に幻影細胞 ghost cell がみられる．
病理組織所見	石灰化を伴い，上皮と結合組織の境界部に象牙芽細胞の誘導と象牙質形成がある．

3　間葉あるいは歯原性外胚葉性間葉からなり，歯原性上皮を伴うあるいは伴わない腫瘍

1）歯原性線維腫　odontogenic fibroma

疾患の特徴	歯の中胚葉組織からなる線維腫で，顎骨内あるいは顎骨周辺部に発生する．
発生由来	歯乳頭，歯小囊，歯根膜．
好発年齢および部位	1．20歳以下で，下顎大臼歯部に好発する． 2．ただし，周辺性のものは各年代に発生し，下顎に多いが，上顎では前歯部にも発生する．
臨床所見	1．発育は緩慢であり，顎骨の無痛性膨隆がみられる． 2．エックス線学的には単房性の骨透過像が特徴である．
病理組織所見	1．皮膜に包まれ，比較的細胞成分に富む歯乳頭類似構造を示す線維性結合組織からなる． 2．特徴としては，この結合組織中に歯原性上皮の小胞巣が散在している． 3．セメント粒や骨様の小石灰化物が形成されることもある．
歯原性の確認	本腫瘍は歯原性か否かの区別が困難な場合があるが，歯原性と診断するには次の特徴が必要である． ① 歯に近接した部位に発生する． ② とくに歯の欠如，埋伏を伴う． ③ 歯原性上皮の胞巣を含む． ④ 歯乳頭類似の幼若な結合組織からなる．
鑑別診断	とくに周辺性歯原性線維腫の場合は，エプーリス，歯原性歯肉上皮性過誤腫などがある．
ポイントワード	歯原性上皮，線維腫，顎骨内，歯乳頭，単房性透過像

2）歯原性粘液腫　odontogenic myxoma

疾患の特徴	顎骨内部に発生する粘液基質を有する腫瘍である．
好発年齢および部位	30歳前後の女性で，下顎臼歯部顎骨内に多い．
臨床所見	1．顎骨の膨隆を認め，エックス線学的には境界不明瞭の透過像である． 2．侵襲性であるために，既存の骨梁が腫瘍のなかに残存し，エックス線所見では多数の透過巣がみられる．この所見を soap-bubble appearance（石けん泡状）と称する．
病理組織所見	1．腫瘍細胞は紡錘形ないし星状細胞を呈し，疎に配列する． 2．基質は粘液腫状の水腫で，線維細胞に乏しい． 3．ときに歯原性上皮巣を含む． 4．良性腫瘍であるが，異型性や核分裂像が散見されることがある．

注意すべき点	本腫瘍は良性腫瘍であるが，皮膜形成はなく，骨内や硬組織中に侵襲性に発育するために，完全な摘出がむずかしく再発がある．
ポイントワード	soap-bubble appearance，多房性透過像，粘液様基質，皮膜形成なし

3）良性セメント芽細胞腫　benign cementoblastoma

疾患の特徴	歯根に癒着してセメント質の形成を主体とした腫瘍である．
好発年齢および部位	1．20歳代までの男性で，下顎小・大臼歯歯根部に好発する．
臨床所見	1．顎骨の膨隆があり，ときに疼痛を伴う． 2．エックス線学的には腫瘍は歯根と連続した境界明瞭な不透過像を認める． 3．とくに腫瘍辺縁部に放射状の不透過像をみることが特徴である．
病理組織所見	1．歯根セメント質と連続して梁状硬組織が形成される． 2．この硬組織辺縁にはセメント芽細胞や破セメント細胞を認める． 3．腫瘍辺縁は放射状の骨梁形成を認め，この部は活発に増殖している部で，未石灰化基質である．
鑑別診断	骨芽細胞腫，骨肉腫，類骨骨腫．
ポイントワード	歯根と連続，セメント質，放射状構造，セメント芽細胞，破セメント細胞

4　骨関連病変

1）骨形成線維腫　ossifying fibroma

疾患の特徴	セメント質ないし骨様を形成する線維性組織の増殖からなる腫瘍である．
好発年齢および部位	若年者から中年期に発生し，下顎臼歯部に好発する．
臨床所見	1．顎骨中心性に発生した場合は顎骨膨隆，骨質吸収がみられる． 2．周辺性に発生した場合は線維性エプーリスに似た外観を呈する．
エックス線所見	1．境界明瞭な辺縁の骨硬化像がみられる． 2．初期病変は境界明瞭で，進行に伴い中心部に石灰化像，すりガラス状となり，後期病変は大部分がエックス線不透過像を示す石灰化物で占められる．
病理組織所見	線維腫組織中に骨様類似構造の硬組織が散在している．
ポイントワード	セメント質様，骨様，線維腫，顎骨中心性，周辺性，エプーリス

2）線維性異形成症　fibrous dysplasia

疾患の特徴	1．骨形成間葉組織の発育異常で，多骨性と単骨性がある． 2．多骨性の場合はAlbright症候群の一症候として発現する． 3．顎骨に発生する場合は多くが単骨性である
好発年齢および部位	10歳代，女性にやや多い．上顎臼歯部に好発する．
臨床所見	顎骨の無痛性膨隆，顔面変形，上顎洞圧迫や閉塞，鼻閉，眼球突出．
エックス線所見	細顆粒状のエックス線不透過像ですりガラス状あるいはオレンジ皮様と表現する．
病理組織所見	1．線維組織のなかに不規則な幼若線維骨形成がみられる． 2．骨梁の形，大きさは不規則で，一般に層板骨の形成はない．
ポイントワード	多骨性，単骨性，すりガラス様，10歳代，幼若線維性骨，上顎臼歯

3）中心性巨細胞病変（中心性巨細胞肉芽腫）　central giant cell lesion (granuloma)

疾患の特徴	骨髄支持組織の未分化細胞由来であり，局所の外傷や出血に対する修復性病変である．
好発年齢および部位	20歳以下の女性に多い．
臨床所見	1．上下顎前歯部に好発するが，とくに下顎に多い．中心性の病変は顎骨膨隆を示し，骨は薄くなる． 2．歯に近接して生じることが多く，歯の位置異常をきたす．
エックス線所見	1．第一大臼歯より前方に境界明瞭な多房性陰影を生じる． 2．隔壁構造がみられ，隔壁は細く繊細である．
病理組織所見	紡錘形細胞と多核巨細胞の出現をみる．初期は細胞成分が豊富であるが，古くなると細胞は減少し，線維が増加する．
ポイントワード	多核巨細胞，外傷，出血，下顎前歯部，修復性

4）ケルビズム　cherubism

疾患の特徴	骨形成間葉組織の発育異常で，特異な顔貌（天使ケルプから命名）で，家族性に出現する．
好発年齢および部位	幼児期に発症し，青年期以降に消退することもある．男性に好発する．
臨床所見	対称性に下顎骨の膨隆があり，顔面変形，歯の位置異常を伴う．
エックス線所見	境界明瞭な多房性透過像で，皮質骨は薄く，ところにより消失する．
病理組織所見	1．紡錘形線維芽細胞を含む線維組織中に多核巨細胞が散在する． 2．巨細胞肉芽腫と区別が困難である（下顎，両側性はケルビズム）．
ポイントワード	ケルプ，顔面変形，多房性透過像，線維性組織，多核巨細胞

5）脈瘤性骨囊胞　aneurysmal bone cyst

疾患の特徴	局所循環障害に基づく病変と考えられ，顎骨内の骨吸収像がみられる．
好発年齢および部位	20歳以下の女性に多く，下顎骨後部骨体に好発する．
臨床所見	無痛性の硬い膨隆がみられ，歯の動揺がある．
エックス線所見	多房性の境界明瞭な透過像で，風船様の石けん泡状所見を呈する
病理組織所見	1．腔壁の血管像は不明瞭で，巨細胞を含む毛細血管に富む幼若線維性結合組織よりなる． 2．上皮の裏装はみられない． 3．周囲の骨組織は線維性骨異形成症，化骨性線維腫などの像を呈することがある．
ポイントワード	循環障害，20歳以下，女性，下顎後部骨体，上皮はない，巨細胞

6）単純性骨囊胞　simple bone cyst

疾患の特徴	多くは外傷により生じた骨吸収像である．
好発年齢および部位	10歳代，男性に好発する．
臨床所見	下顎前歯部骨体に発生し，無症状で経過する．
エックス線所見	1．比較的境界明瞭な淡い透過像で，骨は菲薄化している． 2．ホタテ貝状の像を呈する．歯根吸収や移動はみられない．
病理組織所見	1．上皮の裏装を欠く． 2．内容物は血性，漿液性液体を含有するか，あるいは空虚である．
ポイントワード	外傷，10歳代，男性，下顎前歯，ホタテ貝状，上皮なし，血性

B　その他の腫瘍　other tumors

1）乳児の黒色性神経外胚葉性腫瘍　melanotic neuroectodermal tumor of infancy

疾患の特徴	神経原由来（歯胚組織，網膜胚組織由来）の先天性異常過誤腫病変である．
好発年齢および部位	乳児，女性にやや多く，上顎骨に好発する．
臨床所見	1．肉眼的に歯槽部腫瘤を形成するが，エプーリス状もみられる． 2．歯胚は圧迫され，骨吸収像がある．
病理組織所見	結合組織性の間質に富み，2〜3種の実質細胞が胞巣構造を形成し，散在する． 1．淡染類円形核と豊富な細胞質で，多量の色素顆粒を含む． 2．クロマチンに富んだ円形核と細胞質が少ない細胞で，色素顆粒はない． 3．胞状の円形核と細線維状構造の明るい細胞質を有する細胞である．
ポイントワード	歯槽部腫瘤，神経原由来，色素顆粒，結合組織

C 悪性腫瘍　malignant tumor

1　歯原性癌腫　odontogenic carcinoma

1）転移性（悪性）エナメル上皮腫　metastasizing (malignant) ameloblastoma

疾患の特徴	エナメル上皮腫の特徴を有し，転移を生じるものである．
悪性の判断	1．本腫瘍はエナメル上皮腫の再発を繰り返した結果，悪性となる場合と最初から悪性性格を有している場合がある． 2．悪性診断はリンパ節や遠隔臓器への転移が認められる場合と細胞学的に悪性所見を有した場合に悪性と診断する．
病理組織所見	細胞成分に富んだエナメル上皮腫で，局所破壊性に浸潤し，ときに癌腫様の未分化像を呈することがある．
ポイントワード	エナメル上皮，再発，転移，局所破壊性，未分化像

2）原発性骨内癌　primary intraosseous carcinoma

疾患の特徴	歯原性上皮に由来する扁平上皮癌である．
好発年齢および部位	幼児から10歳代で，男性の下顎臼歯部に発生する．
発生由来	歯堤ないし歯胚上皮，またはその遺残から原発的に生じる．
臨床所見	顎骨の膨隆と歯の動揺．
病理組織所見	1．骨髄腔内に非角化性扁平上皮癌を認める． 2．角化巣の出現や明細胞の出現を伴うこともある．
ポイントワード	顎骨内扁平上皮癌，歯原性，歯堤，歯胚上皮

3）歯原性囊胞に由来する癌腫

疾患の特徴	残存囊胞や歯原性角化囊胞の裏装上皮から癌腫が発生することがある．
好発年齢および部位	中年以降の男性，下顎臼歯部に発生する．
臨床所見	単なる囊胞の所見であるが，増殖すると顎骨膨隆や疼痛が発現する．
病理組織所見	1．組織学的には上皮内癌や扁平上皮癌などである． 2．本腫瘍の発生率は残存囊胞壁より約半数が発生し，残りは歯根囊胞や含歯性囊胞からの発生である．
ポイントワード	残留囊胞，下顎臼歯部，扁平上皮癌，歯根囊胞，含歯性囊胞

2　歯原性肉腫　odontogenic sarcoma

疾患の特徴	歯原性間葉組織に由来する悪性腫瘍で，肉腫中に歯原性上皮が存在するが，悪性所見は間葉成分のみに認められ，上皮成分には悪性所見はない．
好発年齢および部位	10～30歳代で，下顎臼歯部に好発する．
種類	1．エナメル上皮線維肉腫　ameloblastic fibrosarcoma 2．エナメル上皮線維歯牙肉腫　ameloblastic fibro-odontsarcoma
病理組織所見	1．エナメル上皮線維肉腫は線維肉腫と同様な組織像で，そのなかに歯原性上皮を認めるが，歯原性上皮には悪性所見がない． 2．エナメル上皮線維歯牙肉腫の場合は，さらに異形性的な硬組織の形成を伴う．
ポイントワード	肉腫，歯原性上皮，間葉性悪性

3　その他の歯原性上皮性悪性腫瘍

分類	1．歯原性石灰化上皮腫の悪性型 2．石灰化歯原性囊胞の悪性型 3．歯原性明細胞癌　clear cell odontogenic carcinoma 4．歯原性幻影細胞癌　odontogenic ghost cell carcinoma 5．歯原性癌肉腫　odontogenic carcinosarcoma

14 非歯原性腫瘍
non-odontogenic tumor

分類		
	1．良性上皮性腫瘍	2）頰粘膜癌
	1）乳頭腫	3）歯肉癌
	2）逆性乳頭腫	4）硬口蓋癌
	3）腺腫（15章 唾液腺腫瘍を参照）	5）口腔底癌
	2．良性非上皮性腫瘍	6）舌　癌
	1）線維腫および類似病変	7）口峡咽頭癌
	2）粘液腫	8）多発性癌
	3）黄色腫	9）顎骨中心癌
	4）化骨性線維腫	10）上顎癌
	5）線維性骨異形成症	6．悪性非上皮性腫瘍
	6）骨腫および類似疾患	1）線維肉腫
	7）類骨骨腫	2）脂肪肉腫
	8）骨芽細胞腫	3）悪性線維組織球性腫瘍
	9）軟骨腫および骨軟骨腫	4）骨肉腫
	10）巨細胞性腫瘍病変	5）軟骨肉腫
	11）脂肪腫	6）滑膜肉腫
	12）血管腫	7）血管肉腫
	13）リンパ管腫	8）カポジ肉腫
	14）筋　腫	9）平滑筋肉腫
	15）顆粒細胞腫	10）横紋筋肉腫
	16）神経系腫瘍	11）ユーイング肉腫
	17）色素性母斑	12）骨髄腫
	3．前癌病変	13）白血病
	4．上皮内癌	14）悪性リンパ腫
	5．悪性上皮性腫瘍	15）悪性黒色腫
	1）口唇癌	7．転移性腫瘍

1　良性上皮性腫瘍　benign epithelial tumor

1）乳頭腫　papilloma　（9章 口腔粘膜の疾患を参照）

2）逆性乳頭腫　inverted papilloma

疾患の特徴	おもに鼻腔，副鼻腔の粘膜に発生し，上皮下結合組織へ向かい内向性に上皮の増殖をきたす疾患である．
注意点すべき点	1．再発や悪性化する傾向が強い． 2．上顎洞粘膜に発生し，骨を破壊して，口蓋に出現する場合がある．
ポイントワード	乳頭腫，逆性，副鼻腔，悪性化，口蓋

2　良性非上皮性腫瘍　benign non-epithelial tumor

1）線維腫　fibroma

疾患の特徴	線維芽細胞とコラーゲン線維の増殖による腫瘍であるが，多くは反応性の線維組織の過形成である．
臨床所見	歯肉，頰粘膜，口蓋，舌，口唇に好発し，大豆大の結節性，ポリープ状を呈する．
病理組織所見	1．線維芽細胞成分に富む場合とコラーゲン線維の増殖が主体となる場合がある． 2．コラーゲン線維に富む場合は線維性ポリープあるいは義歯性線維腫がある．

類似病変	1. **義歯性線維腫** denture fibroma
	義歯床縁が接触する口腔前庭粘膜に発生する慢性刺激による線維性結合組織の増殖である．
	2. **顎骨中心性線維腫** central fibroma of jaw
	顎骨内部に発生する線維腫で，多くは歯原性である．
	3. **歯肉線維腫症** fibromatosis gingivae
	1）歯肉象皮症ともいわれ，歯肉のび漫性増殖をきたす疾患である．
	2）思春期に好発し，上下歯肉が歯冠を被覆するように増殖する．
	3）組織像は細胞成分に乏しい硬性線維腫像を呈する．
	4. **線維腫症** fibromatosis
	1）結節性筋膜炎 nodular fasciitis
	顎下部や頰部の筋膜から皮下にかけ皮膜不明瞭な結節を形成し，その結節は線維芽細胞の増殖を示す．
	2）侵襲性線維腫症 aggressive fibromatosis
	口腔底，オトガイ部，頰部に発生する膠原線維に富む線維性組織の増殖で，局所浸潤性を示す．
ポイントワード	線維増生，ポリープ，線維芽細胞，義歯，歯原性

2）粘液腫　myxoma

疾患の特徴	粘液を含む疎性線維性結合組織の増殖で，口腔では顎骨中心性が多い．
臨床所見	口蓋，頰部，口腔底に好発し，粘膜下に発育緩慢な無痛性腫瘤がみられる．
病理組織所見	1. 非皮膜性で，すう疎な粘液基質中に星状ないし紡錘形の線維芽細胞の増殖を認める．
	2. 一般に炎症性細胞浸潤はみられない．
ポイントワード	粘液，疎性結合組織，顎骨中心性，歯原性

3）黄色腫病変　xanthoma

疾患の特徴	1. 多量の脂質を含有する泡沫細胞（組織球）が集族し，肉眼的に黄色にみえる疾患である．
	2. 全身性のリポタンパク異常を伴うことがある．
発生過程	1. マクロファージがコレステロールを主体とする脂質を多量に蓄積し，泡沫細胞となり，これが組織内に浸潤することによって生じる．
	2. 摩擦などの外力や炎症が引金となり，血中のリポタンパクが血管外に漏出すると，リポタンパクが酸化されて病原性を獲得する．これをマクロファージが取り込んで泡沫細胞となる．
	3. なかには泡沫細胞が癒合してタウトン型巨細胞となるものもある．
種類とその病態	1. **線維黄色腫** fibroxanthoma
	組織球と線維芽細胞の渦巻き状ないし車輪状に配列し，増殖する．
	2. **黄色腫** xanthoma
	皮膚に単発あるいは多発する黄色の軟らかい境界明瞭な腫瘤で，全身的脂質代謝異常（高脂血症）で出現することが多い．
	1）丘疹性黄色腫：四肢や体幹部に急速に発症し消退する黄色腫で，高トリグリセド血症に特異的に出現する．
	2）結節性黄色腫：肘頭や臀部など外的刺激を受けやすい部位に好発する．
	3）腱黄色腫：アキレス腱などの腱が棍棒状に肥厚する黄色腫で，高脂血症Ⅱ型に特徴的な病変である．
	4）眼瞼黄色腫：眼瞼の内側にみられる．
	3. **若年性黄色腫** juvenile xanthoma
	乳幼児にみられる黄色腫細胞とタウトン型巨細胞の出現をみる．
	4. **疣贅型黄色腫** verruciform xanthoma
	粘膜表面が乳頭状ないし疣贅状の隆起を示し，上皮下に黄色細胞の増殖を認める．
ポイントワード	泡沫細胞，リポタンパク，マクロファージ，高脂血症，疣贅，タウトン型

4）化骨性線維腫　ossifying fibroma

疾患の特徴	骨形成を伴う線維性組織の増殖がみられる良性の腫瘍である．
臨床所見	1．20歳代の女性に好発する． 2．顎骨中心性に生じ，発育緩慢な顎骨の限局性膨隆がある．
エックス線所見	1．下顎臼歯部の限局性病変である． 2．境界は明瞭で，辺縁は骨硬化像がみられる． 3．病変の初期は境界明瞭なエックス線透過像であるが，進行するに従い，中心部に粒状の石灰化像やすりガラス状となる． 4．病変の後期は大部分が石灰化物で占められる．
エックス線所見の注意点	すりガラス状の所見は線維性骨異形成症と類似するが，化骨性線維腫は限局性であるのに対し，線維性骨異形成症はび漫性である．
病理組織所見	1．線維芽細胞の増殖とコラーゲン線維の増生を認める． 2．この線維組織中に不規則な形態を示す梁状骨がみられる． 3．また，小さな卵円形の石灰化物をみることがある．
類似疾患	1．若年性（侵襲性）化骨性線維腫　juvenile (aggressive) ossifying fibroma 　小児の上顎に好発し，局所侵襲性の発育を示す病変である．
ポイントワード	化骨，すりガラス状，線維増生，若年性，骨形成

5）線維性骨異形成症　fibrous dysplasia of bone　（13章 歯原性腫瘍を参照）

6）骨腫および類似疾患

関連疾患	1．骨　腫 2．軟部組織の骨腫 3．Gardner（ガードナー）症候群 4．口蓋隆起と下顎隆起

（1）骨　腫　osteoma

疾患の特徴	成熟した緻密骨あるいは海綿骨の増殖からなる良性の腫瘍である．
臨床所見	1．10〜40歳代に好発する．多くは単発性の腫瘍である． 2．多発する場合はGardner症候群の部分症となる． 3．発育は緩慢で，無痛性に進行するが大きくなると顔面非対称となる． 4．上顎では犬歯窩，硬口蓋，上顎洞部に好発する． 5．下顎では下顎角の内外縁，オトガイ部，臼歯部の舌側に好発する．
種　類	1．中心性骨腫　central osteoma 　顎骨内部に発生する骨腫で，上顎に発生した場合は洞の消失や眼球突出を認める． 2．周辺性骨腫　peripheral osteoma 　骨膜面に発生し，外側に膨隆する限局性の腫瘤であるが，有茎性を呈することもある．咬合障害や鼻腔閉鎖などをみる．
組織分類とその所見	1．緻密骨腫　compact osteoma 　骨質に富み，全体が緻密な組織の腫瘍である． 2．梁状骨腫　trabecular osteoma 　骨質が少なく，海綿状骨を呈する組織の腫瘍である．
鑑別疾患	外骨症，歯牙腫，硬化性骨髄炎．
ポイントワード	骨形成，海綿骨，皮質骨，Gardner症候群，下顎角，中心性，周辺性

（2）軟部組織の骨腫

疾患の特徴	口腔軟組織に生じた骨腫である．
臨床所見	1．いずれの年代にも発生するが，やや女性に多い． 2．おもに，舌背の舌盲孔部と顎下部である．
由　来	1．分離腫：舌の病変は鰓弓の遺残，顎下の病変は下顎骨原基の分離迷入による． 2．間葉系細胞の化生による．
ポイントワード	軟組織，骨腫，舌背，舌盲孔，分離腫

（3）ガードナー症候群　Gardner syndrome

疾患の特徴	常染色体優性遺伝性疾患であり，次の症候がみられる． 　① 大腸の多発性ポリープ 　② 多発性骨腫 　③ 皮膚の線維腫ないし脂肪腫 　④ 皮膚の類皮嚢胞 　⑤ 埋伏歯，埋伏過剰歯，歯牙腫
注意すべき点	1．骨腫は顎骨と顔面骨に生じ，とくに下顎角部に好発する． 2．大腸，結腸のポリープは悪性転化率が高い．
ポイントワード	大腸ポリープ，骨腫，線維腫，脂肪腫，類皮嚢胞，埋伏歯

（4）口蓋隆起と下顎隆起　torus palatinus and torus mandibularis

疾患の特徴	1．成熟骨の結節性隆起で，非腫瘍性病変である． 2．近年，遺伝的要因が考えられている． 3．アジア人，アメリカ原住民，エスキモーの人種に好発する．
臨床所見	思春期以降の女性に多く，緩慢な発育を示し，無痛性である． 1．口蓋隆起 　　硬口蓋の正中線に沿って生じる無茎性の結節状腫瘤である． 2．下顎隆起 　　顎舌骨筋上方の下顎骨の舌側に沿って発生し，外向性発育を示す．孤立性の結節や癒合した多結節隆起を生じる．
病理組織所見	1．口蓋隆起は正常の層板骨の増殖と脂肪髄からなる． 2．下顎隆起は緻密な層板骨の増殖で，骨髄形成はないことが多い．
ポイントワード	骨隆起，遺伝性，アジア，硬口蓋，緻密骨，下顎隆起

7）類骨骨腫　osteoid osteoma

疾患の特徴	1．本質的には良性骨芽細胞腫と類似した病変と考えられる． 2．病巣の発生部位，大きさ，エックス線像，臨床所見，周囲の骨反応により，2つを考える． 3．病巣が2cm以内は類骨骨腫，2cm以上は骨芽細胞腫としている．
臨床所見	1．10〜20歳代の男性に好発する． 2．夜間疼痛が主症状であり，間歇性で，鈍い痛みが発現し，アスピリン投与で鎮静する．
エックス線所見	1．病巣は周囲を骨硬化体で囲まれた卵円形のエックス線透過像である． 2．中心部には石灰化物を認めることがあり，不透過像としてみえる． 3．病巣は直径2cmを超えることがないのが特徴である．
病理組織所見	1．血管成分に富んだ線維性結合組織中に類骨組織や未熟な骨組織がみられる． 2．骨組織の辺縁は骨芽細胞の縁取りがある．
ポイントワード	類骨，骨芽細胞，若年者，夜間疼痛，アスピリン，直径2cm

8）骨芽細胞腫　osteoblastoma

疾患の特徴	椎骨，長管骨，肋骨，手足の骨に生じ，急激な発育で，疼痛を伴う腫瘍である．
臨床所見	1．10歳代の男性に好発し，おもに下顎の臼歯部骨体に発生する． 2．外骨膜での発生もある． 3．疼痛は強く発現し，アスピリンで鎮静することは少ない． 4．病期は一般的に長く，数週間から数年にわたることがある．
エックス線所見	1．エックス線透過像と不透過像が混在するが，病巣の境界は明瞭である． 2．その境界部には1層の透明体がみられる（類骨骨腫の境界部は硬化像）．
病理組織所見	1．血管に富んだ線維性結合組織中に不規則な梁状を呈する類骨組織や未熟な骨組織の形成がみられる．骨梁はさまざまな程度に石灰化している． 2．特徴は大型の活性の高い骨芽細胞が数層の配列をなして骨梁を取り囲む． 3．間質中にも骨芽細胞がみられるが，やや小型である．
注意すべき点	1．類骨骨腫と同様な組織像であるが，病巣は骨芽細胞腫が大きい． 2．ときに骨肉腫類似像を認めるが，異型性はなく，悪性像はない．

		3．線維性骨異形成症，化骨性線維腫，骨腫などと類似組織がある．
		4．歯根近接部に発生した場合はセメント芽細胞腫との鑑別が必要である．
	ポイントワード	骨芽細胞，10歳代，男性，強い疼痛，未熟な骨組織，血管に富む

9）軟骨性腫瘍　chondrogenic tumor

分　類	1．軟骨腫
	2．骨軟骨腫
	3．軟骨芽細胞腫
	4．軟骨粘液様線維腫
	5．軟部組織の軟骨腫
由　来	1．メッケル軟骨，正中縫合部線維軟骨の遺残（下顎骨）
	2．鼻中隔，傍中隔軟骨の迷入（上顎骨）
	3．骨原生間葉組織よりの化生

（1）軟　骨　腫　chondroma

疾患の特徴	骨の表面に生じる軟骨性の良性腫瘍である．
臨床所見	1．若年者の四肢の長管骨に好発し，顎骨では成人に発生する．
	2．上顎では前歯部歯槽から鼻部，上顎結節にかけて発生する．
	3．下顎では臼歯部骨体，正中縫合部，関節突起，筋突起に発生する．
病理組織所見	1．軟骨の増殖を認め，その腫瘍は骨膜ないし軟骨膜様の結合組織で被覆される．
	2．骨化することもあり，古くなると骨腫と同様な組織像を呈する．
ポイントワード	軟骨，良性腫瘍，若年者，前歯部歯槽，臼歯部骨体

10）巨細胞性腫瘍病変　giant cell tumor lesions

疾患の特徴	多数の多核巨細胞の増殖からなる病変である．
種　類	1．巨細胞腫
	2．巨細胞肉芽腫（9章 口腔粘膜の疾患を参照）
	3．ケルビズム（10章 顎骨の病変の遺伝性疾患を参照）
	4．褐色腫

（1）巨細胞腫　giant cell tumor

疾患の特徴	骨髄支持組織の未分化間葉系細胞から生じ，大腿骨下端，脛骨上端などの長管骨に好発する．
臨床所見	1．20～40歳代に好発し，上下顎にみられる．
	2．緩慢な発育を示す病変から侵襲性に急激に発育する病変まである．
	3．再発，局所浸潤性があることに注意が必要である．
病理組織所見	1．多核巨細胞と単核の間葉系細胞の増殖がみられる．コラーゲン線維の形成は乏しい．
	2．骨吸収像を認め，出血，壊死，囊胞形成がみられることが特徴である．
ポイントワード	巨細胞，多核細胞，再発，骨吸収，囊胞，出血

（2）巨細胞肉芽腫　giant cell granuloma　（9章 口腔粘膜の疾患を参照）

（3）ケルビズム　cherubism　（10章 顎骨の病変を参照）

（4）褐　色　腫　brown tumor

疾患の特徴	副甲状腺機能亢進症の場合に破壊性骨病変が発症した疾患である．
臨床所見	1．副甲状腺機能亢進症の原因は副甲状腺腺腫が最も多い．
	2．副甲状腺機能亢進症は高カルシウム血症，低リン血症，血清ALPの上昇，血清パラトルモン（PTH）の増加が特徴的臨床所見である．
	2．症状として多飲，多尿，便秘，皮膚搔痒があるが，無症状の場合もある．
	3．骨病変は囊胞性線維性骨炎あるいは褐色腫となり，おもに長管骨骨幹部に多いが，顎骨にも発生する．
病理組織所見	1．巨細胞腫や巨細胞肉芽腫の類似病変である．
	2．多数の破骨細胞（巨細胞）の増殖と線維化がみられる．

	3．囊胞内に出血したあと，ヘモジデリン沈着をきたすことにより，褐色を呈している．
ポイントワード	副甲状腺機能亢進，PTH 増加，巨細胞，破骨細胞，褐色

11）脂肪腫　lipoma

疾患の特徴	粘膜下組織に生じる成熟した脂肪細胞の増殖からなる腫瘍である．
臨床所見	1．各年齢層に発生するが，女性にやや好発する． 2．緩慢な隆起性の発育を示し，硬度は軟らかく，黄色調を呈する． 3．口腔での発生は比較的少ないが，頰粘膜に好発し，舌，口腔底，歯肉頰移行部，口蓋，口唇，歯肉に発生する． 4．顎骨内に発生することもある．
病理組織所見	1．成熟脂肪細胞の増殖がみられ，線維性結合組織索で囲まれ，分葉状になる場合がある． 2．線維性組織とともに脂肪細胞の増殖をみる場合は線維脂肪腫 fibrolipoma となる．
ポイントワード	脂肪細胞，黄色腫瘍，分葉状，頰粘膜

12）血管腫　（9章 口腔粘膜の疾患を参照）

13）リンパ管腫　（9章 口腔粘膜の疾患を参照）

14）筋　腫　myoma

種　類	1．平滑筋腫 2．血管筋腫 3．横紋筋腫

（1）平滑筋腫　leiomyoma

疾患の特徴	主として子宮，消化管，皮下に生じ，平滑筋細胞の充実性増殖を示す．
臨床所見	1．無症候性で，発育緩慢な境界明瞭なる粘膜下腫瘤である． 2．舌，頰，口腔底，口唇に好発する．
病理組織所見	1．紡錘形の平滑筋細胞の増殖を認め，その細胞の走向は交叉走向を示す． 2．デスミンの免疫染色で陽性を示す．
ポイントワード	子宮，粘膜下腫瘤，舌，頰，デスミン

（2）血管筋腫　angiomyoma

疾患の特徴	平滑筋腫の組織系の一型である．血管周囲の成熟した平滑筋細胞の増殖を特徴とする．
臨床所見	1．成人，男性の口唇，口蓋，頰部に好発する． 2．表在性で境界明瞭な結節である．
病理組織所見	厚い壁を有する血管壁の周囲に成熟した平滑筋細胞の結節状増殖を認める．
ポイントワード	血管，平滑筋，成人，口唇，結節状

（3）横紋筋腫　rhabdomyoma

疾患の特徴	口腔ではまれな腫瘍であるが，頭頸部の軟組織に好発し，横紋筋細胞の結節状増殖がみられる．
臨床所見	1．30歳以上の男性にやや多く好発する． 2．好発部位は口腔底である．そのほかに軟口蓋，頰粘膜，口唇に発生する． 3．境界明瞭な粘膜下腫瘤としてみられる．
病理組織所見	成人型と胎児型に分類される． 1．成人型：大きい類円形の好酸性顆粒を含む細胞の増殖を認め，横紋がみられる． 2．胎児型：腫瘍細胞が細長く，低分化であり，横紋はみられない．
ポイントワード	横紋筋，結節状，口腔底，好酸性顆粒，横紋

15) 顆粒細胞腫　granular cell tumor

疾患の特徴	1．シュワン細胞由来の結節性腫瘍である． 2．神経組織に特異的に存在するタンパク質であるS-100タンパクが存在する．
臨床所見	1．中高年に好発し，舌に多い．口唇，頰粘膜，口腔底，口蓋，歯肉にも発生する粘膜下腫瘤としてみられる． 2．無症候性で，無炎症性である．
病理組織所見	1．好酸性顆粒状構造をもつ多角形，楕円形の大型な細胞が増殖する． 2．被覆上皮は偽上皮腫様過形成 carcinomatous hyperplasia が認められることも特徴の1つである．
関連病変	新生児の歯肉にみられる先天性エプーリスがある．この病変は顆粒細胞腫と組織像が類似するが，S-100タンパクの発現率は非常に低い．
ポイントワード	シュワン細胞，S-100タンパク，舌，先天性エプーリス

16) 神経系腫瘍

分類	1．神経鞘腫 2．神経線維腫 3．神経線維腫症 4．粘膜神経腫 5．切断神経腫（外傷性神経腫）

（1）神経鞘腫　schwannoma

疾患の特徴	1．末梢神経を取り囲む神経鞘のシュワン細胞由来の良性腫瘍である． 2．身体各部に生じるが，四肢と頭頸部皮下に好発する．
臨床所見	1．舌が好発部位である．そのほかに頰粘膜，口腔底，口蓋，歯肉にも発生する． 2．非皮膜性の粘膜下腫瘤である．顎骨にも発生し，知覚麻痺が起こる．
病理組織所見	特徴的な組織像を呈し，2つに分類される． 1．束状型（アントニーA型） 　1）紡錘形，類円形の核を有する細長い両極性の細胞の増殖を認める． 　2）腫瘍細胞は密に束状または渦巻き状に配列する． 　3）その配列した細胞の核は棚状または観兵式様配列を示す． 2．網状型（アントニーB型） 　1）すう疎な線維性基質中に多極性細胞の増殖を認める． 　2）細胞は疎であり，その走向も不規則である． 　3）泡沫細胞の出現，粘液腫様変性，出血，囊胞形成などがみられる．
ポイントワード	シュワン細胞，舌，粘膜下腫瘤，アントニーA型，観兵式様配列

（2）神経線維腫　neurofibroma

疾患の特徴	1．シュワン細胞およびシュワン細胞鞘の間葉系細胞が関与し，身体各部の皮下に生じる良性腫瘍である． 2．本病変は孤立性と多発性があり，多発性はvon Recklinghausen（フォン・レックリングハウゼン）病の部分症として発症する．
臨床所見	1．舌，頰粘膜，口腔前庭が好発部位である． 2．無症候性の粘膜下腫瘤としてみられる．
病理組織所見	1．紡錘形ないし波状の核を有する紡錘形細胞が増殖する． 2．線維組織間には細線維を認め，粘液成分に富むこともある． 3．境界は明瞭あるいは不明瞭で一定していない． 4．肥満細胞を認めることも特徴である．
亜型	交叉する神経線維の束がうねり，コラーゲン線維の基質に取り囲まれている場合は叢状神経線維腫 plexiform neurofibroma という．
ポイントワード	シュワン細胞，シュワン鞘，粘膜下腫瘤，von Recklinghausen病

（3）神経線維腫症　neurofibromatosis
フォン・レックリングハウゼン病　von Recklinghausen disease

疾患の特徴	常染色体優性遺伝で，次の症候を有する． 1．皮膚のカフェオーレ斑（メラニン沈着） 2．多発性神経線維腫 3．頭蓋骨，脊椎の変形 4．中枢神経腫瘍（聴神経腫）
遺伝子解析の特徴	原因遺伝子は 17 番染色体（17q11.2）に存在し，ras 遺伝子機能を抑制しているが，この部位に変異が生じた場合には，細胞増殖をきたすことで，本疾患が発症する．
臨床所見	1．神経線維腫は主として皮膚，神経幹，内臓に発症する．その部分症として歯肉，口蓋，口唇，舌に単発，多発する． 2．顔面皮膚，口腔粘膜などにメラニン色素沈着がある．これは神経堤由来の母斑症である． 3．骨病変は軟組織腫瘍による皮質骨の破壊像が主である．下顎骨では下歯槽神経から発症し，疼痛や知覚麻痺が起こる．また，下歯槽孔の拡大がみられ，ラッパ口状の透過像としてみえる． 4．神経症状として聴覚神経腫が両側性に発生し，難聴，めまい，頭痛が起こる．三叉神経が侵された場合は顔面神経麻痺が生じる．
病理組織所見	孤立性の神経線維腫と同様である．
注意すべき点	本疾患の 5〜15％に，神経原肉腫への悪性転化がある．
ポイントワード	神経線維腫，カフェオーレ斑，17 番染色体，皮膚

（4）粘膜神経腫　mucosal neuroma

疾患の特徴	多発性内分泌腫瘍症Ⅲ型に随伴して，舌，口唇に発症する病変である． 多発性内分泌腫瘍症とは，1つ以上の内分泌腺に機能的腫瘍が発生する病変である．
分類とその特徴	次の3つの型に分類されている． 1．多発性内分泌腫瘍症Ⅰ型 　下垂体，膵島細胞，副甲状腺の腫瘍の発生をみる．11 番染色体の MEN 遺伝子の変異による常染色体優性遺伝である． 2．多発性内分泌腫瘍症Ⅱ型（ⅡA型） 　副腎褐色細胞腫，副甲状腺腺腫，甲状腺髄様癌が発症する病変で，10 番染色体長腕の RET 遺伝子の変異で，常染色体優性遺伝である． 3．多発性内分泌腫瘍症Ⅲ型（ⅡB型） 　1）高身長で，やせた体型で，甲状腺髄様癌，副腎髄質の褐色細胞腫，末梢神経の粘膜神経腫，小腸内神経節細胞腫を生じる疾患である． 　2）10 番染色体長腕の RET 癌遺伝子の変異で，常染色体優性遺伝である．
臨床所見	若年者の結膜，陰唇，喉頭，舌，口唇に粘膜下の結節性腫瘤として認める．
病理組織所見	線維性結合組織で被包され，神経組織が束状に増殖する．
ポイントワード	内分泌腫瘍，線維性結合組織，神経組織，舌，口唇

17）色素性母斑　pigmented nevus

疾患の特徴	メラニン細胞の過誤的増殖で，皮膚に好発する．
臨床所見	1．おもに青壮年に好発し，女性にやや多い． 2．口蓋，口唇，頬粘膜，歯肉に発生する． 3．肉眼的には，本病変は扁平で，やや隆起した病変であり，黒褐色の色素沈着を認める．
種類とその病態	1．接合性母斑　junctional nevus 　1）上皮基底細胞層ないし上皮下結合組織の境界部に母斑細胞の増殖を認める． 　2）母斑細胞は類円形を呈し，細胞質は明るく，クロマチンに富んだ核を有する． 2．真皮内母斑　intradermal nevus 　上皮下結合組織内に塊状，あるいはび漫性に母斑細胞の増殖を認める．色素沈着の量はさまざまである．口腔で最も多く認められる． 3．複合性母斑　compound nevus 　接合性母斑と真皮内母斑の混合型である．口腔での発生は真皮内母斑の次に多い．

疾患の特徴	4．特殊型
	1）青色母斑　blue nevus
	おもに硬口蓋に発生し，肉眼的に青色を帯びている．
	上皮下結合組織の深部に多量の色素を有する紡錘形細胞のび漫性増殖を認める．
	2）若年性黒色腫　juvenile melanoma
	主として小児に発生する．
	複合性母斑類似の像であるが，結合組織の深層まで紡錘形母斑細胞の増殖を認める．
	ときに巨細胞の出現をみるが，異型性はない．
ポイントワード	メラニン細胞，皮膚，口蓋，口唇，歯肉，色素沈着

3　前癌病変　precancerous lesion

前癌病変の定義	それ自身は現時点で癌ではないが，将来高い確率で癌病変になる可能性がある病変を前癌病変という．
病理組織所見	組織学的には上皮性異形成 epithelial dysplasia として表現される．
前癌病変の種類	1．白板症 2．紅板症 3．粘膜下線維症
前癌状態とは	癌の発生の危険性が明らかに増加した一般的な状態と定義される．
前癌状態の種類	鉄欠乏性貧血，Plummer-Vinson（プランマー・ビンソン）症候群，扁平苔癬，梅毒，色素性乾皮症，円板状エリテマトーデス，表皮水疱症などがある．

1）上皮性異形成　epithelial dysplasia

定　義	癌に移行する前段階で，上皮の分化（角化形成）と増殖のバランスが崩れ，上皮組織の細胞異型と構造異型が生じた状態をいう．
組織学的特徴	1．不規則な上皮の重層（75％） 2．滴状型上皮突起の形成（68％） 3．基底細胞の極性の消失（43％） 4．棘細胞層における単一角化（35％） 5．1層以上の基底細胞の重層化（23％） 6．細胞間結合の減退（18％） 7．細胞の多形性（15％） 8．核のクロマチン増加（15％） 9．核・細胞質比の増大（13％） 10．上皮層の上半分における核分裂像の存在（13％） 11．大きな核小体（10％） 12．核分裂像の増加（3％）
程度分類	1．軽度上皮異形成：上皮全層において異型細胞が占める割合が1/3． 2．中等度上皮異形成：軽度と高度の中間． 3．高度上皮異形成：上皮全層において異型細胞が占める割合が2/3． 　WHO分類では，軽度上皮異形成は squamous intraepithelial neoplasia（SIN）のSIN1，中等度はSIN2，高度はSIN3と分類している．
注意すべき点	現在，中等度から高度上皮異形成は上皮内癌に分類することが多い．
ポイントワード	滴状型上皮突起，基底細胞増殖，分化抑制，前癌病変，上皮細胞異型

2）白板症　leukoplakia　（9章　口腔粘膜の疾患を参照）

3）紅板症　erythroplakia　（9章　口腔粘膜の疾患を参照）

4）粘膜下線維症　submucous fibrosis

疾患の特徴	1．口蓋，頰，舌粘膜の萎縮，変性がみられる慢性的な疾患である． 2．インド，東南アジアで好発する． 3．日本での発生率は少なく，香辛料の摂取，喫煙，ビタミン不足などが要因となる．

臨床所見	1．口蓋，頬粘膜は白色で弾力を喪失して，硬くなることが特徴である． 2．舌乳頭の萎縮や白板症を合併する．
病理組織所見	1．上皮下結合組織の線維化と硝子化がみられる． 2．上皮は萎縮し，高率に上皮異形成が認められる．
ポイントワード	上皮下結合組織増生，インド，東南アジア，喫煙，口蓋，歯肉，頬粘膜

4　上皮内癌　carcinoma in situ (CIS)

定　義	異型性を有する細胞が上皮内に限局して増殖し，上皮下結合組織への浸潤を認めない（基底膜の破壊がない）癌腫をいう．
疾患の特徴	上皮内癌は皮膚，子宮頸部に好発し，皮膚の上皮内癌はボーエン病 Bowen disease という．
臨床所見	口腔底，舌，口唇に好発し，紅斑や白斑が混在する．
病理組織所見	1．上皮全層に極性の消失した異型性，多形性の細胞増殖がみられる． 2．早期に初期浸潤癌へ移行する．
ポイントワード	皮膚，子宮，ボーエン病，上皮異形成，口腔底，初期浸潤癌

5　悪性上皮性腫瘍（癌腫）

口腔癌とは	歯肉，舌（前2/3），頬，口蓋，口腔底，口唇粘膜部に発生した癌腫をいう． ヒトに発生する癌の約5％が口腔癌である．
発生率	2009年では年間約7,000人の口腔癌の発症があった． 2020年には現在の1.5倍で，約1万2千人が罹患すると予想される．
年齢別発生率	・70歳代：29.1％ ・60歳代：26.5％ ・50歳代：18.1％ 50歳以上が約80％を占めている．
男女差	男性：59.1％，女性：40.9％．男女比は3：2で男性に多い．
部位別発生率	1．舌癌（57.9％） 2．歯肉癌（11.3％） 3．口腔底癌（10.3％） 4．硬口蓋癌（8.1％） 5．頬粘膜癌（7.9％） 6．口唇癌（4.6％）
高齢者の発生率	・60歳代，70歳代：歯肉癌，頬粘膜癌が多い． ・50歳代，60歳代：舌癌，口腔底癌，口唇癌が多い．

表●高齢者の発生率

	舌	下顎歯肉	上顎歯肉	口腔底	頬粘膜	口　唇
高齢者群（75歳以上）	18％	27％	32％	5％	18％	0％
非高齢者群（75歳以下）	38％	24％	14％	15％	7％	2％

初発症状別発現率

表●初発症状別発現率

症　状	舌　癌	歯肉癌
疼痛	46.3％	27.0％
腫脹・腫瘤	6.1％	35.1％
発赤・ただれ	12.2％	10.8％
潰瘍	9.8％	2.7％
白斑	8.5％	2.7％
違和感	12.2％	8.1％
嚥下困難	3.7％	2.7％
歯の動揺	0％	8.1％
その他	1.2％	2.7％

臨床肉眼所見	外向発育型と内向発育型に分類される．
	表●臨床肉眼所見
			腫瘤型	潰瘍型	肉芽型	白斑型	乳頭腫型
	|---|---|---|---|---|---
		高齢者	11%	18%	34%	23%	14%
		非高齢者	19%	51%	19%	10%	2%
	高齢者は肉芽形成型が多く，非高齢者は潰瘍形成型が多い．
病因・誘因	1．喫　煙 　1）危険性は非喫煙者の約10倍，間接喫煙でも約2倍の発生率である． 　2）とくに，リバーススモーキングは強い発症因子となる． 2．飲　酒 　1）ウイスキーはビール，ワインより発症因子として作用する． 　2）1日約200m*l* の飲酒を続けると，その30％に口腔癌の発症をみる． 3．慢性機械的刺激 　不適合の義歯や齲蝕による外傷性刺激は発症を促進する． 4．感　染 　1）カンジダ症による免疫能低下による発症． 　2）ヒトパピローマウイルス（HPV）の16型，18型の感染はハイリスクである． 　3）エプスタイン・バーウイルス（EBV）はバーキットリンパ腫や鼻咽頭癌の発症因子でもあり，口腔癌でもEBV感染が認められている． 5．紫外線 　口唇癌の発症因子となる． 6．その他 　鉄欠乏性貧血，梅毒による萎縮性舌炎などはハイリスクである．
TNM分類	T：原発腫瘍，N：所属リンパ節転移，M：遠隔臓器への転移 　T1　：原発腫瘍の大きさが2cm以下． 　T2　：原発腫瘍の大きさが2〜4cm． 　T3　：原発腫瘍の大きさが4cm以上． 　T4a：口唇原発巣が骨髄，下歯槽神経，口腔底，皮膚に浸潤． 　T4b：口腔原発巣が骨髄，舌深層筋，上顎洞，顔面皮膚に浸潤． 　N1　：同側リンパ節に単発し，大きさが3cm以下． 　N2a：同側リンパ節に単発し，大きさが3〜6cm． 　N2b：同側に多発し，大きさが6cm以下． 　N2c：両側または対側で，大きさが6cm以下． 　N3　：リンパ節転移巣の大きさが6cm以上． 　M0　：遠隔臓器への転移がない． 　M1　：遠隔臓器への転移がある．
病期分類	Ⅰ期：T1N0M0 Ⅱ期：T2N0M0 Ⅲ期：T1またはT2でN1M0，T3でN0またはN1でM0 ⅣA期：T1，T2，T3でN2M0，T4aでN0，N1，N2でM0 ⅣB期：Tに関係なく，N3M0，またはT4bでNに関係なくM0 ⅣC期：T，Nに関係なくM1

組織別発生率	表●組織別発生率 | 組織型 | 発生率 | |---|---| | 癌　腫 | 89.30% | | 　扁平上皮癌 | 79.10% | | 　唾液腺癌 | 9.30% | | 　未分化癌 | 0.90% | | 肉　腫 | 7.40% | | 　悪性リンパ腫 | 5.30% | | 　その他 | 2.10% | | 悪性黒色腫 | 1.70% | | 転移性癌 | 1.60% | 口腔癌は組織学的に約90％が扁平上皮癌である．
病理組織所見	1．扁平上皮癌 squamous cell carcinoma 　扁平上皮癌は細胞の分化度（角質形成度）により高分化型，中等度分化型，低分化型に分類する． 　1）扁平上皮癌の基本的組織像 　　① 胞巣構造を形成する． 　　② 胞巣の外側には異型性を有する基底細胞様細胞が配列する． 　　③ その内側は多角形の棘細胞様細胞の増殖がみられる． 　　④ さらに内側は扁平化した顆粒細胞様細胞を呈する． 　　⑤ 中心部は角質巣が形成，癌真珠という． 2．疣贅性癌 verrucous carcinoma 　1）外向性増殖を示し，乳頭状ないし疣贅状に発育する． 　2）上皮細胞の異型性は乏しい． 　3）9章 口腔粘膜の疾患の乳頭状病変を参照． 3．紡錘細胞癌 spindle cell carcinoma 　1）肉腫様を思わせる紡錘細胞の増殖からなる． 　2）扁平上皮のマーカーであるケラチン抗体で染色すると陽性を呈することやデスモゾームが存在していることから扁平上皮由来の癌である． 4．基底細胞癌 basal cell carcinoma 　1）表皮の基底細胞に類似した細胞の増殖がみられ，局所に浸潤する． 　2）転移はまれな腫瘍である．一般に角化は認めない． 5．移行上皮癌 transitional cell carcinoma 　1）扁桃，舌根部に好発する． 　2）組織学的には胞巣の大きい未分化細胞の増殖で，低分化型扁平上皮癌の像を呈する． 　3）間質部に強いリンパ球浸潤とその組織成分がみられた場合はリンパ上皮腫である． 6．類基底細胞扁平上皮癌 basaloid squamous cell carcinoma 　1）頭頸部，食道，子宮頸部に発生する，きわめて悪性の経過を呈する． 　2）組織破壊性の強い癌である． 　3）組織学的には小型のクロマチンに富んだ核を有する細胞が充実性に増殖する． 　4）胞巣中心部は壊死をきたし，小嚢胞状を呈することがある．
発癌過程	1．発癌の多段階説 　第一段階：1個の細胞の変異（イニシエーション）が出現する． 　第二段階：変異細胞はプロモーターの刺激で，クローンを誘発，固定されるが，この時期では自律性増殖は発現しない． 　第三段階：変異細胞が自律性増殖を示し（プログレッション），独立した細胞集団を形成する． 　第四段階：変異細胞集団は周囲組織を破壊して浸潤する浸潤能や転移能を獲得する．

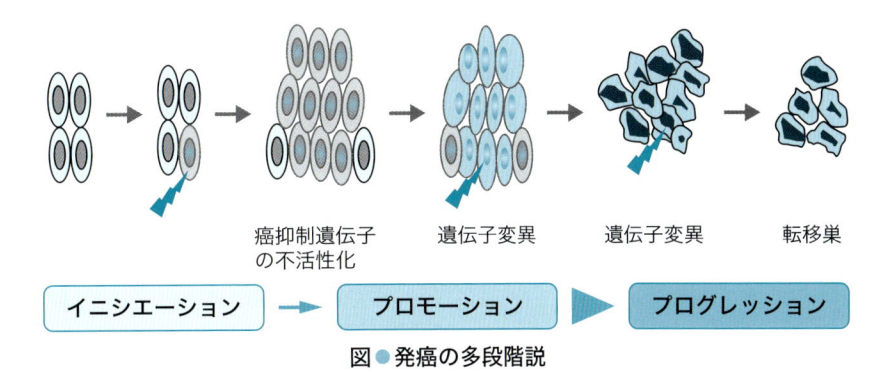

癌抑制遺伝子
の不活性化　　遺伝子変異　　遺伝子変異　　転移巣

イニシエーション → プロモーション → プログレッション

図●発癌の多段階説

|癌遺伝子とは|癌遺伝子とは，RNA癌ウイルスから発見され，その遺伝子の一部が細胞DNAに組み込まれた場合に遺伝子が発現すると表現形質に変化する遺伝子をいう．
細胞の増殖と分化を調節するシグナル伝達経路における役割に基づいて5つに分類する．

1．増殖因子の遺伝子
サル肉腫ウイルスから発見されたv-sisは血小板増殖因子（PDGF）と類似した配列を示し，その遺伝子を有する細胞（c-sis）はPDGFを産生し，細胞増殖を促進する．

2．増殖因子受容体の遺伝子
増殖因子は細胞膜に存在する受容体と結合することでチロシンキナーゼが活性化され，増殖シグナルが核へ伝達される．癌遺伝子であるerb-Bは上皮増殖因子（EGF）の末端が欠損した変異型EGFであるためにEGFの刺激がなくても，EGFと結合したように細胞へシグナルを送るために細胞増殖が発現する．

3．非受容体型チロシンキナーゼ
タンパク質をリン酸化するとシグナルが伝達される．このリン酸化酵素遺伝子はsrc, fps, yesがある．ニワトリ肉腫から発見されたsrcはタンパク質にリン酸化を付加する働きがある．リン酸化酵素の遺伝子である．この遺伝子が細胞内に入るとリン酸化のスイッチがオンの状態になり，細胞増殖が促進される．

4．ras癌遺伝子
ras癌遺伝子はp21タンパク質をつくり，このタンパクはGTPやGDPと結合するGタンパクである．Gタンパクはシグナルを伝達する物質である．
癌遺伝子のrasはGTPase活性が消失するために，活性型のGTP結合のままになっており，p21のスイッチがオンの状態でロックされ，つねに活性型であるためにrasに関連した機能を制御できず，癌化へ進む．

5．核内癌遺伝子
ニワトリ白血病由来myc，マウス骨肉腫由来fos，ニワトリ肉腫由来junがある．これらの遺伝子からつくられるタンパク質は細胞増殖や分化に密接に関与する．
また，他の遺伝子群の発現調節も行う．PDGFが細胞に結合すると，細胞はG0からG1に移行するが，同時にmycやfosを発現する．この発現は細胞分裂の最終シグナルを受けやすい状態となり，細胞増殖が促進される．|
|癌抑制遺伝子とは|癌抑制遺伝子とは，正常細胞で抑制的に機能させる遺伝子が，その機能を失うと細胞増殖の促進へ作用することになる遺伝子をいう．癌抑制遺伝子には次のものがある．
・p53遺伝子：癌ウイルスであるSV40の癌遺伝子
・Rb遺伝子：網膜芽細胞腫
・APC遺伝子：家族性大腸腺腫
・p16：家族性悪性黒色腫
・BRCA-1，BRCA-2：乳癌
・NF-1，NF-2：神経線維腫症
・SMAD2：若年性ポリポーシス

1．p53
T抗原に結合するタンパクとして発見され，その分子量が53,000であったためp53と命名された．p53は正常細胞では細胞分裂に対して負の調節因子であり，異常なDNAを有する細胞が増えないように制限する．また，アポトーシスを誘導する機能を有する．
p53の変異はG1チェックポイントが働かなくなり，アポトーシスが起こらず，それらの|

蓄積が多くの細胞の変異を生み出す．

2．Rb 遺伝子

Rb 遺伝子は小児癌である網膜芽細胞腫に発現する遺伝子である．

13 番染色体の長腕に位置する遺伝子の 1 つが消失または欠失しているが，残った 1 つが機能しているので癌化へ進めない．しかしながら，残った 1 つに変異が起こると，ブレーキが壊れた状態（抑制がはずれた状態）となり癌化へ進行する．

現在知られている 5 種のヒト癌ウイルス

表●現在知られている 5 種のヒト癌ウイルス

ウイルス名	癌腫名
エプスタイン・バーウイルス（EBV）	バーキットリンパ腫，上咽頭癌
ヒトパピローマウイルス（HPV）	子宮頸部癌，陰茎癌，皮膚癌
B 型肝炎ウイルス（HBV）	肝細胞癌
C 型肝炎ウイルス（HCV）	肝細胞癌
ヒト成人 T 細胞白血病ウイルス（HTLV1）	ヒト成人 T 細胞白血病

癌細胞が産生する血管新生因子

- aFGF：酸性線維芽細胞増殖因子
- bFGF：塩基性線維芽細胞増殖因子
- VEGF：血管内皮細胞増殖因子
- TGF-α：形質転換増殖因子 α
- TGF-β：形質転換増殖因子 β
- PDGF：血小板由来内皮細胞成長因子
- EGF：上皮増殖因子
- IL-1：インターロイキン 1
- IL-8：インターロイキン 8

癌幹細胞の概念

1. 癌幹細胞は正常幹細胞と多くの性質を共有する．
    1）癌幹細胞は自己複製能を有する（self-renewal ability）．
    2）多分化能を有する（multi-differentiate potential）．
2. 細胞周期では G0 期にいる．
3. ニッチ niche が存在する：ニッチとは生存に必要な要素を提供する生息場所である．
4. 付加的所見
    癌幹細胞はさまざまな抗癌剤に対して耐性を有する．
    ABC トランスポーター依存性．

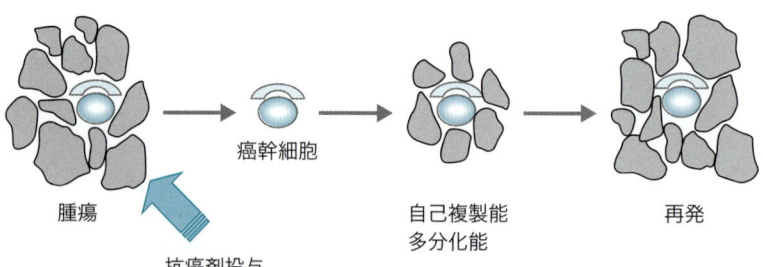

腫瘍 → 癌幹細胞 → 自己複製能 多分化能 → 再発

抗癌剤投与

抗癌剤により死滅するのは，いわゆる癌細胞だけであり，癌幹細胞は生き残る．生き残った癌幹細胞は分裂し，新たな癌細胞を形成し，再発巣となる．

図●癌幹細胞

> **Note**
>
> **ABC（ATP Binding Cassette）トランスポートとは**
> 分子内にアミノ酸配列のよく保存された ATP の加水分解を利用して物質の輸送を行うタンパク質である．
>
> **癌と ABC トランスポーター**
> 抗癌剤の輸送排出をはじめ，低分子異物に対する生体防御反応に関与する．

1）口唇癌　carcinoma of lips

疾患の特徴	1．日本での発生率は少ないが，欧米で好発している． 2．男女差で発生率が異なり，圧倒的に男性に好発し，紫外線，喫煙，飲酒が強く関与している． 3．下口唇の発生率は上口唇より多く，全体の約80％を占める．
臨床所見	1．初期では硬結を認め，乳頭状あるいは疣贅性に発育する．癌の進行に伴い，潰瘍形成をみる． 2．発育は緩慢であり，転移も少ない．
病理組織所見	高分化型扁平上皮癌であり，予後はよい．
ポイントワード	下口唇，紫外線，喫煙，潰瘍，高分化扁平上皮癌

2）頰粘膜癌　carcinoma of buccal mucosa

疾患の特徴	日本での発生率は少ないが（口腔癌の7％の発生率），東南アジアやインドで好発する．
臨床所見	1．男性に好発し，臼歯部咬合平面に対応する頰粘膜に発生する． 2．疣贅型と潰瘍型が多いが，白斑やびらんを伴わない場合があり，浸潤性に発育するために，予後はよくない．
病理組織所見	組織学的には高分化型扁平上皮癌と疣贅性癌がある．
ポイントワード	疣贅，潰瘍，頰粘膜，インド，東南アジア，高分化型扁平上皮癌

3）歯肉癌　carcinoma of gingiva

疾患の特徴	1．舌癌に次いで高い発症率を示す癌である． 2．男性，下顎臼歯部歯肉に好発する．
臨床所見	1．潰瘍形成型が多い． 2．下顎歯肉に発生した場合では頰粘膜，口腔底に浸潤し，早期に顎骨浸潤を認める． 3．顎下リンパ節転移は上顎歯肉癌では38％，下顎歯肉癌では65％である．
病理組織所見	組織学的には高分化型扁平上皮癌で，高齢者では疣贅性癌がある．
ポイントワード	発症率2番目，下顎臼歯部，潰瘍，顎骨浸潤，高分化型扁平上皮癌

4）硬口蓋癌　carcinoma of hard palate

疾患の特徴	日本での発生率は少ないが，リバーススモーキングの習慣がある東南アジアでは好発している．
臨床所見	1．一般に高齢者，男性に好発し，初期は白斑あるいは紅斑を認める． 2．進行するに従い潰瘍形成となる．
病理組織所見	高分化型扁平上皮癌である．リンパ節転移がある．
ポイントワード	リバーススモーキング，高齢者，潰瘍，高分化型扁平上皮癌

5）口腔底癌　carcinoma of floor of the mouth

疾患の特徴	口腔癌では3番目に多い扁平上皮癌である．本腫瘍は喫煙や飲酒と強い相関がある．
臨床所見	1．30〜60歳代の男性に好発する． 2．小臼歯部以降の側方口腔底に発生し，小潰瘍を伴い，硬結がある． 3．早期に浸潤性に発育し，リンパ節転移も多く，予後は悪い．
病理組織所見	中等度から低分化型扁平上皮癌である．
ポイントワード	発生率3番目，喫煙，飲酒，口腔清掃不良，潰瘍，リンパ節転移，低分化

6）舌癌　carcinoma of tongue

疾患の特徴	舌癌は舌前2/3に発生した癌で，口腔癌で最も発生頻度が高い扁平上皮癌である．
臨床所見	1．多くは無症候性であるが，初期はピリピリ感を訴え，のちに疼痛や嚥下障害が出現する． 2．肉眼的には辺縁部がやや隆起した硬結を伴う難治性潰瘍として出現する． 3．発育形式は外向性，内向性のいずれかであるが，浸潤性発育を示す． 4．リンパ節転移が多く，遠隔転移も認められる．
病理組織所見	中等度から低分化型扁平上皮癌である．

注意すべき点	1．舌の白板症は上皮異形成を伴うことが多く，浸潤性に発育する．
	2．舌の紅斑症はその多くが上皮内癌あるいは浸潤性扁平上皮癌である．
ポイントワード	高い発生率，舌側縁，難治性潰瘍，浸潤性扁平上皮癌

7）口峡咽頭癌　carcinoma of oropharynx

疾患の特徴	本腫瘍は軟口蓋癌と舌根癌に分類される．いずれも日本での発生率は低い． 口峡咽頭の部位は次のように分けられる． ① 後壁：軟口蓋の自由縁から舌骨の高さまで． ② 側壁：扁桃，扁桃ひだ，舌扁桃溝． ③ 前壁：有郭乳頭の線から喉頭蓋の谷を含む自由縁まで． ④ 上壁：軟口蓋の下面と口蓋垂．
臨床所見	1．軟口蓋癌 　早期から疼痛と腫脹が発現し，潰瘍形成がみられ，び漫性浸潤するリンパ節転移があり，予後はよくない． 2．舌根癌 　浸潤性発育を示すことが特徴であり，リンパ節転移や遠隔臓器転移がある．
病理組織所見	軟口蓋癌は比較的分化のよい扁平上皮癌である． 舌根癌は未分化扁平上皮癌である．またリンパ上皮腫，移行上皮癌もある．
ポイントワード	軟口蓋，舌根，低分化扁平上皮癌，高分化扁平上皮癌

8）多発性癌　multiple carcinoma

疾患の特徴	口腔癌は多発性あるいは中心性に生じることがある．多発性癌とは，口腔内の同部位に場所を違えて発生することをいい，舌，口唇，歯肉，頬粘膜に好発する．また，同部位ばかりでなく，他の部位に場所を違えて発生する場合もある．
他部位との合併	食道，胃，咽頭，喉頭と重複して発生した場合はフィールドキャンサー field cancer という．
注意すべき点	口腔癌が発生した場合は必ず咽頭，喉頭，上部消化管の臨床的検索が必要である．
ポイントワード	多発性癌，フィールドキャンサー，扁平上皮癌

9）顎骨中心性癌　central carcinoma of jaw　（13章　歯原性腫瘍の悪性腫瘍を参照）

10）上顎洞癌　carcinoma of maxillary sinus

疾患の特徴	1．副鼻腔に発生する悪性腫瘍で最も多い癌である． 2．好発部位は上顎洞下半分で，骨破壊を伴う． 3．原因は不明であるが，慢性副鼻腔炎や洞粘膜の扁平上皮化生が誘因となる．
臨床所見	1．上顎洞下半分に好発するために，洞壁の骨破壊に続き，歯の動揺，歯肉腫脹，口腔内潰瘍の発生をみる． 2．リンパ節転移があり，予後は口腔癌よりも悪い．
病理組織所見	さまざまな分化程度の扁平上皮癌．
注意すべき点	1．既往歴に上顎洞炎が多い． 2．上顎臼歯部根尖に浸潤した場合は上歯槽神経を巻き込み，歯痛が発生する． 3．歯槽突起への浸潤では，歯の動揺，転位，垂直移動や不正咬合が発現する． 4．抜歯した場合は抜歯窩治癒不全と抜歯窩内へ浸潤する． 5．口蓋骨への浸潤は口蓋部に潰瘍が出現する．
ポイントワード	上顎洞下半分，副鼻腔炎，上顎洞炎，歯の動揺

6　悪性非上皮性腫瘍（肉腫）

口腔における本腫瘍の特徴	1．口腔領域での発生率は約10％である． 2．顎骨とその被覆粘膜に多く発生する． 3．各年齢層に発生し，性差はみられない． 4．病変の初期は無痛性腫脹があり，経過とともに潰瘍形成に移行する． 5．転移は主として血行性に発生し，肺，骨，肝に転移する． 6．予後は悪く，5年治癒率は約35％である．

1）線維肉腫　fibrosarcoma

疾患の特徴	1．頭頸部，顎骨にみられ，口腔では最も頻度の高い肉腫である． 2．若年者に好発することや骨膜，歯根膜由来の肉腫であることが特徴である．
臨床所見	1．軟組織では頰部が好発部位である．舌や口唇にも発生する． 2．顎骨中心性では骨の膨隆や破壊がみられる． 3．顎骨周辺性では骨表面の腫瘤があり，潰瘍形成がみられる．
病理組織所見	1．異型性や核分裂像がある線維芽細胞の増殖がみられる． 2．細胞の増殖形式はヘリンボーン状あるいは束状に交叉して増殖する． 3．ヘリンボーン（ニシンの骨）とは杉の葉の配列様式である．
ポイントワード	線維芽細胞，顎骨中心性，ヘリンボーン，頰粘膜

2）脂肪肉腫　liposarcoma

疾患の特徴	大腿部と後腹膜に好発する肉腫であるが，頭頸部では発生率は少ない．
臨床所見	1．成人にみられ，性差はない． 2．頰粘膜，口腔底，顎下部にみられる． 3．発育が緩慢であるために良性と間違えやすい．
病理組織所見	1．さまざまな程度に分化した脂肪細胞の増殖がある． 2．細胞の分化度や形態により，次の4つに分類される． 　① 高分化型 　② 粘液型 　③ 円形細胞型 　④ 多形型
ポイントワード	脂肪細胞，大腿，後腹膜，頰粘膜，口腔底

3）悪性線維組織球性腫瘍　malignant fibrohistiocytic tumor

疾患の特徴	1．主として軟部組織に生じ，成人軟部腫瘍では最も頻度が高い． 2．線維芽細胞様細胞と組織球性細胞からなる悪性腫瘍である．
臨床所見	1．中，高齢者の男性に好発する． 2．頰部，耳下腺部，顎下腺部，オトガイ部，口腔底部などに発生する． 3．局所の腫瘤としてみられるが，浸潤性で，再発，転移がある．
病理組織所見	1．異型性のある線維芽細胞，組織球性細胞および奇怪な巨細胞がみられる． 2．線維芽細胞は渦巻き状配列が特徴である． 3．それぞれの腫瘍細胞がさまざまな割合でみられ，組織球性細胞に富むものがある． 4．泡沫細胞（黄色腫細胞）に富むものや粘液様変化に富むものがある．
ポイントワード	成人軟部腫瘍，高齢者，男性，頰部，耳下腺部，巨細胞，泡沫細胞

4）骨肉腫　osteosarcoma

疾患の特徴	1．骨形成性間葉組織より発生し，類骨ないし骨組織を形成する肉腫である． 2．大腿骨下端，脛骨上端，上腕骨上端，腓骨上端に好発するが，顎骨では比較的少ない．
臨床所見	1．通常，骨肉腫は10〜25歳代に好発するが，顎骨では通常より約10歳年長に生じる． 2．上顎と下顎では発生率は同等である． 3．発生部位は臼歯部骨体に生じ，正中部，下顎角部，下顎枝部にも発生する． 4．初期は痛みを伴う局所の腫瘤がみられ，骨破壊像が増強する． 5．歯の弛緩，転位，下歯槽神経への浸潤による知覚神経麻痺などが出現する． 6．上顎に発生した場合は眼窩下神経麻痺，鼻出血，鼻閉，眼の障害が出現する．
エックス線所見	1．進行した腫瘍では虫食い状の骨破壊像が特徴である． 2．骨膜反応がある場合は放射状に走る骨新生像がみられ，これを sun-ray effect という．
病理組織所見	多様な組織像を示す． 1．腫瘍細胞が類骨，骨組織を形成する．これは骨肉腫の特徴である． 2．紡錘形細胞増殖を示す部分がある．線維肉腫と鑑別する． 3．粘液腫様構造がある． 4．不規則な軟骨を形成する部分がある．

	5．多形性の巨細胞の混在がある．
骨肉腫の特殊型	1．**骨膜性骨肉腫** periosteal osteosarcoma 　　骨の外骨膜面に生じる肉腫で，10歳代に好発する． 2．**傍骨性骨肉腫** parosteal osteosarcoma 　　（傍皮質骨肉腫 juxtracortical osteosarcoma） 　　骨の外表面に生じる肉腫で，骨肉腫の約4％を占める． 　　年長者の女性に好発し，経過が長い． 　　異型性を有する腫瘍細胞であるが，悪性度は低く，予後はよい． 3．**骨外性骨肉腫** extraosseous osteosarcoma 　　軟組織に生じる骨肉腫をいう．発生はまれである．
ポイントワード	骨形成，軟骨形成，若年者，顎骨，巨細胞

5）軟骨肉腫　chondrosarcoma

疾患の特徴	1．軟骨由来の悪性腫瘍である． 2．一般に，10歳代に多い骨肉腫とは異なり，成人以降に発症する． 3．骨盤，肋骨，大腿骨上端，上腕骨上端に発生するが，顎骨ではまれである．
分類	発生により，次のように分類される． 　① 中心性軟骨肉腫：骨内部より発生した肉腫． 　② 周辺性軟骨肉腫：骨表面より発生した肉腫． 　③ 原発性軟骨肉腫：最初から悪性腫瘍として発生したもの． 　④ 続発性軟骨肉腫：良性の軟骨腫病変が悪性化したもの．
臨床所見	無痛性腫瘤として生じ，骨破壊，歯根吸収，歯の脱落を生じる． 1．上顎：前歯歯槽部，鼻腔壁に好発する． 2．下顎：犬歯から後部の骨体，下顎角，正中縫合部に好発する．
病理組織所見	1．異型性を有する軟骨細胞が軟骨基質を伴って増殖する． 2．細胞核の異型度により，グレード1〜4に分類される．
ポイントワード	軟骨形成，骨盤，肋骨，前歯部骨体，臼歯部骨体

6）滑膜肉腫　synovial sarcoma

疾患の特徴	1．四肢の関節近傍に発生するが，腹壁，鼻腔にも発生する． 2．本腫瘍は滑膜細胞由来とされていたが，現在は由来不明で，上皮性軟部悪性腫瘍として分類される．そのために，ケラチンなどの上皮性マーカーが陽性となる．
臨床所見	1．青年期に好発するが，男女差はない． 2．境界明瞭な腫瘤で，発育は緩慢であるが，血行性転移がみられる．
病理組織所見	1．組織学的に2相性構造を示す． 2．上皮様細胞が管腔ないし胞巣を形成し，その周囲に紡錘形の線維芽細胞様細胞の増殖がみられる，キメラ構造を呈する． 3．診断にはキメラ遺伝子検索が重要となる．
ポイントワード	上皮性，ケラチン，青年期，線維芽細胞，キメラ構造

7）血管肉腫　hemangiosarcoma

疾患の特徴	血管内皮細胞由来の悪性腫瘍で，悪性血管内皮腫　malignant hemangioendothelioma とも呼ばれる．
臨床所見	1．顎骨内に好発し，下顎骨が大半を占め，上顎洞，上顎骨，歯肉に発生する． 2．舌，口腔底，口蓋，口唇にも発生する． 3．顎骨内発生は骨破壊，歯の動揺をみる． 4．粘膜部発生は発育が早く，潰瘍形成がみられる．
病理組織所見	1．紡錘形腫瘍細胞が不規則な血管腔構造を形成して増殖する． 2．血行性転移があり，予後不良である． 3．第Ⅷ因子関連抗原（von Willebrand因子），CD31，CD34が陽性を呈する．
ポイントワード	血管内皮細胞由来，下顎骨，舌，血管腔，第Ⅷ因子

8) カポジ肉腫　Kaposi sarcoma

疾患の特徴	血管内皮細胞由来の悪性腫瘍で，皮膚や内臓に好発する．
分　類	次の3つに分類される． ① 地中海地方の高齢者に好発する古典型． ② アフリカの小児に好発し，リンパ節病変を伴う型． ③ AIDSに随伴する型．
臨床所見	口腔領域は二次発生が多いが，硬口蓋に好発する．また，舌，口唇にも発生初期は赤色斑点としてみられ，増大して結節状に隆起し，潰瘍形成を伴う．
病理組織所見	1．毛細血管に富む肉芽腫様像を呈し，血管形成と紡錘形細胞の増殖がみられる．そのなかに出血，ヘモジデリン沈着がある． 2．本腫瘍からヘルペスウイルス8型（HV8）が検出されている．
ポイントワード	AIDS，地中海，アフリカ，リンパ節，血管形成

9) 平滑筋肉腫　leiomyosarcoma

疾患の特徴	一般的には，子宮，胃，腸，後腹膜，四肢に生じるが，口腔はまれである．
臨床所見	1．頰部，口腔底，舌，下顎粘膜，上顎歯槽粘膜，口蓋に発生する． 2．限局性腫瘤であるが，浸潤性が強い．
病理組織所見	異型性を有する紡錘形細胞の増殖で，巨細胞の出現がある．
ポイントワード	子宮，胃，平滑筋細胞，巨細胞，頰，口腔底，舌

10) 横紋筋肉腫　rhabdomyosarcoma

疾患の特徴	さまざまな分化程度を示す横紋筋芽細胞の増殖がみられる肉腫である． 一般に，四肢，鼻咽頭，泌尿生殖器に発生するが，口腔はまれである．
分類とその特徴	組織学的所見より3つに分類される． 1．胎児型横紋筋肉腫 embryonal rhabdomyosarcoma 　1) 10歳未満の，頭頸部（眼窩部，上顎，鼻咽頭）に好発する． 　2) 腫瘍細胞は濃縮核を有し，細胞質は乏しい未分化小円形細胞または星状細胞の増殖がみられる．横紋構造は非常に少ない． 　3) また，組織中に好酸性の細胞質を有する大型紡錘形細胞が混在する． 2．胞巣状横紋筋肉腫 alveolar rhabdomyosarcoma 　1) 小児から成人期にかけて発症し，上肢，直腸，肛門，頭頸部に好発する． 　2) 横紋構造は少ない類円形，多角形細胞の胞巣状構造を形成して増殖する． 　3) 腫瘍細胞は，好酸性の細胞質を有するラケット状あるいはおたまじゃくし状を呈し，横紋がみられる． 3．多形型横紋筋肉腫 pleomorphic rhabdomyosarcoma 　1) 古典的な横紋筋肉腫で，成人以降にみられ，四肢に好発する． 　2) 最もよく分化した腫瘍細胞で，横紋構造を有する帯状ないし紡錘形細胞の増殖からなる．
ポイントワード	横紋筋，横紋，ラケット細胞，四肢，小児

11) ユーイング肉腫　Ewing sarcoma

疾患の特徴	骨原発の未分化小円形細胞よりなる悪性腫瘍で，下肢や骨盤の骨組織に好発する．
臨床所見	1．5〜15歳の男性に好発する．口腔領域では全体の1％が顎骨に発生する． 2．発生部位は多くは下顎枝であり，上顎には発生していない． 3．症状は間歇的疼痛と顎骨膨隆が特徴であり，ときに発熱をきたし，骨髄炎と間違えやすい．
エックス線所見	骨組織髄質の虫食い状の破壊的吸収を示す透過像と骨膜反応を示す，たまねぎ状の層状の不透過像がみられる．
病理組織所見	1．腫瘍細胞は小円形細胞で，その大きさはリンパ球の約2倍である． 2．増殖形式は小円形細胞が集合し，葉状を呈し，葉状間は線維性結合組織で仕切られる． 3．組織学的特徴は腫瘍細胞に多量のグリコーゲンが含有する（PAS反応陽性）．
注意すべき点	骨外の軟部組織に発生する骨外性ユーイング肉腫は未分化神経外胚葉性腫瘍（PNET）と呼ばれ，キメラ遺伝子を有する．
ポイントワード	骨組織，未分化小円形細胞，顎骨，グリコーゲン，PNET

12) 骨髄腫　myeloma

疾患の特徴	形質細胞腫ともいい，B細胞系骨髄幹細胞由来の腫瘍で，免疫グロブリンを産生，分泌する．
分類とその特徴	1．多発性骨髄腫 multiple myeloma 　1）カーレル病ともいい，骨髄に多発的に認められる． 　2）好発年齢は50〜60歳代で，脊髄，肋骨，腸骨，頭蓋骨，鎖骨などに多発する．上顎，下顎にもみられる． 2．孤立性骨髄腫 solitary myeloma 　1）1つの骨のみに単一の病巣としてみられる． 　2）脊椎が多く，顎骨はまれである． 3．髄外性形質細胞腫 extramedullary plasmacytoma 　1）骨髄外の軟部組織に原発する形質細胞腫である． 　2）本腫瘍の80％は頭頸部に好発し，鼻咽頭，鼻腔，副鼻腔，扁桃，歯肉，口蓋，口腔底，舌に発生する．
多発性骨髄腫の臨床所見	全身性タンパク代謝異常として臨床所見を有する． 1．ベンスジョーンズタンパク尿 　尿中の単クローンの免疫グロブリンL鎖が尿中に排泄される． 2．高タンパク尿 　単クローンの免疫グロブリンが血清と尿中に排泄される． 3．グロブリン分画の異常 　本腫瘍は単一の腫瘍性クローンに由来しているので，κ（カッパ）あるいはλ（ラムダ）のいずれか一方の免疫グロブリンL鎖を有するグロブリン成分を産生し，検出される．
エックス線所見	典型的には多発性の境界明瞭な透過像として，抜き打ち像 punched-out lesion としてみられる．周辺には骨硬化像を伴わない．
病理組織所見	成熟した形質細胞から未熟な免疫芽細胞まで，さまざまな程度の分化能をもった細胞増殖が認められる．
ポイントワード	形質細胞，カーレル病，多発性，抜き打ち像，ベンスジョーンズタンパク

13) 白血病　leukemia　（17章 全身疾患と口腔病変の全身性疾患を参照）

14) 悪性リンパ腫　malignant lymphoma

疾患の特徴	リンパ組織（リンパ節，装置など）から発生する悪性腫瘍を一括したもので，リンパ系組織を系統的に侵しまん延する．
分類	1．ホジキンリンパ腫 　1）リンパ球優位型 　2）結節硬化型 　3）混合細胞型 　4）リンパ球減少型 2．非ホジキンリンパ腫 　1）T細胞性 　2）B細胞性 または 　1）濾胞性リンパ腫 　2）び漫性リンパ腫

（1）ホジキンリンパ腫　Hodgkin lymphoma

疾患の特徴	頸部リンパ節，縦隔リンパ節が系統的に腫大する疾患で，リンパ節外の発生はない．
臨床所見	30〜40歳代に好発し，頸部リンパ節の腫脹，発熱，掻痒性発疹，好酸球増多症などの症状を呈する．
病理組織所見	1．リード・ステルンベルグ巨細胞（RS細胞）Reed-Sternberg giant cell 　大型の細胞で，2つの（対称性に配列することからミラーイメージと表現）好酸性の核を有する（フクロウの目の形状を呈する）．

		2. ホジキン細胞 Hodgkin cell
		大型核小体を有する，好塩基性の単核細胞である．
		3. ラクーナ細胞 lacuna cell
		結節硬化型ホジキンリンパ腫に出現し，ホジキン細胞の周囲に空隙を伴う細胞である．
	ポイントワード	ホジキン細胞，リード・ステルンベルグ巨細胞，ラクーナ細胞，頸部リンパ節

（2）濾胞性リンパ腫　follicular lymphoma

疾患の特徴	非ホジキンリンパ腫の1つで，リンパ濾胞胚中心由来のB細胞性腫瘍である．
臨床所見	1. 中年以降に好発し，頸部リンパ節の腫大が初発症状としてあげられる． 2. 白血病化することはほとんどない．
病理組織所見	中細胞型，混合型，大細胞型に分類される． 1. くびれた核（切れ込みのある核，cleaved nucleus）を有するねじりリンパ球の増殖がある． 2. 腫瘍性T細胞の増殖がある．この細胞の特徴は核が梅干状あるいは花びら状を呈することで，convoluted nucleus と呼ばれる． 3. 特徴として，14番染色体と18番染色体の相互転座による bcl-2 癌遺伝子の活性化がみられる．したがって，bcl-2 タンパクが発現し，免疫染色で陽性となる．
ポイントワード	B細胞，頸部リンパ節，切れ込み核，梅干状T細胞，bcl-2 タンパク

（3）び漫性大細胞型リンパ腫　diffuse large cell lymphoma

疾患の特徴	悪性リンパ腫のなかで最も多い腫瘍である． リンパ濾胞胚中心細胞由来で，胚中心のB細胞の特徴である切れ込み核を有する細胞のび漫性増殖がある．
臨床所見	1. 頸部，腋窩，鼠径部リンパ節の腫大を認める． 2. この型のリンパ腫は大細胞型であるために白血病化しない．
病理組織所見	1. 類円形核と明瞭な核小体を有する大型のリンパ球のび漫性増殖がみられる． 2. CD20 および CD79a が陽性を呈することからB細胞由来である．
ポイントワード	B細胞，頸部リンパ節，大型リンパ球，CD20，CD79

（4）小リンパ球性リンパ腫　small lymphocytic lymphoma

疾患の特徴	1. 本病変は慢性リンパ性白血病と同一疾患である． 2. リンパ節の腫大がみられ，末梢血中にいまだ腫瘍細胞をみられない場合に小リンパ球性リンパ腫の病名を用いる．
臨床所見	1. 高齢者に好発し，全身リンパ節の無痛性腫大がみられる． 2. 日本での発生率は少ない．
病理組織所見	1. 小リンパ球の増殖によりリンパ節の構造が消失する． 2. 核分裂像，異型性は非常に少ない． 3. 免疫染色では CD20（+），CD23（+），CD5（+），CD10（-），サイクリン D1（-）であり，この所見は慢性リンパ性白血病と同じである．
ポイントワード	慢性リンパ性白血病，小リンパ球，高齢者，全身リンパ節腫大

> **Note**
>
> **CD（cluster of differentiation）とは**
> CDとは白血球分化抗原である．
> CD3：成熟T細胞
> CD4：ヘルパーT細胞やマクロファージ
> CD5：成熟T細胞
> CD8：キラー/サプレッサーT細胞
> CD10：ALL細胞や胚中心B細胞
> CD19：B細胞
> CD20：B細胞
> CD23：成熟B細胞や樹状細胞
> CD34：造血幹細胞

（5）マントル細胞リンパ腫　mantle cell lymphoma

疾患の特徴	正常リンパ濾胞マントル層（暗殻）に存在する CD5 陽性B細胞由来の低悪性度B細胞腫瘍である．
臨床所見	1. 成人の男性に好発，全身リンパ節腫大，しばしば白血病化する． 2. 5年生存率は19%できわめて予後不良である．

病理組織所見	1．典型例では核に軽度のくびれのある小型と中型の中間程度の細胞の単調な増殖を示す． 2．染色体の11番と14番に転座を示したことで，細胞周期調節に関与する． 3．サイクリンD1が過剰に発現し，細胞増殖となる．
ポイントワード	リンパ濾胞，マントル層，CD5，B細胞，サイクリンD1

（6）粘膜関連リンパ組織型リンパ腫
MALT (Mucosa Associated Lymphoid Tissue)-type lymphoma

疾患の特徴	1．腫瘍細胞の起源が正常リンパ濾胞におけるマントル層のさらに外側に位置する辺縁層由来と考えられる腫瘍である． 2．胃，腸，甲状腺などに発生し，口腔や唾液腺でも発生する低悪性型B細胞リンパ腫である．
臨床所見	1．成人に好発し，好発臓器は消化管，甲状腺，唾液腺，肺である． 2．多くは無症状，Sjögren（シェーグレン）症候群，橋本病など自己免疫疾患を背景とする． 3．予後は良好で，10年生存率は約80％である．
病理組織所見	1．さまざまな程度に反応性リンパ濾胞の形成を示し，さらに外側の辺縁層にび漫性に浸潤する． 2．発生臓器上皮間に浸潤し，特徴的な上皮性リンパ性病変を形成する．
ポイントワード	リンパ濾胞，マントル層，胃，腸，B細胞，Sjögren症候群

（7）バーキットリンパ腫　Burkitt lymphoma

疾患の特徴	1．1961年Denis Burkittによって，アフリカ大陸のマラリア流行地域で発見された小児の顎骨に発生するリンパ腫である． 2．日本では腸管，卵巣，大網に発生している．
臨床所見	1．男児に多く下顎骨腫瘤を形成し，エプスタイン・バーウイルス Epstein-Barr virus（EBV）の感染が原因となる． 2．非アフリカ型は腹部腫瘤を形成し，免疫不全患者に好発する．
病理組織所見	1．好塩基性細胞質と中型類円形核を有する中型腫瘍細胞の単調な増殖を示し，散在するマクロファージにより星空像 starry-sky と呼ばれる特徴的な組織像を呈する． 2．本腫瘍は染色体8番と14番の相互転座があり，myc癌遺伝子の活性化を示す．
ポイントワード	アフリカ，小児，顎骨，EBウイルス，myc癌遺伝子

> **Note**
> 続発性悪性リンパ腫を発生しやすい疾患
> 1．Sjögren症候群
> 2．腎移植や心移植を受けた人
> 3．後天性免疫不全症候群
> 4．先天性免疫不全症候群：Chediak-Higashi（チェディアック・ヒガシ）症候群，Wiskott-Aldrich（ヴィスコット・オールドリッチ）症候群，毛細血管拡張性運動失調症，免疫グロブリンA欠乏症，重症混合免疫不全症
> 5．アルファー重鎖病
> 6．セリアック病
> 7．ホジキン病治療後

15）悪性黒色腫　malignant melanoma　（9章 口腔粘膜の疾患の粘膜の色素沈着病変を参照）

7　口腔への転移性腫瘍

特　徴	口腔以外で発生した原発の腫瘍が口腔へ転移する腫瘍は少ない（約1％）．
転移部	顎骨と口腔軟組織があるが，日本では口腔軟組織への転移が多い．
原発腫瘍	1．原発腫瘍は癌腫が多い． 2．男性では肺癌が多く，ほかに腎臓，前立腺，大腸，胃，睾丸，肝臓の順である． 3．女性では乳癌が多く，ほかに腎臓，大腸，子宮，甲状腺の順である．

15 唾液腺の疾患
Salivary gland diseases

分類
（＊印は重要な疾患を示す）

1．発育異常
　1）無形成
　2）唾液腺体の位置異常
　3）導管の異常
　4）異所性唾液腺
2．退行性病変
　1）萎縮
　2）変性
3．非感染性の反応性病変
　1）化生的変化＊
　2）放射線による障害
　3）唾石症＊
　4）粘液嚢胞＊
　附）唾液腺の内分泌
4．感染性唾液腺病変
　1）非特異性唾液腺炎
　（1）急性唾液腺炎
　（2）慢性唾液腺炎＊
　（3）慢性再発性耳下腺炎
　（4）慢性硬化性唾液腺炎
　2）特異性唾液腺炎
　（1）結核
　（2）梅毒
　（3）放線菌症
　3）ウイルス性唾液腺炎
　（1）流行性耳下腺炎＊
　（2）巨細胞封入体症＊
　4）サルコイドーシス
　　〔Heerfordt（ヘールフォルト）症候群〕
5．免疫不全による唾液腺炎
　1）Sjögren（シェーグレン）症候群＊
　2）良性リンパ上皮性疾患
6．唾液腺腫瘍
　1）良性腫瘍
　（1）多形腺腫＊
　（2）筋上皮腫＊
　（3）基底細胞腺腫
　（4）Warthin（ワルチン）腫瘍＊
　（5）オンコサイトーマ＊
　（6）細管状腺腫
　（7）脂腺腫
　（8）乳頭状嚢腺腫
　（9）導管乳頭腫
　（10）リンパ腺腫
　2）悪性腫瘍
　（1）粘表皮癌＊
　（2）腺房細胞癌＊
　（3）腺様嚢胞癌＊
　（4）多形低悪性度腺癌＊
　（5）上皮筋上皮癌＊
　（6）明細胞癌 NOS
　（7）基底細胞腺癌
　（8）脂腺癌
　（9）脂腺リンパ腺癌
　（10）嚢胞腺癌
　（11）粘液性腺癌
　（12）オンコサイト癌
　（13）唾液腺導管癌
　（14）腺癌 NOS
　（15）筋上皮癌＊
　（16）多形腺腫由来癌＊
　（17）癌肉腫
　（18）転移性多形腺腫
　（19）扁平上皮癌
　（20）小細胞癌
　（21）大細胞癌
　（22）リンパ上皮癌
　（23）唾液腺芽腫
　3）唾液腺の非上皮性腫瘍
　（1）良性腫瘍
　　① 血管腫
　　② 神経鞘腫
　　③ 神経線維腫
　　④ 脂肪腫
　　⑤ 嚢胞性リンパ管腫
　　⑥ 平滑筋腫
　（2）悪性腫瘍
　　① 悪性リンパ腫＊
　　② 線維肉腫
　　③ 横紋筋肉腫
　　④ 脂肪肉腫
　　⑤ 悪性線維性組織球腫
　　⑥ 悪性黒色腫
　4）小唾液腺の腫瘍＊

A　唾液腺の発生と構造

唾液腺の発生	1．耳下腺は胎生6週に，原始口腔粘膜の外胚葉領域の上皮から発生する． 2．顎下腺と舌下腺は胎生7～8週に舌の下面を覆う内胚葉性上皮から発生する． 3．いずれの唾液腺も上皮と間葉の相互作用があり，上皮細胞は腺上皮へと分化する． 4．小唾液腺は胎生12週ごろに原始口腔粘膜が間葉組織に陥入して発生する．
唾液腺の種類と唾液性状	1．大唾液腺 　・耳下腺：漿液腺． 　・顎下腺：混合腺であるが，漿液が主体をなす． 　・舌下腺：混合腺であるが，粘液が主体をなす． 2．小唾液腺 　・口唇腺，頰腺，臼後腺：いずれも粘液を主とする混合腺である． 　・口蓋腺：粘液腺． 　・前舌腺：混合腺． 　・エブネル腺：漿液腺（味蕾部を洗浄する）． 　・舌後腺：純粘液腺．
唾液腺の組織構造	唾液腺は腺の実質である腺房部（終末部）とそれに続く導管部に分けられる． 1．腺房細胞は漿液細胞と粘液細胞がある． 2．漿液細胞は立方形で細胞質は豊富な粗面小胞体，ゴルジ装置，ミトコンドリアが多い．H-E染色で，濃い紫の暗調に染まる． 3．粘液細胞は丈が短い円柱形で，細胞質はミトコンドリアが少なく，粗面小胞体の発達も悪いが，ゴルジ装置はよく発達している．H-E染色ではほとんど染色されず，明るい（白色）色調を呈する． 4．混合腺の場合は粘液細胞に漿液細胞の腺体が付着し，その漿液細胞を漿液半月という． 5．導管は腺房部（終末部）から小葉内導管，小葉間導管，葉間導管，主導管となり，口腔へ開口する．
大唾液腺の導管の特徴	1．大唾液腺の小葉間導管は介在部導管と線条部導管に区別する． 2．介在部導管は丈の低い扁平な石立方形上皮で，耳下腺の場合で最も長い． 3．線条部導管は立方ないし円柱上皮で，基底側には多数の基底陥入があり，多数のミトコンドリアが存在する．この線条部導管は顎下腺でよく発達し，イオンと水の運搬に関与し，カリクレイン（セリンプロテアーゼ）を分泌する． 　また，Na^+とCl^-はこの線条部で再吸収され，唾液は低張液となる． 3．耳下腺の導管はステンセン管 Stensen duct という． 4．顎下腺の導管はワルトン管 Wharton duct という．
筋上皮細胞とは	1．Myoepithelial cell という． 2．腺房細胞の周囲に存在するが，介在部導管にもみられる． 3．腺房上皮細胞と基底膜の間に位置する． 4．細長い突起を有し，腺房細胞や介在部導管を籠のように取り巻く細胞である． 5．基底膜との間にはヘミデスモゾームを形成し，細胞質には豊富なアクチンとミオシンを含む． 6．筋上皮細胞は，その収縮により，腺房や介在部が圧迫されて分泌物が導管へ押しやる機能を有する．
唾液腺にみられるそのほかの細胞	1．脂腺細胞：介在部や線条部導管の壁にみられる．耳下腺での発現率が多く，次いで顎下腺，舌下腺である． 2．脂肪細胞：加齢的に，結合組織中に増加する細胞である． 3．リンパ節：耳下腺の内部や周囲に平均20個のリンパ節が存在する．顎下腺の周囲にも少数存在するが，腺体内には存在しない．
大唾液腺の開口部	1．耳下腺は第二大臼歯の高さで頰粘膜乳頭に開口する． 2．顎下腺は舌下小丘に開口する． 3．舌下腺の主導管は顎下腺管に開口するが，さらに小さな導管が舌下ひだに開口したり，顎下腺導管と吻合して開口する．

B 唾液腺の疾患

1 発育異常　development anomalies

発育異常の特徴	1．著しい発育異常はまれである．また，頭頸部の重症奇形と合併する． 2．多くは大唾液腺の異常であり，小唾液腺は不明な場合が多い．
種類とその特徴	1．無形成 　　耳下腺，顎下腺の欠如がある．口腔乾燥症が発生する． 2．唾液腺体の位置異常 　　耳下腺では前または後偏位，顎下腺は後偏位がみられる．この異常は導管の異常を伴うことで発見される． 3．導管の異常 　　1）憩室の形成：主として顎下腺管にみられる． 　　2）開口部閉鎖：口腔底の腫脹やガマ腫の発生がある． 　　3）副導管の形成：先天性唾液瘻となる． 4．異所性唾液腺 　　1）耳下腺部リンパ節への迷入：リンパ上皮性病変や腺リンパ腫の発生に関与する． 　　2）歯槽部粘膜への迷入：歯肉嚢胞の発生に関与する． 　　3）下顎骨への迷入：静止性骨空洞の発生をみる． 　　4）扁桃，中耳，下頸部への迷入がある．

2 退行性病変　regressive changes

萎縮の種類	1．生理的萎縮：老人性萎縮． 2．病的萎縮：全身疾患，唾液腺炎，唾石症，腫瘍や嚢胞による圧迫，放射線照射による場合などがある．
臨床所見	1．耳下腺：腺房の萎縮，消失を認め，間質には脂肪組織が増生する． 2．顎下腺：腺房の萎縮，消失を認め，間質には線維性結合組織が増生する．
変性の種類と特徴	1．脂肪変性：高齢者，全身疾患の場合に実質に沈着する． 2．糖原変性：主として糖尿病の際に，実質に沈着する． 3．色素変性：主としてリポフスチンがさまざまな病変で実質に沈着する． 4．硝子変性：間質の線維化が著しい場合や唾液腺腫瘍の際に出現する． 5．アミロイド変性：全身性アミロイドーシスの際に出現する．

3 非感染性の反応性病変　reactive lesions of non-infections

種　類	1．化生的変化 2．放射線による障害 3．唾石症 4．粘液嚢胞 5．唾液腺症 附）唾液腺の内分泌

1）化生的変化　metaplasia

化生性変化	1．脂腺細胞の出現 2．耳下腺粘液細胞の出現 3．オンコサイト 4．扁平上皮化生

（1）オンコサイト　oncocyte

特　徴	1．好酸性の腫大した細胞質と濃縮性の小さな核を有し，細胞質には多数のミトコンドリアを認めることが組織的特徴である． 2．この細胞は加齢的に増加し，高齢者では高率に出現する．
発現部位	舌下腺導管に認めるが，耳下腺や小唾液腺にも出現する．
他臓器での出現	甲状腺，副甲状腺，腎臓，副腎などにも認められる．

腫瘍との関連	本細胞は増殖性があり，ときにオンコサイトーマ oncocytoma となる．
ポイントワード	ミトコンドリア，好酸性，加齢，オンコサイトーマ

（2）扁平上皮化生　squamous metaplasia

疾患の特徴	唾液腺のさまざまな病変に際し，おもに導管に扁平上皮化生を認める．
典型的な病変	壊死性唾液腺化生 necrotizing sialometaplasia．
病理組織所見	1．腺細胞の壊死と腺房，とくに導管に広範な扁平上皮化生を認める病変である． 2．隣接口腔粘膜上皮に為性上皮過形成を認めることも特徴である．
好発部位	口蓋腺に好発し，成人男性に多い．
原因	循環障害で，とくに梗塞性循環障害による．
注意すべき点	1．臨床的に潰瘍形成を認めることで，悪性腫瘍を疑う点がある． 2．組織学的に扁平上皮の出現をみることから，粘表皮癌との鑑別が必要．
ポイントワード	扁平上皮，腺細胞壊死，導管上皮増殖，上皮過形成

2）放射線による唾液腺の障害

障害の特徴	1．6,000rad 以上の照射で発生するが，1,000〜2,500rad で早期障害を認める． 2．多くは唾液量の減少，粘性変化，pH 変化，免疫グロブリン濃度の変化，電解質の変化などがみられる．
腺房の組織変化	1．1,000〜2,500rad で漿液腺房に変化を認め，核濃縮，細胞質の空胞化，チモーゲン顆粒の消失がみられる． 2．粘液細胞は初期の照射ではほとんど変化を認めないが，照射量の増加とともに漿液細胞，粘液細胞ともに細胞の消失がみられる． 3．導管はほぼ正常を保つが，排泄管は拡張し，壊死細胞片を腔内に含有する．
間質の組織変化	1．反応性の炎症性細胞浸潤がみられる． 2．腺房の消失に伴う小葉内に線維の増生（線維化）がある． 3．腺房の消失に伴う小葉の萎縮と小葉間の線維の増生（小葉間線維化）がある．
注意すべき点	唾液腺の機能減退に伴い唾液分泌量が減少し，口腔乾燥症，齲蝕や歯周病の発生をきたす．
ポイントワード	漿液腺房壊死，粘液腺房壊死，線維化，口腔乾燥

3）唾石症　sialolithiasis

疾患の特徴	唾液腺の導管中に唾石が生じる疾患である．
好発年齢および部位	中年男性に好発し，顎下腺が多く，耳下腺，舌下腺，小唾液腺の順に好発する．
発生原因	1．唾液の性状変化，唾液の停滞，局所の炎症が原因となる． 2．とくに微生物や炎症により変性した細胞壊死物などが唾石の核となり得る．
病理組織所見	1．腺房の萎縮，空胞変性，消失がみられる． 2．導管上皮の扁平化，上皮の破壊がみられる． 3．間質に炎症性細胞浸潤，肉芽組織の形成をみる．
ポイントワード	顎下腺，腺房萎縮，導管上皮扁平化，唾液貯留

4）粘液囊胞　mucous cyst

疾患の特徴	唾液の流出障害により生じる唾液貯留の囊胞様病変である．
好発年齢および部位	10〜30 歳代．小唾液腺に多い（とくに下唇，口腔底，舌，頬の順）．
発生部位による名称	1．舌前下面ではブランディン・ヌーン囊胞 Blandin-Nuhn cyst という． 2．口腔底の大囊胞ではガマ腫 ranula という．
病理組織所見	1．明瞭な腔の壁は肉芽組織により形成され，上皮の裏装はない（溢出型）． 2．腔内は粘液性物質の貯留と好中球，リンパ球，マクロファージなどを含む． 3．停滞型では腔内面は上皮の裏装を認める．
原因	1．溢出型は導管の損傷により唾液の流出，貯留による． 2．貯留型は導管の閉鎖や狭窄による唾液の貯留による．
関連疾患	上顎洞粘膜に粘液囊胞や偽囊胞が発生する．
ポイントワード	粘液貯留，上皮を欠く囊胞，小唾液腺，ガマ腫，ブランディン・ヌーン囊胞

5）唾液腺症　sialoadenosis

疾患の特徴	とくに耳下腺細胞の代謝および分泌障害に基づく非炎症性病変である．
病理組織所見	唾液腺は慢性，再発性，無痛性に腫脹する．次のように病理分類される． ・第1期：分泌機能が亢進する…腺房細胞は肥大し，過形成を認める． ・第2期：唾液は粘調性となり，分泌量も減少する…細胞質は空胞変性となり，チモーゲン顆粒が消失する． ・第3期：分泌量は著しく減少する…腺房細胞の消失，脂肪および線維の増加を認める． ・第4期：分泌が回復する…腺房細胞の再生，修復がみられる．
原　因	多くは全身性の代謝障害で発症する． 1．栄養不良：タンパク質やビタミン欠乏である． 2．内分泌障害：糖尿病，女性ホルモンの失調，甲状腺機能低下の場合に発生する． 3．アルコール中毒，肥満，高血圧，高脂血症が原因となる．
ポイントワード	栄養不良，内分泌障害，肥満，高血圧，非炎症性，分泌亢進

附）唾液腺の内分泌　internal secretion of salivary gland

唾液腺ホルモンとは	一般的にパロチンといわれるが，疑問視されることもある．腺房細胞から分泌され，線条部で吸収，作用する．
作　用	1．他の内分泌（下垂体，甲状腺，脾臓，副腎）に影響を与える． 2．軟骨，骨，歯，結合組織の新生保持作用を有する．
ポイントワード	パロチン，内分泌，硬組織の保持

4　感染性唾液腺病変　infection disease of salivary gland

種　類	1．非特異性唾液腺炎 　1）急性唾液腺炎 　2）慢性唾液腺炎 　3）慢性再発性耳下腺炎 　4）慢性硬化性唾液腺炎 2．特異性唾液腺炎 　1）結　核	2）梅　毒 3）放線菌症 3．ウイルス性唾液腺炎 　1）流行性耳下腺炎（おたふくかぜ） 　2）巨細胞封入体症 4．サルコイドーシス（Heerfordt症候群）

1）非特異性唾液腺炎　non-specific sialadenitis

（1）急性唾液腺炎　acute sialadenitis

疾患の特徴	主として耳下腺に認められ，口腔からの上行性細菌感染による．
臨床所見	有痛性の腫脹，開口部の発赤腫脹，分泌量の減少，膿様分泌物の排泄などを認める．
病理組織所見	はじめに漿液性炎として発症し，化膿性炎に移行する．
原　因	全身疾患を有する経過中（代謝障害，悪性腫瘍）に発症することが多い．
ポイントワード	上行性細菌感染，膿様分泌物，漿液性炎，耳下腺

（2）慢性唾液腺炎　chronic sialadenitis

疾患の特徴	上行性細菌感染により発症し，耳下腺，顎下腺に認められる．
臨床所見	唾液腺の腫脹，分泌の減少などを認め，唾石，隣接組織の炎症，放射線照射などが誘因となる．
病理組織所見	1．とくに漿液腺房の変性，萎縮，消失と導管周囲や小葉間に線維が増生する． 2．導管は拡張し，上皮は扁平化する．
ポイントワード	上行性細菌感染，線維化，唾液腺腫脹，耳下腺，顎下腺

（3）慢性再発性耳下腺炎　chronic recurrent parotitis

疾患の特徴	反復性に耳下腺の腫脹をきたす慢性炎症性病変である．
臨床所見	1．小児の男児と成人の女性に好発する． 2．急性の炎症症状を伴った腫脹が数日間続くことが繰り返し起こる．
病理組織所見	1．腺房は萎縮する．特徴は導管周囲にリンパ球の強い浸潤を認めることである． 2．導管上皮の過形成や扁平上皮化生を認める．

原　因	不明であるが，自己免疫疾患との関連が考えられている．そのほかに，遺伝的，人種的環境因子，ホルモン因子などがある．
ポイントワード	反復性腫脹，耳下腺，小児男児，成人女性，リンパ球浸潤，扁平上皮化生

（4）慢性硬化性唾液腺炎　chronic sclerosing sialadenitis

疾患の特徴	無痛性腫脹が数か月から10年続く病変である．
別　名	いわゆるキュットナー腫瘍 Küttner tumor という．
臨床所見	成人男性，主として顎下腺の片側性の腫脹としてみられる．
病理組織所見	1．導管周囲および小葉間周囲の強い線維化とリンパ球浸潤を認める． 2．腺房細胞は萎縮，消失し，導管は拡張，上皮の扁平化を認める．
原　因	口腔からの慢性感染，唾石や異物による唾液の流出障害や停滞が重要な因子となる．
ポイントワード	無痛性腫脹，キュットナー腫瘍，線維化，リンパ球浸潤，上皮の扁平化

2）特異性唾液腺炎　specific sialadenitis

疾患の種類とその特徴	結核，梅毒，放射菌症などが認められる． 1．結核 tuberculosis 　扁桃または口腔からの二次結核症が主である．壮年期に好発し，耳下腺，顎下腺がさまざまな程度に腫脹し，結核結節を形成する． 2．梅毒 syphilis 　第3期梅毒として出現することが多い．耳下腺の病変が主である． 3．放線菌症 actinomycosis 　顎下腺周囲の病巣の波及が多い．耳下腺にも発症する．

3）ウイルス性唾液腺炎　viral disease of sakivary gland

（1）流行性耳下腺炎（おたふくかぜ）　epidemic parotitis (mumps)

疾患の特徴	パラミクソウイルス群に属するムンプスウイルスによる感染で，耳下腺の腫脹が特徴である．
臨床所見	1．6～8歳の学童期に好発し，耳下腺前方部の疼痛と発熱，頭痛，悪寒が生じる． 2．この腫脹は2～3日で最大となり，縮小は1週間内外である． 3．耳下腺開口部の発赤や唾液量分泌の減少などを認める． 4．通常耳下腺は両側性感染が70％であり，ときに顎下腺も侵される．
病理組織所見	腺房細胞は細胞封入体を伴う空胞化や壊死を認め，間質にはリンパ球や単球の浸潤や水腫がみられる．
合併症	睾丸炎，卵巣炎が発生し，不妊症の原因にもなる．また，脾臓，甲状腺，胸腺，涙腺，肝臓，腎臓などにも病変が認められる．
ポイントワード	ムンプスウイルス，幼児，耳下腺腫脹，封入体，睾丸炎，卵巣炎

（2）巨細胞封入体症　cytomegalic inclusion disease

疾患の特徴	パラミクソウイルス群に属するサイトメガロウイルスの感染で，新生児に多く感染し，耳下腺，顎下腺に封入体を有する巨細胞の出現病変を認める病変である．
臨床所見	1．通常，胎盤感染であり，新生児の唾液腺が肥大する． 2．発熱，肝脾腫，リンパ球増多などが認められる． 3．唾液腺のみに現れる型：新生児，乳児に多い．発生率は高い． 4．多臓器に認められる型：成人の肺に多い．発生率は低い．
病理組織所見	核内封入体や細胞質封入体を認め，封入体周囲にはリンパ球，形質細胞，単球などの細胞浸潤がみられる．
ポイントワード	サイトメガロウイルス，胎盤感染，核内封入体，細胞質封入体

4）サルコイドーシス　sarcoidosis

疾患の特徴	原因不明の肉芽腫病変である．
原　因	さまざまな原因があるが，非定型のマイコバクテリアに対する過敏症が考えられている．
全身的な臨床所見	1．おもに肺病変が特徴であり両側の肺門リンパ節の腫脹を認める． 2．皮膚病変は約25％に結節性紅斑が認められる．

	3．眼の病変はブドウ膜炎がみられ，耳下腺の腫脹，発熱，顔面麻痺の症状で，Heerfordt症候群という． 4．肝臓病変は約60％に肉芽腫が形成される．
口腔の臨床所見	口腔軟組織には結節性病変を認めるが，クローン病にみられる結節と区別がつかない．
病理組織所見	1．非乾酪性の肉芽腫が形成される． 2．肉芽腫中にはラングハンス巨細胞や組織球を認め，その周辺にび漫性のリンパ球浸潤がみられる． 3．乾酪壊死巣はない（結核の場合は存在する）．
ポイントワード	肉芽腫病変，肺門リンパ節，耳下腺腫脹，ラングハンス巨細胞

5　免疫不全による唾液腺疾患　salivary gland disease associated with immunodeficiency

種　類	1．Sjögren症候群 2．良性リンパ上皮性疾患

（1）シェーグレン症候群　Sjögren syndrome

疾患の特徴	涙腺と唾液腺の病変を引き起こす自己免疫疾患である．
臨床所見	1．中年の女性に好発し，口腔乾燥を主訴とする． 2．主病変は乾燥性角結膜炎と口腔乾燥症である． 3．二次性症候群の場合は，リウマチ性関節炎，全身性紅斑性狼瘡などが合併する．
病理組織所見	1．おもに導管周囲のリンパ球浸潤がみられる． 2．筋上皮島の形成は約40％に発現する． 3．病巣の拡大とともに腺房細胞の変性や導管周囲，血管周囲に硝子質の沈着を認める．
診断のための病理検査	1．口唇腺の生検が有用である． 2．罹患度は0～4度に分類され，4度は切片のなかで4mm^{2}において50個またはそれ以上のリンパ球の浸潤を認める場合である． 3．確定診断のためには4度の病巣が少なくとも2か所存在することが必要である．
ポイントワード	自己免疫疾患，中年，女性，口腔乾燥，リウマチ，膠原病，口唇腺生検，リンパ球浸潤，筋上皮島

（2）良性リンパ上皮性疾患　benign lymphoepithelial lesion

疾患の特徴	唾液腺の両側性，進行性，無症候性肥大がみられる疾患である．
好発年齢および部位	中年の女性に好発し，両側のおもに耳下腺の肥大，硬結がみられる．ときに顎下腺や小唾液腺の肥大も伴う．
病理組織所見	小葉内導管周囲にリンパ球浸潤がみられる．腺房は萎縮性となり，病変の進行とともに導管は扁平上皮化生が発生する．また，筋上皮島の形成も出現する．
類似疾患	1．唾液腺と涙腺の病変がみられる場合は一般的にMikulicz（ミクリッツ）病という． 2．二次的に白血病や結核などの病変が発生した場合はMikulicz症候群という．
ポイントワード	耳下腺肥大，リンパ球浸潤，筋上皮島，涙腺肥大，Mikulicz病

6　唾液腺の腫瘍　tumors of salivary gland

1）唾液腺の良性腫瘍　benign tumor of salivary gland

分　類	1．多形腺腫 2．筋上皮腫 3．基底細胞腺腫 4．Warthin腫瘍 5．オンコサイトーマ 6．細管状腺腫 7．脂腺腫 8．リンパ腺腫 9．導管乳頭腫 10．囊胞腺腫

（1）多形腺腫　pleomorphic adenoma

疾患の特徴	大小の唾液腺腫瘍のなかで最も発生する腫瘍で，その組織像は導管上皮や筋上皮の性格を有する多彩な像を示し，mixed appearance がみられる腫瘍である．
好発年齢および部位	20～50歳代，耳下腺（85％），顎下腺（10％），口蓋腺（11％）に発生する．
臨床所見	1．発育は緩慢で，無痛性の類球形の腫瘤としてみられる． 2．腫瘤は耳下腺部では耳介部，下顎の後方に位置する． 3．耳下腺下極では下顎角下方や胸鎖乳突筋の前方に位置する．
病理組織所見	上皮性成分と間葉系成分からなる． 1．上皮性成分 　腺管状，充実性，円柱腫様，腺房様胞巣構造などを形成する． 　1）腺上皮系細胞は，立方，円柱形で好酸性細胞質を有する導管あるいは腺房様を示す． 　2）筋上皮系細胞は，多角形，紡錘形で索状あるいは塊状増殖を示す． 　3）上皮系細胞の特徴：細胞質が明るい明細胞や形質細胞類似あるいは角化を形成する．扁平上皮細胞，オンコサイト様細胞などが形成される． 2．間葉性成分 　線維性結合組織，硝子化結合組織，粘液腫様結合組織，軟骨様組織がある．
mixed appearance とは	上皮系細胞の増殖が主体となって発生する腫瘍であっても間葉系構造への移行がみられることをいう．
注意すべき組織所見	1．良性腫瘍であるので皮膜は形成されるが，この皮膜に腫瘍細胞の浸潤をみる場合があるために，多結節性の偽足様腫瘍組織の形成や再発がみられる． 　とくに，小唾液腺での腫瘍発生は皮膜の欠如がある． 2．長期経過した多形腺腫に悪性化が起こることが知られている． 　とくに，細胞成分が高いほど，悪性転化率が高い．
発生由来	小導管や最終部導管．
ポイントワード	唾液腺良性腫瘍，多形性，上皮と間葉，扁平上皮化生，筋上皮細胞，硝子化，軟骨形成，粘液腫

（2）筋上皮腫　myoepithelioma

疾患の特徴	腫瘍実質が筋上皮系細胞から構成される良性腫瘍をいう．
好発年齢および部位	50歳代，性差なし．耳下腺に好発し，顎下腺や小唾液腺は少ない．発生頻度は約1％である．
臨床所見	無痛性腫瘤で，境界線明瞭である．
病理組織所見	形質細胞様細胞あるいは紡錘形細胞の密な増殖からなるが，この上皮の増殖形態は充実性，粘液様，網目状を呈する．
免疫組織所見	S-100タンパク，ケラチンタンパク，ミオシンタンパクの抗体を用いた免疫組織学的染色では陽性を呈する．
注意すべき点	多形腺腫とほぼ同様の臨床所見を示し，組織学的にも多形腺腫の亜型とみなされるが，しばしば局所浸潤性発育や悪性転化を認める場合がある．
ポイントワード	形質細胞様細胞，紡錘形，S-100タンパク，ミオシンタンパク

（3）基底細胞腺腫　basal cell adenoma

疾患の特徴	基底細胞様の上皮細胞が増殖する良性唾液腺腫瘍である．
好発年齢および部位	高齢者で60歳代をピークに好発し，おもに耳下腺（70％）と口唇腺（20％）に発生する．発生頻度は1～2％である．
病理組織所見	1．好塩基性の細胞質を有する基底細胞様細胞のシート状胞巣構造の増殖からなる． 2．増殖パターンにより充実性，索状，管状，膜性に分類される． 3．管状および索状は可動性の腫瘤で上口唇に好発する． 4．膜性腺腫は皮膚の基底細胞腫に類似し，上皮島周囲は結合組織が硝子化し，上皮島部を取り巻く．耳下腺に好発する．
発生由来	介在部導管（小葉間導管，腺房細胞も考えられている）．
ポイントワード	基底細胞，耳下腺と口唇腺，管状構造

（4）ワルシン腫瘍　Warthin tumor

疾患の特徴	1．乳頭状嚢腺リンパ腫ともいわれ，耳下腺に発生する． 2．小唾液腺で発生することは非常にまれな腫瘍である． 3．嚢胞状とリンパ性基質からなる腫瘍である．
好発年齢および部位	40〜70歳代，男性に多い．発生頻度は全唾液腺腫瘍の約5％で，その多くは耳下腺に好発する（90％）．
臨床所見	1．下顎角に隣接した後方部耳下腺下極に境界明瞭な類円形の腫瘤として認める． 2．両側性に認められることがあり，多発性，同時性あるいは異時性である． 3．反応性炎症像を有するために，99Tcの取り込みが強く認められる．
病理組織所見	嚢胞腔を形成する上皮組織とリンパ組織の増殖がみられる． 1．小嚢胞腔を形成する上皮組織の特徴 　1）2層構造で好酸性細顆粒状の細胞質を有する細胞よりなる． 　2）内層の細胞は高円柱形で濃縮した核を有し，この上皮が嚢胞内に乳頭状に増殖する． 　3）外層は立方，多角形の細胞で胞状核を有する． 　4）杯細胞や脂腺細胞が混在することがある． 2．リンパ組織の特徴 　1）上皮基底膜に密着したリンパ性細胞の密な増殖を認め，胚中心の形成もみられる． 　2）このリンパ球はBリンパ球である．
発生由来	唾液腺内あるいは腺に隣接するリンパ節に封入残存した腺組織由来．
ポイントワード	耳下腺，リンパ組織，2層性上皮，嚢胞形成

（5）オンコサイトーマ　oncocytoma

疾患の特徴	好酸性腺腫ともいわれ，顆粒状，好酸性細胞質の大型増殖からなる良性唾液腺腫瘍である．
好発年齢および部位	1．オンコサイトは加齢とともに増加する細胞であるために，好発年齢は50歳代で，やや女性に多く発生する． 2．おもに耳下腺に好発し（約80％），顎下腺は約10％の発生率である． 3．小唾液腺での発生は非常にまれである．
臨床所見	無痛性で充実性の卵円形腫瘤としてみられる．
病理組織所見	1．好酸性の顆粒状細胞質を有する細胞が胞巣状増殖を示す． 2．この細胞は細胞質に多数のミトコンドリアを有することが特徴である． 3．間質の形成は少ない．
発生由来	線条部，介在部上皮由来．
ポイントワード	好酸性顆粒状細胞，ミトコンドリア，耳下腺，小唾液腺はまれ

（6）脂腺腫　sebaceous adenoma

疾患の特徴	まれな腫瘍である．脂腺様細胞の増殖からなる，よく被包された腫瘍である．
好発部位	耳下腺が主（顎下腺，臼後部粘膜，頬粘膜にも）である．
病理組織所見	多角形細胞（空胞状細胞質，核は基底側へ偏在）で構成される．
ポイントワード	脂腺，耳下腺

（7）乳頭状嚢腺腫　papillary cystadenoma

疾患の特徴	嚢胞状の腺腔構造を示す腫瘍．
好発年齢および部位	中年以降に好発し，耳下腺が主，ときに顎下腺，小唾液腺（軟口蓋，頬，上唇）に発生がある．
臨床所見	発育緩慢，弾力性腫瘤，大きさ鶏卵大までの腫瘤である．
病理組織所見	1．腺上皮がさまざまな形を呈し，広い管腔を形成，腔内へ乳頭状に突出する． 2．悪性の潜在能を有する（局所破壊性増殖，再発しやすい傾向を示す）．
発生由来	導管上皮由来．
ポイントワード	嚢胞状，乳頭状増殖，耳下腺，中年，再発

（8）細管状腺腫　canalicular (tubular) adenoma

疾患の特徴	管腔構造の明らかな腫瘍（管腔の小さいもの：tubular adenoma）である．
好発年齢および部位	1．中年以降に好発し，おもに上唇（77％），頰腺（10％）に発生する． 2．下唇，硬口蓋後部，耳下腺にもある． 3．大唾液腺での発生はまれである．
臨床所見	無痛性，境界明瞭な腫瘤（1〜2cm）である．
病理組織所見	導管上皮類似の立方，円柱形細胞が管腔を形成して増殖する．
ポイントワード	上唇，小さな管腔，無痛性，中年

（9）導管乳頭腫　ductal papilloma

分類	1．内向性導管乳頭腫 2．導管内乳頭腫 3．乳頭状唾液腺腫
疾患の種類と特徴	1．導管内乳頭腫　intraductal papilloma 　1）嚢胞状に拡張した導管内に上皮の乳頭状増殖のある病変である． 　2）硬口蓋粘膜，頰粘膜，口唇などに生じた少数例の報告がある． 　3）乳頭状増殖が単発性の嚢胞腔内にあるもの（上皮の性格は乳頭状嚢腺腫同様）をいう． 2．乳頭状唾液腺腫　papillary sialadenoma 　1）外向性の乳頭状増殖を特徴とする（皮膚の乳頭状汗腺腫に類似する）． 　2）50歳以上の男性に好発する． 　3）口蓋に多い（耳下腺，硬口蓋，臼後部，頰粘膜もある）． 　4）表面に隆起した腫瘤（1cmまで）である． 　5）表層近くは扁平上皮（導管上皮の化生の結果）の乳頭状増殖を示す． 　6）深部では粘液細胞，オンコサイトを混じる立方形，円柱形細胞が管腔を形成する．
ポイントワード	導管，乳頭状，小嚢胞

（10）リンパ腺腫　lymphadenoma

疾患の特徴	上皮細胞巣とリンパ球間質からなるまれな腫瘍である．
好発部位	まれであるが，おもに耳下腺に好発する．
病理組織所見	1．実質は島状の上皮成分とリンパ濾胞の形成を伴うリンパ球性の間質からなる． 2．上皮巣は，充実性，導管様構造，嚢胞上構造を呈する． 3．上皮細胞は，扁平上皮，類基底細胞立方細胞，粘液細胞など多彩な像を呈する．
ポイントワード	上皮細胞巣，リンパ球，リンパ濾胞，扁平上皮

2）唾液腺の悪性腫瘍　malignant tumors of salivary gland

分類	1．粘表皮癌 2．腺房細胞癌 3．腺様嚢胞癌 4．多形低悪性度腺癌 5．上皮筋上皮癌 6．明細胞癌 7．基底細胞腺癌 8．脂腺癌 9．脂腺リンパ腺癌 10．嚢胞腺癌 11．粘液性腺癌 12．オンコサイト癌 13．唾液腺導管癌 14．腺癌 NOS 15．筋上皮癌 16．多形腺腫由来癌 17．癌肉腫 18．転移性多形腺腫 19．扁平上皮癌 20．小細胞癌 21．大細胞癌 22．リンパ上皮癌 23．唾液腺芽腫
注意すべき点	1．唾液腺の腫瘍はその多くが耳下腺に好発するが，悪性腫瘍は小唾液腺に発生する率が高いので注意を要する． 2．唾液腺悪性腫瘍の組織像は，多彩であること，同一腫瘍でも構成細胞の形質発現が異なることで，同じ腫瘍でも場所により組織像が異なることなどが，組織像観察の注意点としてあげられる．

（1）粘表皮癌　mucoepidermoid carcinoma

疾患の特徴	発生頻度の高い悪性腫瘍で，実質が類表皮細胞（扁平上皮），粘液産生細胞，中間細胞により構成される腫瘍をいう．
好発年齢および部位	20～40歳代に好発し，性差はない．好発部位は耳下腺が多く，顎下腺や小唾液腺でもみられる．
臨床所見	1．粘表皮癌は悪性度により，臨床所見が異なる． 2．低悪性型では無痛性の硬結が長期間認められ，なかには囊胞の形成を思わせる波動を触知するものがある． 3．悪性型は疼痛や潰瘍を認め，急速に増大する．また，感覚麻痺などの知覚異常を示す症状も認める．
病理組織所見 （粘液の証明）	腫瘍実質細胞は3種の細胞からなる． 1．類表皮細胞 　多角形，類円形の細胞で扁平上皮様を示す． 2．粘液産生細胞 　立方形，円柱形の細胞で細胞質にはさまざまな粘液を含む．H-E染色では細胞質が白く抜けてみえる．この細胞はムチカルミン染色で陽性を呈する．また，PAS染色陽性である． 3．中間細胞 　類表皮細胞と粘液産生細胞の細胞性状を示さない小型の類円形細胞である．
組織学的悪性度分類	1．高分化型（低悪性度 low grade） 　粘液産生細胞に富み，腺腔，囊胞形成も少ない． 2．中等度分化型（中等度悪性度 moderate grade） 　粘液産生細胞は少なく，腺腔や囊胞形成も少ない． 3．低分化型（高悪性度 high grade） 　粘液産生細胞は少なく，類表皮細胞や中間細胞が主体をなす．増殖形態も充実性の胞巣構造を呈し，細胞の多形性，異型性，核分裂像を認める．したがって，組織像は扁平上皮癌に類似する．
発生由来	導管上皮．
ポイントワード	粘液産生細胞，類表皮細胞，中間細胞，ムチカルミン染色，耳下腺

（2）腺房細胞癌　acinic cell carcinoma

疾患の特徴	漿液性腺房細胞に類似した細胞の増殖を特徴とする．
好発年齢および部位	30～50歳代で性差はない．好発部位は耳下腺，小唾液腺では口蓋腺に多い．
臨床所見	1．耳下腺では浅葉と下極内に発生する． 2．腫瘍は多くが3cm以下で緩慢な発育をする無痛性の腫瘤である．
病理組織所見	本腫瘍の発生由来は介在部と腺房の前駆細胞から発生すると考えられているために腫瘍の組織形態は多彩な例が多い． 1．定型的組織像 　1）腫瘍細胞は好塩基性細顆粒状細胞質で，核は円形でクロマチンに富む． 　2）漿液腺房細胞類似の多角細胞よりなる． 　3）増殖形式は充実性，シート状である． 　4）細胞の著しい異型性や多形性，核分裂像が少ない． 　5）本腫瘍の約3割が囊胞性発育形式をとることもある． 2．非定型的組織像 　1）増殖形式が管状，乳頭状，小囊胞増殖を示すことがある． 　2）これらの増殖形式と臨床的所見や予後には相関を認めない．
発生由来	漿液性腺房，介在部導管．
ポイントワード	漿液腺房，好塩基性細胞質，管状，小囊胞，乳頭状

（3）腺様嚢胞癌　adenoid cystic carcinoma

疾患の特徴	細胞生物学的に細胞の異型性がみられないにもかかわらず，局所浸潤性や再発率が高く，予後が悪い唾液腺の悪性腫瘍である．
好発年齢および部位	1．40〜60歳の女性に多い． 2．好発部位は小唾液腺（口蓋，舌，口腔底，頬，口唇）と顎下腺である．
臨床所見	1．緩慢な発育を示す単一の腫瘤としてみられるが，神経内浸潤をみるために疼痛が発生することがある． 2．所属リンパ節や肺への転移をみるために，予後は非常に悪い．
組織所見	1．実質は，比較的小型の導管上皮類似の立方形ないし多角形細胞と，その外周に筋上皮細胞に類似した細胞の2種類の細胞で構成される． 2．増殖形式は充実性胞巣構造を呈する． 3．細胞異型性や核分裂像はほとんど認められない． 4．組織学的特徴は胞巣構造のなかに小さな嚢胞が形成され，篩状構造となることである． 5．間質は線維性結合組織であるが，硝子化することがある．
増殖形式	周囲への浸潤性，破壊性であるとともに神経リンパ隙へ好んで浸潤する．
組織学的分類	1．**腺性（篩状）型** glandular (cribriform) type 　　最も定型的なタイプであり，腫瘍胞巣内に篩状の小嚢胞を形成する． 2．**管状型** tubular type 　　導管様上皮細胞とその外周に筋上皮細胞の2層性で形成される管状構造を有する． 3．**充実型** solid type 　　筋上皮成分である類円形の基底細胞様細胞あるいは紡錘形の小細胞の充実性増殖からなる．細胞の分化度が低く，細胞異型が強い．最も予後が悪いタイプである．
発生由来	介在部導管，終末部導管．
ポイントワード	篩状構造，リンパ隙浸潤，導管上皮

（4）多形低悪性度腺癌　polymorphous low-grade adenocarcinoma

疾患の特徴	多彩な組織像を呈するが，悪性度は低い．口蓋腺に好発する腺癌である．
好発年齢および部位	1．40〜70歳代に好発し，性差はない． 2．小唾液腺に好発し，とくに口蓋腺は好発部位である．
臨床所見	硬い，隆起性の小腫瘤としてみられ，圧痛はない．
病理組織所見	1．細胞異型に乏しい，均一な小細胞の増殖が特徴であるが，周囲組織への浸潤性発育や神経周囲への浸潤などを認める． 2．遠隔転移は少なく，予後は非常によい．
多形性とは	同一腫瘍内でもきわめて多彩な像を有することから多形 polymorphous となる． 　①　充実性ないし小葉状増殖． 　②　乳頭状ないし乳頭状嚢胞様増殖． 　③　索状増殖． 　④　管状増殖． 　⑤　腫瘍の辺縁で細胞が1列に並ぶ増殖．これをインディアンファイル配列という．
免疫組織学的特徴	サイトケラチン，ビメンチン，S-100タンパクはいずれも陽性を呈することが特徴である．
発生由来	腺房に近い導管上皮．
ポイントワード	多形，低悪性，インディアンファイル配列，口蓋腺好発

（5）上皮筋上皮癌　epithelial-myoepithelial carcinoma

疾患の特徴	高齢者の耳下腺に好発する腫瘍で，腺腔形成の導管様細胞とその外層の明細胞の筋上皮細胞から構成される腫瘍である．
好発年齢および部位	60歳代以上の女性に好発し，おもに耳下腺に生じる．
臨床所見	多結節性の発育形態で，皮膜構造を欠き，浸潤性に増殖するが，腺様嚢胞癌よりも悪性度は低い．
病理組織所見	腺腔を形成する導管様上皮細胞と，その外周に円柱状ないし類円形の明細胞（この細胞はグリコーゲンを含む）が配列する2層性の組織構造が特徴である．この明細胞は筋上皮性起源である．

免疫組織学的特徴	内層の導管上皮細胞はサイトケラチン陽性，外層の明細胞は S-100 タンパク陽性である．
発生由来	介在部導管，筋上皮細胞，腺房細胞．
ポイントワード	高齢者，耳下腺，2 層性，筋上皮細胞，明細胞，グリコーゲン

（6）唾液腺導管癌　salivary duct carcinoma

疾患の特徴	男性の耳下腺に好発するきわめて悪性度の高い唾液腺腫瘍である．
好発年齢および部位	60 歳代の男性に好発し，本腫瘍の約 80％が耳下腺に発生する．
臨床所見	硬い，無痛性の腫瘤として発生するが悪性度が強く，予後は非常に悪い．
病理組織所見	1．組織学的に乳腺の導管癌と類似した組織像を呈することが特徴である． 2．好酸性の導管上皮細胞が充実性に胞巣構造を形成した増殖をする． 3．その胞巣の中心部は壊死を伴う．
免疫組織学的特徴	サイトケラチンはわずかに陽性，S-100 タンパクなどの筋上皮成分は陰性となる．
発生由来	導管．
ポイントワード	乳腺導管癌，高悪性度，中心部壊死，男性の耳下腺

（7）筋上皮癌　myoepithelial carcinoma

疾患の特徴	1．高齢者の耳下腺に好発する，低悪性型の唾液腺腫瘍である． 2．筋上皮腫が悪性転化した場合と de novo に発生する場合がある．
好発年齢および部位	高齢者の耳下腺に好発するが，小唾液腺の口蓋腺も好発部位である．
臨床所見	経過は長く，局所での浸潤や再発を繰り返すことが多い．
病理組織所見	1．組織学的には筋上皮細胞からなり，その形態は紡錘形，形質細胞様細胞，上皮様，明細胞のいずれもが存在する． 2．細胞異型は強くないが，核分裂像は悪性度が高くなるに従い増加してくる．
ポイントワード	高齢者耳下腺，筋上皮細胞，明細胞，形質細胞様細胞，口蓋腺

（8）多形腺腫由来癌　carcinoma ex pleomorphic adenoma

疾患の特徴	1．多形腺腫の悪性型で，多形腺腫内癌腫と悪性混合腫瘍の 2 型が考えられる腫瘍である． 2．多形腺腫の数％が悪性化すると考えられ，長期間経過した多形腺腫はとくに悪性化率が高くなる． 3．腺様嚢胞癌，粘表皮癌などとともに発生頻度が高い腫瘍である．
臨床所見	1．長い経過の良性腫瘍が急激に増大し，疼痛，神経麻痺，潰瘍形成などが出現する． 2．発生部位および発生率は耳下腺が 67％，口蓋腺が 18％，顎下腺が 15％である． 3．多形腺腫が存在して，5 年以内は約 2％，15 年以上は約 10％の発生率である． 4．肉眼的に腫瘍の大きさは直径 5 cm 以上の大きい場合が多い． 5．所属リンパ節転移や肺，肝への遠隔臓器への転移がみられる．
病理組織所見	同一腫瘍のなかに多形腺腫と癌腫の両者が存在する． 1．多形腺腫部：通常認められる多形腺腫である． 2．癌腫部：未分化癌と腺癌の像が多い（扁平上皮癌などもある）．
ポイントワード	多形腺腫，扁平上皮癌，悪性混合腫瘍

3）唾液腺の非上皮性腫瘍

分類	1．良性腫瘍 　1）血管腫 　2）神経鞘腫 　3）神経線維腫 　4）脂肪腫 　5）嚢胞性リンパ管腫 　6）平滑筋腫 2．悪性腫瘍 　1）悪性リンパ腫 　2）線維肉腫 　3）横紋筋肉腫 　4）脂肪肉腫

	5）悪性線維性組織球腫
	6）悪性黒色腫

（1）血 管 腫　hemangioma

疾患の特徴	唾液腺の非上皮性腫瘍で最も多く，乳幼児の唾液腺腫瘍の代表例である．
好発年齢および部位	1．1歳未満（生下時にもある）． 2．おもに耳下腺（幼児の耳下腺腫瘍として最も多い），ときに顎下腺に発生する．
臨床所見	1．圧縮性膨隆（鶏卵大まで），青紫調を示すことある． 2．被膜形成や周囲との境界不明瞭である．
病理組織所見	1．内皮細胞に富んだ毛細血管の増殖がみられる． 2．血管内皮腫型，海綿状血管腫型（成人にみられる）がある．
ポイントワード	毛細血管，耳下腺，1歳未満，非上皮性唾液腺腫瘍

（2）悪性リンパ腫　malignant lymphoma

疾患の特徴	1．唾液腺原発の悪性リンパ腫は，全唾液腺腫瘍の約1〜4％を占める． 2．Sjögren症候群やWarthin腫瘍から発生することがある． 3．多くはMALTリンパ腫である．
好発年齢および部位	高齢者および女性に多い．耳下腺で，まれに顎下腺，小唾液腺，舌下腺に発生する．

4）小唾液腺の腫瘍　tumors of minor salivary gland

小唾液腺腫瘍の特徴	基本的には大唾液腺に発生する腫瘍と同じであるが，次の特徴を有する． ① Warthin腫瘍，オンコサイトーマなどは，小唾液腺にはみられない． ② 細管状腺腫，導管乳頭腫，多形低悪性度腺腫などは小唾液腺特有である． ③ 歯肉，口腔底の小唾液腺原発の腫瘍は悪性腫瘍が多い． ④ 口蓋原発の小唾液腺腫瘍は良性腫瘍が多い．
良性と悪性の比率	良性腫瘍は約58％，悪性腫瘍は約42％．
発生腫瘍	1．多形腺腫 2．粘表皮癌 3．腺様嚢胞癌 4．腺房細胞癌 5．悪性多形腺腫
好発年齢	1．40〜50歳代． 2．高齢者ほど悪性腫瘍が多く，50歳代以上で約半数が悪性である．
男女比	1：2で女性に好発する．
好発部位	1．口　蓋 2．頰 3．口腔底 4．歯　肉 5．口　唇

C　唾液腺疾患のまとめ（唾液腺腫瘍アトラスから引用，表中イロ文字はつねにみられるもの）

1）腫瘍細胞の分化における唾液腺腫瘍分類

	良性腫瘍	悪性腫瘍
導管上皮細胞＋筋上皮細胞	多形腺腫 基底細胞腺腫	腺様嚢胞癌（篩型） 転移性多形腺腫 多形腺腫由来癌 癌肉腫
筋上皮細胞	基底細胞腺腫 富細胞性多形腺腫	基底細胞癌 腺様嚢胞癌（腺管，充実） 上皮筋上皮癌 多型低悪性度腺癌
導管上皮・腺房細胞	Warthin腫瘍 細管上腺腫 嚢胞腺腫 導管内乳頭腫 オンコサイトーマ	腺房細胞癌 粘表皮癌 唾液腺導管 腺癌NOS オンコサイト癌
未分化細胞		大細胞癌 小細胞癌 リンパ上皮癌

2）嚢胞化のみられる唾液腺領域の病変

	腫瘍類似病変	良性腫瘍	悪性腫瘍
唾液腺病変	粘液嚢胞 粘液貯留嚢胞 唾液腺導管嚢胞 リンパ上皮嚢胞 良性リンパ上皮病変	Warthin腫瘍 多形腺腫 基底細胞腺腫 導管乳頭腫 嚢胞腺腫	粘表皮癌 腺房細胞癌 嚢胞腺癌

3）リンパ球浸潤のみられる唾液腺領域の病変

	腫瘍類似病変	良性腫瘍	悪性腫瘍
唾液腺病変	慢性硬化性唾液腺炎 良性リンパ上皮病変	Warthin腫瘍 脂腺リンパ腺腫 リンパ腺腫 基底細胞腺腫 オンコサイトーマ	粘表皮癌 腺房細胞癌 嚢胞腺癌 扁平上皮癌 悪性リンパ腫
非唾液腺病変	鰓原性嚢胞 リンパ節の反応性病変		節性悪性リンパ腫

4）粘液細胞のみられる唾液腺病変

	腫瘍類似病変	良性腫瘍	悪性腫瘍
唾液腺病変	壊死性唾液腺化生	嚢胞腺腫 Warthin腫瘍 多形腺腫	粘表皮癌 粘液腺癌

5）脂腺細胞のみられる唾液腺病変

	腫瘍類似病変	良性腫瘍	悪性腫瘍
唾液腺病変	良性リンパ上皮病変	脂腺腫 脂腺リンパ腺腫 多形腺腫 基底細胞腺腫 オンコサイトーマ Warthin 腫瘍	脂腺癌 粘表皮癌 腺房細胞癌 上皮筋上皮癌

6）扁平上皮細胞のみられる唾液腺領域の病変

	腫瘍類似病変	良性腫瘍	悪性腫瘍
唾液腺病変	リンパ上皮嚢胞 壊死性唾液腺化生 慢性唾液腺炎	多形腺腫 基底細胞腺腫 筋上皮腫 Warthin 腫瘍 嚢胞腺腫	扁平上皮癌 粘表皮癌 腺扁平上皮 腺様嚢胞癌 上皮筋上皮癌
非唾液腺病変	鰓原性嚢胞		扁平上皮癌のリンパ節転移

7）好酸性細胞のみられる唾液腺病変

	腫瘍類似病変	良性腫瘍	悪性腫瘍
唾液腺病変	好酸性細胞症	オンコサイトーマ Warthin 腫瘍 嚢胞腺腫 筋上皮腫 多形腺腫 基底細胞腺腫	オンコサイト癌 粘表皮癌 腺房細胞癌

附）筋上皮細胞がある腺組織

領域		腺名
頭頸部	唾液腺	大唾液腺（耳下腺，顎下腺，舌下腺）
		小唾液腺（舌腺，口唇腺，頬粘膜腺，口蓋腺ほか）
		異所性唾液腺（副耳下腺，顎骨内唾液腺）
	唾液腺と近傍の腺	鼻腔，副鼻腔
		咽頭，咽頭腺
		気管，気管支腺
		食道腺
	唾液腺と離れた腺	涙腺，耳垢腺
頭頸部以外		汗腺，乳腺，バルトリン腺，カウパー腺

筋上皮細胞のマーカーとして通常は，α-smooth muscle actin（αSMA），calponin，S-100 protein，p63 などが使われる．

16 老化と口腔病変

1 老化 senility

老化とは	老化 senility とは，加齢 aging に伴う体構成成分の減数と生理機能の減退をいい，基本的には生理的なもので，病的なものではない．
加齢とは	時間の経過に伴って個体全体に起こる進行性の変化である．
老化のメカニズム	**1．プログラミング説** 　発生成長と同様に老化プログラムが存在し，制御しているという説である．老化プログラム研究の証拠として，次のことがあげられる． 　1）不死化細胞と加齢を示す細胞を癒合し，培養，発育させた場合，その細胞は老化の形質発現を示した． 　2）この実験結果から次の点が示された． 　　①細胞老化は内因的な遺伝子により優性に支配されている． 　　②老化細胞は細胞周期の G1 から S 期に要求されるサイクリンの発現が低下しているために細胞分裂抑制が起きている． 　　③ Rb タンパク質のリン酸化が低下し，細胞分裂抑制状態である． 　3）Werner 症候群の早老症ではテロメアの短縮が起きている． **2．エラー蓄積説** 　後天的に環境因子に依存して生じる細胞代謝エラーの蓄積で老化が起こるという説である．次の2つに分類される． 　1）プライマリーエラー説 　　① DNA の修復能の差異が生じている． 　　② DNA 損傷が蓄積されている． 　　③ DNA のメチル化に変化が生じている． 　　④結果として，家族性アルツハイマー病や Down（ダウン）症候群では，21 番目染色体に異常を生じた結果，異常タンパクが脳に蓄積して発症することが示されている． 　2）セコンダリーエラー説 　　遺伝子変化と直接関係のない異常物質の蓄積による細胞機能障害によって起こる老化である． 　（1）フリーラジカルによる異常物質の生成 　　細胞代謝時には酸素によって物質の酸化が生じる．その結果，過酸化酵素（スーパーオキサイド）が生成され，ヒドロキシラジカルとなり，過酸化水素が生成される．これらの物質を活性酸素という． 　　活性酸素は DNA を切断，タンパク質を変性させ，いずれも酸化的に損傷させている．その結果，病変が発生し，老化へとつながる． 　（2）分子間架橋による異常物質の生成 　　タンパク質などの多くの生体高分子は架橋現象を有するが，老化細胞では，その細胞内あるいは細胞外の高分子の架橋現象が増強している． 　　たとえば，コラーゲンはコラゲナーゼによる分解を受けるが，老化したコラーゲンはこのタンパク分解酵素による分解を受けにくくなる．これはエラスチンなどと同様にピリジノリンやヒスジルアラニンなどの架橋増強のためである． 　（3）ミトコンドリア障害説 　　ヒト筋肉の加齢ではミトコンドリアのエネルギー産生活性が低下する． 　　ミトコンドリアの構成タンパクのなかで，核遺伝子によってコードされているモノアミン産生酵素は年齢にかかわらず一定である．しかし，ミトコンドリア DNA がコードしているコハク酸化酵素およびシトクローム酸化酵素は加齢とともに低下し，エネルギー産生が低下する．
老化に伴う DNA の変化	1．一本鎖 DNA の切断． 2．塩基の変化．

	3．テロメアの短縮． 4．ミトコンドリア DNA の欠失． 5．染色体異常． 6．突然変異． 7．DNA メチル化の変化．
テロメアの短縮とは	テロメア telomea の DNA は TTAGGG の繰り返し配列で，一本鎖である． この一本鎖の 5′ 末端に DNA ポリメラーゼ（転写因子）がつく場所がないため，細胞分裂のたびにテロメアの短縮が起こる． 繰り返し配列を付加する酵素であるテロメラーゼがあると短縮が起こらない．
加齢に伴う生体構成成分の変化	20 歳代と 70 歳代を比較した場合の生体構成成分の変化を示す． 表●生体構成成分の変化 |	20 歳代	70 歳代
---	---	---
脂　肪	15%	30%
臓器重量	17%	12%
骨	6%	5%
細胞内液	42%	33%
細胞外液	29%	29%	
老化の特色	1．普遍性：老化は生きているものすべての共通現象である． 2．内在性：老化は本来内在しているものであり，環境や外来刺激によるものではない． 3．進行性：死に至るまでの過程にみられるもので，連続性であり，不可逆性である． 4．有害性：老化による機能減退が有害性をまねき，疾病の罹患につながる．

2　老年病

老年病とは	老年期にみられ，老化現象と密接に関連し，その生理機能が低下することにより発症する疾患をいう．次の現象があげられる． 1．細胞脱落 2．細胞膜変化 3．組織タンパク質の変性 4．カルシウムの喪失，変性 5．消耗色素沈着 6．免疫能の低下 7．自己抗体の出現 8．ホルモン変化 9．突然変異の増加
老年病の外因	1．人　種 2．性 3．環　境 4．温　度 5．放射線 6．食　事 7．喫煙，飲酒 8．ストレス
老年病の内因	1．高血圧 2．高脂血症 3．糖代謝障害 4．肥　満 5．ナトリウム，カリウム，カルシウム代謝異常
主たる老年病	1．脳・神経：脳梗塞，変性疾患，痴呆 2．精神：うつ病 3．循環器：心不全，高血圧，動脈硬化 4．呼吸器：肺気腫，誤嚥性肺炎

	5．消化器：潰瘍
	6．泌尿器：腎不全，前立腺肥大
	7．内分泌：糖尿病，副腎萎縮
	8．運動器：骨粗鬆症，骨軟化症，変性関節炎，骨折
	9．感覚器：白内障，難聴，老眼
	10．感染症罹患の増加
	11．悪性腫瘍発生の増加
高齢者の疾病の特徴	1．多臓器に疾患が認められる．
	2．疾患の症状は非定型的である．
	3．急性疾患からの回復が遅延する．
	4．検査値の変動がきたしやすい．
	5．薬物副作用発現が起こりやすい．
	6．合併症を併発しやすい．
	7．疾病により精神変調をきたしやすい．

3　加齢に伴う口腔組織の変化

1）歯と歯周組織の加齢変化

特　徴	咬耗や磨耗により硬組織の欠損がみられ，色素沈着や変色が増す．
エナメル質の変化	1．石灰化亢進．
	2．石灰化亢進により透過性が低下する．
	3．透過性低下と着色により歯の色調光度は低下する．
象牙質の変化	1．第三象牙質の形成がみられ，歯髄腔は狭窄する．
	2．象牙芽細胞突起の変性や萎縮のために象牙細管内腔に石灰沈着をきたし，象牙細管は狭窄する．
	3．象牙細管の石灰沈着により，死帯がみられる．
	4．象牙細管の狭窄，石灰沈着により硬度が増す．
歯髄の変化	1．加齢的に血管周囲に線維が増加する．
	2．硝子様変性が多くなる．
	3．石灰化や象牙粒の形成がみられる．
歯肉の変化	1．角化形成の減弱がみられ，上皮の菲薄化が起こる．
	2．上皮下結合組織の線維が増加する．
	3．スティップリングの消失がみられる．
	4．歯肉の退縮がみられる．
歯根膜の変化	1．歯根膜線維芽細胞の増殖能の低下がみられる．
	2．コラーゲン合成の減少がみられる．
	3．歯根膜線維の硝子化や石灰化がみられる．
	4．歯の機能低下とともに歯根膜腔は狭くなる．
セメント質の変化	1．セメント質の肥厚が起こる．
	2．セメント粒の形成がみられる．

2）顎骨および顎関節の加齢的変化

顎骨骨質の変化	1．高齢者の顎骨は脂肪髄である．
	2．皮質骨は菲薄化する．
	3．海綿骨量は少なくなる傾向にある．
	4．骨粗鬆症の発症を認める．
	5．歯の喪失とともに歯槽骨の萎縮がみられる．
上顎骨形状変化	1．歯の喪失によって，歯槽骨の吸収は上顎では頬側に強く起こるために，歯槽骨頂は口蓋側に移動する．
	2．口蓋部の骨は菲薄化する．
下顎骨形状変化	1．下顎骨の大臼歯歯槽骨吸収は舌側で強いために，顎堤は側方に拡大する．
	2．歯槽骨吸収により，オトガイ孔は上方に移動する．

下顎頭の変化	1．下顎頭部の軟骨層の細胞が萎縮や増殖能の低下のために，軟骨内骨化が低下する． 2．そのために下顎頭は上方への成長が減少し，頭部が扁平化する． 3．無歯顎では下顎頭の位置は後方へ偏位する．
下顎窩の変化	側頭骨の菲薄化とともに下顎窩部の骨の菲薄化がみられ，下顎窩は浅くなる．
関節円板の変化	1．関節円板は肥厚し，線維化や硝子化を認める． 2．ときに石灰化がみられる．

3）口腔粘膜の加齢的変化

上皮の変化	顕著な変化は認めないが，次の点が加齢による変化を認める傾向にある． 1．上皮層の菲薄化がみられる． 2．上皮釘脚の短小化がみられる．
結合組織の変化	1．線維化がみられる． 2．弾性の低下がみられる．

4）舌組織の加齢的変化

舌粘膜の変化	1．糸状乳頭の減少がみられる． 2．上皮層の菲薄化がみられ，舌表面は平滑となる． 3．結合組織は筋組織の萎縮がみられ，脂肪組織が増加する． 4．加齢に伴い，アミロイド沈着が増加する．
舌機能の変化	味蕾の減少や機能低下がみられ，味覚の変化がある．

5）唾液と唾液腺の加齢的変化

唾液の変化	1．唾液の分泌は若年者の半分にまで減少する． 2．唾液のpHの低下がみられる． 3．唾液のタンパク量（アミラーゼなど）の低下や酵素活性の低下がみられる． 4．唾液の粘稠度は増加する．漿液成分の低下のためである．
唾液腺の変化	1．腺房細胞の萎縮や消失が起こる．とくに漿液腺房細胞に多い． 2．唾液腺に脂肪組織が増加する． 3．オンコサイトが増加する．

17 全身疾患と口腔病変

A 全身の症候　general symptoms

代表的な徴候		
	1. 発　熱	13. 頭　痛
	2. 悪心，嘔吐	14. 胸　痛
	3. 食欲不振	15. 痙　攣
	4. 動　悸	16. めまい（眩暈）
	5. 浮　腫	17. ショック
	6. 発　疹	18. 呼吸困難
	7. 貧　血	19. 嚥下障害
	8. 出血傾向	20. 視力障害
	9. リンパ節腫脹	21. 口　渇
	10. チアノーゼ	22. るいそう
	11. 脱　水	23. 疼　痛
	12. 意識障害	

1 発　熱　fever

発熱とは
1. 体温温度中枢の異常により，36〜37℃を超えるレベルになった状態をいう．
2. 腋窩温に比較して，舌下温は約0.5℃，直腸温は約1℃高い．

発熱の機序
1. 発生原因には外因性と内因性がある．
2. 外因性発熱物質は，細菌やウイルス感染，内因性因子は炎症，免疫異常，腫瘍，薬剤などによる．
3. 発熱物質が作用して，単球やマクロファージが産生するインターロイキン-1，インターロイキン-6，腫瘍壊死因子（TNF）などのサイトカインが脳内に入り，グリア細胞に作用し，プロスタグランジンE2の合成を介して，視床下部の体温中枢を刺激する．
4. その後，温度ニューロンの活動が生じ，熱産生量の亢進と熱放散量の減少が生じ，体温が上昇する．

体温の程度
1. 微熱　　：37.0〜37.9℃
2. 中等度熱：38.0〜38.9℃
3. 高熱　　：39.0℃以上

熱型の種類
1. 稽留熱（けいりゅうねつ）continous fever
   1) 日差が1℃以内の発熱で，高熱が持続する熱型をいう．
   2) 大葉性肺炎，髄膜炎の極期，腸チフス，粟粒結核などで発生する．
2. 弛張熱（しちょうねつ）remittent fever
   1) 日差が1℃以上に変動するが，最も低い場合でも37℃以下に下がらない熱型をいう．
   2) 化膿性疾患，敗血症，急性ウイルス性感染症，マイコプラズマ肺炎，薬剤性などで発生する．
3. 間歇熱　intermittent fever
   1) 日差が1℃以上変動し，高熱期と無熱期がみられる熱型をいう．
   2) ウイルス感染症，尿路感染症，マラリアなどでみられるが，そのほかは弛張熱の場合と同様である．
4. 波状熱　undulant fever
   1) 有熱期と無熱期が不規則に繰り返し発生する熱型をいう．
   2) ホジキン病（Pel-Ebstein熱と呼ばれ，3〜10日の弛張熱の持続後，3〜10日の平熱期がみられる熱型），胆石，鼠咬症などでみられる．
5. 二峰性発熱　bisferious fever
   1) 日差が1℃以上あり，高熱期と微熱期が二峰性に発現する．
   2) 麻疹，デング熱などのウイルス疾患でみられる．

微熱とは	1．37〜37.9℃の発熱が一定期間持続するか，一定期間中に繰り返し発熱する場合をいう． 2．代表的な疾患は結核である． 3．尿路感染，胆道感染，寄生虫疾患，悪性腫瘍，鉄欠乏性貧血，甲状腺機能亢進症，膠原病，神経症などで認められる． 4．青年期の女子で，排卵期から月経期の生理的微熱もある． 5．高齢者では体温調節機能の低下により，脱水などで，微熱をきたすことがある．
薬剤熱とは	1．薬剤に対するアレルギー反応として発症し，抗菌剤や非ステロイド抗炎症剤によるものが多い． 2．好酸球増加や肝障害を伴うことが多く，さまざまな皮膚疹がみられる．
不明熱とは	1．発熱が3週間以上持続し，口腔温が38.3℃以上の発熱が数回以上みられ，解熱しない原因不明の発熱をいう． 2．感染症，薬剤，心因性，HIV感染，日和見感染などが原因としてあげられる．

2　悪心・嘔吐　nausea, vomiting

悪心・嘔吐とは	1．悪心（吐きけ）は心窩部や前胸部，咽頭に感じられる不快なむかつき感をいう． 2．嘔吐は胃内容物が急激に口腔外へ吐き出される現象である． 3．悪心は嘔吐中枢が刺激された際に，嘔吐を起こす閾値までに達しない場合である．
原　因	1．消化管と腹膜の異常：消化管，腹膜の炎症が主たる原因である． 2．代謝異常：妊娠急性脂肪肝での妊娠後期の悪心・嘔吐がある． 3．薬物：ドーパミン作動薬，ニコチン，ジゴキシン，麻薬，非ステロイド性抗炎症剤，抗癌剤などがある． 4．その他：中枢神経疾患，術後．
発生経路	次の5つの経路が考えられている． 1．消化管の腹腔内臓器からの刺激が迷走神経および交感神経の求心路を経て嘔吐中枢に至る経路． 2．口腔・咽頭粘膜の刺激が舌咽神経および三叉神経の求心路を経て嘔吐中枢に至る経路． 3．前庭器官の刺激が前庭神経の求心路を経て嘔吐中枢に至る経路． 4．第4脳室近傍最後野の受容体誘発帯が脳圧亢進や血流障害により刺激され嘔吐中枢に至る経路． 5．大脳皮質からの情動的あるいは神経性因子が嘔吐中枢を刺激した場合．

3　食欲不振　anorexia

食欲不振とは	消化管疾患，内分泌疾患，精神的疾患，悪性腫瘍などが原因で，食欲の低下や消失をきたした状態をいう．
食欲調節機構	中枢性と末梢性に分けられる． 1．中枢性は空腹中枢と満腹中枢により調節され，視床下部外側核の空腹中枢が刺激されると食欲を感じる．満腹中枢は視床下部内側核の満腹中枢が刺激されると食欲の低下をきたす． 2．末梢性は食欲に関連した因子であり，血糖値，インシュリン，グルカゴン，甲状腺ホルモン，副腎皮質ホルモン，薬剤，胃壁などが関与する． 3．セレクチン，ソマトスタチン，グルカゴン，カルシトニンは満腹中枢を刺激し，食欲の末梢性調節を行う．

4　動　悸　palpitation

動悸とは	心臓の行動を異常に意識し，不快感を生じる徴候をいう．
種　類	1．心臓性動悸 　① 頻脈や徐脈などの心拍性 　② 不整脈（洞性頻脈，期外収縮，心房細動など） 2．非心臓性動悸 　① 神経症 　② 貧　血 　③ 発　熱 　④ 甲状腺機能亢進症 　⑤ 低血糖

	⑥ 褐色細胞腫
	⑦ 大動脈瘤
	⑧ 薬物（血管拡張剤など）

5　浮　腫　edema

浮腫とは	1．組織間隙に組織液が貯留した状態をいう． 2．通常は眼瞼，手指，外陰部，下肢などに発生する． 3．浮腫が高度になると，胸水，腹水を伴い，全身浮腫となる．
発生機序	1．組織液は毛細血管における体液の流出と吸収およびリンパ管からの流出によって調節され，毛細血管を介する体液の流入はスターリング力で表す． 2．毛細血管を通る体液量＝毛細血管の濾過係数〔（毛細血管の静水圧＋組織液の膠質浸透圧）－（組織液の静水圧＋血漿の膠質浸透圧）〕がスターリング力である．
原因による種類	1．毛細血管静水圧の上昇：濾出の増加と還流再吸収の減少 　うっ血性水腫（心性浮腫）は左心不全（肺うっ血を伴う）または右心不全（肺うっ血を伴わない）で発生し，心拍出量の低下が主因となる．早期から，四肢，顔面の浮腫がみられる． 2．血漿膠質浸透圧の低下：血漿タンパクの減少（低タンパク血症） 　悪液質性浮腫，腎性浮腫（ネフローゼ性浮腫）． 3．毛細血管透過性の亢進：内皮細胞や基底膜の変化による進出機転の亢進 　炎症性水腫，アレルギー性水腫，血管神経性水腫（クインケ水腫）． 4．組織静水圧の低下 　通常，組織静水圧は血管静水圧より低く，単独では浮腫の原因とならない． 5．組織膠質浸透圧の上昇：ナトリウムの組織内停滞 　腎不全によりタンパク質の喪失とともに，ナトリウムが貯留する（腎性水腫）． 6．リンパ還流障害 　大きいリンパ管の狭窄や閉鎖によるもので，リンパ水腫となる． 　フィラリア糸状虫のリンパ管内寄生による閉塞で，象皮症となる． 7．薬物性：多くは腎性ナトリウムの貯留 　ステロイド，血管拡張剤（ヒドララジン，ニフェジピン），非ステロイド性抗炎症剤（インドメタシン，イブプロフェン）．

6　発　疹　eruption

発疹とは	1．皮膚や粘膜に発現する斑点，丘疹，紅斑などを総称した肉眼的所見をいう． 2．皮膚にみられるものを皮膚疹，粘膜にみられるものを粘膜疹という． 3．発疹は，一時的に発現する原発疹と原発疹が変化した続発疹に分けられる．
原発疹の種類	1．斑 macula 　1）紅斑 erythema 　　紅色の斑点で，多くは上皮下結合組織の毛細血管の拡張によって起こる． 　　一般的に薬疹やウイルス感染症（麻疹，風疹など）で全身に発現する．また，顔面の蝶形紅斑は全身性紅斑性狼瘡に特徴的である． 　2）紫斑 purpura 　　上皮下結合組織中の毛細血管の損傷により，赤血球が血管外に濾出したことで発現する．原因は血小板減少，血液凝固異常，血管の脆弱，血管炎などである． 　3）毛細血管拡張 teleangioectaticum 　　上皮下結合組織中の毛細血管が炎症を伴わずに拡張した状態をいう．肝硬変によるくも状血管腫，Osler（オスラー）病などがある． 　4）色素斑 pigmentation 　　メラニン色素，ヘモジデリンなどは皮膚，粘膜に沈着した状態をいう． 2．丘疹 papule 　直径1cm以下の隆起性発疹をいう． 　湿疹，扁平苔癬，痒疹，疣贅などがある． 3．膨疹（蕁麻疹）wheal, urticaria 　扁平な隆起性の限局性発疹である． 　蕁麻疹，クインケ浮腫，虫刺症などで認める．

	4. 結節 nodule 充実性の隆起で，直径1〜3 cmの大きさのものをいう． 老人性疣贅，黄色腫，痛風結節，リウマチ結節，血管腫などでみられる． 5. 腫瘤 tumor 直径3 cm以上の隆起をいう． 6. 水疱 bulla 水溶液の内容を有する直径1 cm以上の隆起性病変をいう．直径1 cm以下の場合は小水疱という． 類天疱瘡，熱傷などでみられる． 7. 膿疱 pustule 水疱の内容液が白血球（とくに好中球）の浸潤によるもので，黄色にみえる． 8. 萎縮 atrophy 老人の皮膚など．
続発疹の種類	1. びらん erosion 水疱や膿疱が破れて，表皮層が欠損した状態をいう． 2. 潰瘍 ulcer 上皮下結合組織までの組織欠損をいう．出血や漿液の滲出が顕著である． 3. 亀裂 fissure 表皮の深層あるいは上皮下結合組織に至るまでの線条の切れ目をいう． 4. 鱗屑 scale 病的に角化層が脱落する状態をいう． 5. 痂皮 crust 潰瘍などの治癒過程で，滲出液，血液，膿などが凝固し，創面を覆っている状態をいう．

7 貧血 anemia

貧血とは	循環血液中のヘモグロビン量の減少による組織の酸素欠乏状態をいう．加えて，酸素欠乏状態を代償しようとする徴候が生じる病変でもある．
自覚症状	① 易疲労性，倦怠感，微熱 ② 皮膚，粘膜の蒼白 ③ 息切れ，呼吸促迫 ④ 動悸，頻脈，収縮期雑音 ⑤ 頭痛，耳鳴り，めまい，失神 ⑥ 食欲不振，悪心
基礎疾患	① 感染症 ② 膠原病 ③ 悪性腫瘍 ④ 腎不全 ⑤ 肝疾患 ⑥ 内分泌疾患

8 出血傾向 bleeding tendency

出血傾向とは	軽微な刺激により皮下出血，歯肉出血などの出血症状を呈する場合と，出血した場合に止血しにくい状態をいう．
止血機構	1. 一次止血 1) 血管損傷により露出した血管周囲の結合組織（とくにコラーゲン）へ血小板が粘着する． 2) この粘着は，von Willebrand（フォン・ウィルブランド）因子がコラーゲン線維と血小板レセプターを結びつける． 3) 粘着した血小板および組織周囲からアデノシン二リン酸（ADP）が放出され，血小板同士が結合する．これを血小板の凝集という． 4) 血小板の凝集により血小板血栓が形成される．この形成にはトロンビンが関与する． 2. 二次止血 1) 血管壁の損傷により内因性の第XII因子が活性化される． 2) 膨化，脱顆粒，融合した血小板血栓は壊れ，血小板第III因子が放出される．

	3）内因性の凝固はさらに進行し，多量のトロンビンが生成される． 4）トロンビンは血小板周囲のフィブリノーゲンをフィブリンに変化させ，フィブリン線維が網状となり血小板血栓を包み込む． 5）トロンビンはさらにフィブリン安定化因子を活性化させ，フィブリン塊を安定化することにより永続的な止血血栓が形成される．
血液凝固機構	1．内因性因子：第Ⅶ因子，組織因子，カルシウムイオンがある． 2．外因性因子：第Ⅸ因子，第Ⅷ因子，リン脂質，カルシウムイオンがある． 3．内因因子および外因因子により活性化され，第Ⅹ因子がプロトロンビンをトロンビンに転換させる． 4．トロンビンがフィブリノーゲンに作用してフィブリンを生成することで血液は凝固する．
止血異常の因子	1．血小板の減少 2．血小板の機能異常 3．血液凝固因子の低下，欠損 4．血液凝固因子の抑制系の出現 5．線溶反応の亢進 6．血管壁の先天性異常
止血機構異常疾患	1．一次止血の障害 　1）血小板異常 　　① 血小板産生低下：再生不良性貧血，急性白血病，悪性貧血 　　② 血小板破壊：特発性血小板減少性紫斑病，全身性紅斑性狼瘡，ウイルス感染 　　③ 血小板数減少：DIC，血管炎，血栓性血小板減少性紫斑病 　2）血小板機能異常 　　① 血小板粘着低下：von Willebrand 病 　　② 血小板凝集障害：血小板無力症 　　③ 血小板放出障害：アスピリン，非ステロイド系消炎剤 　3）血管障害：Osler 病，老人性紫斑 2．二次止血の障害 　　① 先天性凝固異常：血友病 A，血友病 B，von Willebrand 病 　　② 後天性凝固異常：DIC，肝臓疾患，ビタミン K 欠乏

9　リンパ節腫脹　lymphadenopathy

リンパ節の構造	1．輸入リンパ管はリンパ節の皮膜下の辺縁洞に入る． 2．この辺縁洞のマクロファージにより異物が最初に処理される． 3．辺縁洞の下は，皮質，副皮質と髄質に分けられる． 4．皮質にはBリンパ球の集合部である一次リンパ濾胞と，胚中心を有する二次リンパ濾胞がある． 5．二次リンパ濾胞は一次リンパ濾胞が抗原刺激を受けて生じる． 6．胚中心は，活性化されたBリンパ球，マクロファージ，ヘルパーT細胞より構成される． 7．リンパ濾胞の間と副皮質は，ヘルパーT細胞（80％）とサプレッサーT細胞（20％）よりなる． 8．髄質には，Tリンパ球，Bリンパ球，形質細胞が多く存在する．
リンパ節腫脹とは	1．異物に対する免疫反応． 2．感染，炎症に対する免疫反応． 3．リンパ節への感染による． 4．悪性腫瘍細胞のリンパ節転移． 5．リンパ節細胞の腫瘍性増殖（悪性リンパ腫など）．
リンパ節腫脹をきたす疾患	1．感染症 　① 細菌感染 　② ウイルス感染：伝染性単核症，風疹，麻疹，HIV 感染 2．反応性腫脹 　① 自己免疫疾患：全身性エリテマトーデス，関節リウマチ，皮膚筋炎 　② サルコイドーシス 　③ 皮膚病性リンパ節炎

④ 薬物アレルギー：ジフェニールフェダトイン
3．リンパ節への感染
① 化膿巣の感染：ブドウ球菌感染，猫ひっかき病
② 肉芽腫形成：結核，梅毒，トキソプラズマ症
4．悪性腫瘍
① 悪性リンパ腫
② リンパ性白血病
③ 他臓器からの悪性腫瘍細胞の転移

10　チアノーゼ　cyanosis

チアノーゼとは	1．うっ血の1つの症状で，皮膚，粘膜の現れる徴候である． 2．うっ血とは，局所の静脈血流量が増加した状態である．したがって，チアノーゼは血中の還元ヘモグロビン量（5 g/dl 以上）あるいは異常ヘモグロビン色素（0.5 g/dl）が増加することにより，皮膚，粘膜が青紫色になることをいう．
種類と原疾患	1．中枢性チアノーゼ 　心疾患と呼吸器疾患で低酸素状態となり発現する． 　① 心疾患：先天性心疾患（ファローの4徴候） 　② 肺疾患：肺炎，肺水腫，喘息，肺気腫，肺線維症 2．末梢性チアノーゼ 　動脈血の酸素飽和度に変化を認めないが，末梢の毛細血管を流れる間に酸素が異常に除去されて発現する． 　① 末梢動脈血流障害：動脈硬化症，バージャー病，動脈塞栓症 　② 末梢静脈血流障害：血栓性静脈炎，静脈瘤，静脈塞栓 　③ 心拍出量低下：心不全，ショック，心タンポナーゼ 3．血液性チアノーゼ 　後天的に異常ヘモグロビンが増加することで発現する． 　① 赤血球増加症 　② 異常ヘモグロビン血症（メトヘモグロビン血症）

11　脱　　水　dehydration

脱水とは	体液量が不足した状態をいうが，細胞外液だけでなく，細胞内液にも影響を及ぼす．
水分バランスとは	水分バランスには in balance と out balance がある． 1．In balance 　水分の摂取量と代謝水があり，代謝水は食事での水分と体内の炭水化物や脂肪が代謝され，エネルギー産生されるときに生じる水分である． 　代謝水は1日約300 ml 産生される． 2．Out balance 　尿，不感蒸散，糞便，嘔吐などの異常排泄である． 　① 不感蒸散：汗や呼吸などで放出される水分で，1日約800〜1,000 ml が放出される． 　② 尿量：1日約1,200〜1,500 ml が放出される． 　③ 糞便：1日100〜200 ml が放出される．
種類と原疾患	1．一次性脱水（水欠乏性脱水，高張性脱水） 　水分喪失による脱水をいい，水分摂取不足や水分の過剰排泄が原因で発症する． 　この脱水の発症メカニズムは水分が不足することで，細胞外液中のナトリウムが濃縮し，浸透圧が上昇する．その結果，水分は細胞内から細胞外に移動し，細胞外の浸透圧を一定に保持しようとし，細胞内の水分が不足して，脱水を生じる．この脱水を高張性脱水という．水摂取不足，過剰発汗，人為的利尿などで生じる． 2．二次性脱水（ナトリウム欠乏性脱水，低張性脱水） 　細胞外液中のナトリウムが欠乏すると，細胞外液の浸透圧が低下し，水は細胞外から細胞内へ移動する．その結果，細胞外の水が不足して脱水を生じる．副腎機能不全，食塩喪失性腎不全，膵炎，嘔吐，下痢などが原因となる．

脱水の症状	

表●脱水の症状

	一次性脱水	二次性脱水
細胞外液量	減　少	著明な減少
細胞内液量	減　少	増　加
口　渇	初期よりある	な　し
口腔乾燥	中等度ある	な　し
立ちくらみ	な　し	中等度ある
倦怠感	末期に出現	あ　る
頭痛・悪心	な　し	あ　る
痙　攣	な　し	あ　る
意　識	興奮性	昏睡性
体　温	上　昇	不　変
脈　拍	変化なし	頻　脈
血　圧	低下なし	低　下
尿　量	著明な減少	血圧低下と連動し，減少

12　意識障害　dysconsciousness

意識障害とは	正常な覚醒状態から逸脱し，周囲の環境や自己を認識することが困難になった状態をいう．
分　類	1．**清明** alert 　周囲の刺激に対して十分に反応できる状態である． 2．**傾眠** somnolence 　名前を読んだり，体をゆすったりした場合に目を覚ますが，刺激がなくなると眠ってしまう状態である． 3．**昏迷** stupor 　強い刺激に対しては反応するが，自発的動作がみられない状態である． 4．**昏睡** coma 　外部からの刺激に対してまったく反応しない状態である．
原　因	1．脳障害：外傷，脳血管障害，脳腫瘍，炎症． 2．向精神薬や毒物． 3．循環障害による脳血流量の減少や低酸素状態：心筋梗塞，不整脈，弁膜症，ショック． 4．低酸素状態：肺水腫，肺炎，窒息，一酸化炭素中毒． 5．電解質異常，酸塩基平衡異常，浸透圧異常：低ナトリウム血症，高ナトリウム血症，高カルシウム血症． 6．内分泌障害：低血糖，高血糖，下垂体副腎障害，甲状腺障害，副甲状腺障害． 7．環境因子：熱射病，低体温．

13　頭　　痛　headache

頭痛とは	頭部の痛みをいう．
頭部痛覚受容器	痛覚受容器を有する器官は次のものがあげられ，それらの圧迫刺激，外傷，炎症などにより頭痛が発生する． 1．脳底部の血管，硬膜動脈，静脈洞 2．硬　膜 3．三叉神経，舌咽神経，迷走神経，第1〜3頸神経
頭痛分類	1．**機能的頭痛** 　① 片頭痛 　② 緊張性頭痛 　③ 群発頭痛および慢性発作性頭痛 　④ 器質的病変を伴わない頭痛 2．**症候性頭痛** 　① 頭部外傷を伴う頭痛 　② 血管障害を伴う頭痛 　③ 非血管性頭蓋内疾患を伴う頭痛 　④ 頭部以外の感染症を伴う頭痛 　⑤ 代謝障害を伴う頭痛

⑥ 頭蓋骨，頸部，眼，鼻，副鼻腔，口，歯，他の顔面に起因する頭痛
3．神経痛
① 頭部神経痛
② 神経幹痛
③ 求心路遮断性疼痛

14 胸　痛　chest pain

胸痛とは	胸部臓器，組織障害に由来する痛みをいう．
原因疾患	表●胸痛の原因疾患

表●胸痛の原因疾患

疾患名		発作性	反復性	持続性
心血管疾患	狭心症	＋	＋	－
	心筋梗塞	＋	－	－
	心膜炎	＋	＋	＋
	大動脈解離	＋	－	－
	不整脈	－	＋	－
呼吸器疾患	肺塞栓症	＋	＋	－
	肺　炎	＋	＋	＋
	気管支炎	＋	＋	＋
	肺　癌	－	－	＋
消化器疾患	食道逆流	＋	＋	＋
	食道痙攣	＋	＋	＋
	胃潰瘍	＋	＋	－
	膵　炎	＋	＋	＋
神経筋骨格系疾患	肋骨骨折	＋	＋	＋
	肋間神経痛	＋	－	＋
	帯状疱疹	＋	－	＋

15 痙　攣　convulsion, seizure

痙攣とは	発作性に生じる不随筋の収縮をいう．
原　因	1．真性てんかん 2．髄膜炎，脳炎，脳膿瘍 3．一酸化炭素中毒，鉛や水銀中毒 4．低カルシウム血症，低ナトリウム血症，脱水，低血糖 5．脳出血，脳梗塞，脳動脈瘤破裂 6．頭部外症，硬膜下血腫，硬膜外血腫 7．全身性エリテマトーデス，Behçet（ベーチェット）病 8．アルツハイマー病，ヒステリー
痙攣と痛み	1．痛みを伴わない痙攣：スパスム spasm（眼瞼痙攣） 2．痛みを伴う局所痙攣：クランプ cramp（こむら返り）
痙攣の型	1．強直性痙攣 2．間代性痙攣 3．強直性間代性痙攣

16 めまい（眩暈）　vertigo

眩暈とは	天井が回転する感じから，身体のふらつきまで多くの徴候がある．
原因疾患	1．末梢前庭障害 　　メニエール病，突発性難聴，多発脳神経炎，Ramsay-Hunt（ラムゼイ・ハント）症候群 2．中枢前庭障害 　　脳幹・小脳梗塞や出血，多発性硬化症，脳幹・小脳腫瘍，頭部外傷 3．その他 　　中枢神経変性疾患，高血圧，低血圧，不整脈，過緊張，過喚気症候群

17　ショック　shock

ショックとは	全身の臓器・組織を還流する血流が低下し，細胞代謝機能を維持できなくなった状態をいう．
原因と種類	1．出血性ショック 　　血量減少による，血圧低下をきたすショックである． 　　自然気胸に伴う出血，大動脈瘤の破裂，消化管出血（胃潰瘍，十二指腸潰瘍，胃癌），腹腔内出血（子宮外妊娠，肝細胞癌の破裂，腹部大動脈瘤破裂）などによる． 2．外傷性ショック 　　外傷により大出血をきたし，多くは出血性ショックである． 3．心原性ショック 　　心拍出量の低下により生じる． 　　心筋梗塞，急性心筋炎，心筋症，弁膜症などによる． 4．敗血症性ショック 　　細菌（グラム陰性桿菌など）毒素による血管緊張の低下，血漿の濾出，心拍出量の低下で生じる． 　　重症化するとDIC，肺水腫，多臓器不全となる． 5．アナフィラキシーショック 　　Ⅰ型アレルギー反応で，IgE抗体により生じた生理活性物質による血管緊張の低下と血漿の濾出で生じる．局所的には気管平滑筋の強い収縮，血管透過性の亢進による水腫（喉頭水腫など）などがみられる．全身的には全身の循環障害，呼吸障害が発症する． 　　ペニシリン，ヒスタミン，キシロカインなどが原因となる． 6．神経原性ショック 　　血管緊張の低下によって血管が急激に拡張することによる有効血液量の減少で生じ，血圧の低下を伴う． 　　脊髄麻酔，脊髄損傷，不安，驚愕，激烈なる痛み，頭部・頸部への強い打撲．

18　呼吸困難　dyspnea

呼吸困難とは	呼吸するときに感じる息苦しい不快な感覚である．
発生機序	1．呼吸中枢は延髄に存在するが，その上位中枢は大脳皮質運動領域に存在する． 2．呼吸刺激は呼吸中枢への刺激と呼吸筋に向かう遠心性刺激が同時に発生する． 3．したがって，呼吸困難は求心性刺激と遠心性刺激の不均等で起こる． 4．刺激因子には次の因子がある． 　① 血中二酸化炭素濃度 　② 低酸素状態 　③ 三叉神経の刺激（冷気を顔に受けたときなどに刺激される） 　④ 肺伸展受容体，肺胞壁・血管壁伸展受容体 　⑤ 肋間筋の筋紡錘刺激
原因による分類	1．呼吸器疾患 　1）鼻咽頭，咽頭，扁桃の炎症，腫瘍，外傷による狭窄 　2）気管，気管支の炎症，腫瘍，異物による狭窄 　3）肺炎，無気肺，肺腫瘍，肺線維化，肺水腫による肺実質の減少 　4）肺間質の炎症，線維化による実質の減少 　5）胸膜疾患：気胸，胸水など 　6）横隔膜異常 2．肺循環障害：肺高血圧，肺塞栓症 3．循環器疾患：うっ血性心不全 4．神経・筋疾患：ポリオ，重症筋無力症，筋萎縮性側索硬化症 5．中枢神経：脳血管障害，脳炎，髄膜炎 6．心因性：不安神経症，ヒステリー，過換気症候群 7．血液疾患：ヘモグロビン異常，DIC

19　嚥下障害　dysphagia

嚥下障害とは	嚥下とは食物が口腔から胃に達する過程をいうが，その過程の間に器質的あるいは機能的に障害されることを嚥下障害という．
分　類	飲み込みそのものができない口腔咽頭嚥下障害と，飲み込んだものが食道に停滞する食道性嚥下障害に分類する．
原因疾患	1．口腔咽頭嚥下障害 　1）神経障害 　　脳血管障害，パーキンソン病，脳幹部腫瘍，多発性硬化症，筋萎縮性側索硬化症，重症筋無力症，糖尿病やアルコール中毒による末梢神経障害 　2）筋障害 　　筋ジストロフィー，ステロイド性ミオパチー，全身性エリテマトーデス 　3）器質的障害 　　嚥下関連組織の腫瘍，炎症，外傷 2．食道性嚥下障害 　1）神経・筋障害 　　アカラシア，び漫性食道痙攣，強皮症，糖尿病 　2）器質的障害 　　食道腫瘍，逆流性食道炎による瘢痕狭窄，異物，縦隔腫瘍による圧迫

20　視力障害　visual disturbance

視力障害とは	物を見分ける能力が障害を受けたことをいう．
原因疾患と眼の症状	1．Sjögren（シェーグレン）症候群：乾燥性角膜炎（目がかすむという障害） 2．Behçet病：ブドウ膜炎 3．糖尿病：網膜症，硝子体出血，緑内障 4．高血圧：網膜動脈閉塞，網膜静脈閉塞 5．全身性エリテマトーデス：網膜綿花状白斑，網膜動脈閉塞 6．ヘルペスウイルス感染，サイトメガロウイルス感染：角膜，ブドウ膜，網膜の滲出性壊死病変 7．腎疾患：網膜浮腫，網膜出血，視神経乳頭浮腫 8．サルコイドーシス：ブドウ膜炎，網膜血管炎 9．脳血管障害：視野異常，眼球運動異常 10．アトピー性皮膚炎：白内障，網膜剥離

21　口　渇　thirst

口渇とは	次の2つの因子により口の渇きを覚えることをいう． 1．循環血漿量が減少することや血漿浸透圧の上昇により，水分の補給を要望する現象が発生する．また，血漿中のナトリウム濃度も関係する． 2．唾液の分泌量が低下し，口腔乾燥状態になった場合に口渇が発生する．
飲水メカニズム	1．視床下部に存在する渇中枢により制御される． 2．血漿浸透圧が上昇した場合は前視床下部にある浸透圧受容体が感知し，渇中枢に刺激が伝達される．同時に，抗利尿ホルモンの分泌を亢進させ，腎臓での水再吸収を促進させる． 3．循環血漿量が低下した場合は左房に存在する容量受容体が感知し，神経系を介して渇中枢に刺激が伝わる．同時に抗利尿ホルモンの分泌が促進され尿量が減少する． 　また，アルドステロン分泌が亢進し，ナトリウムの再吸収が高まり，尿量が減少する．
唾液分泌過程	唾液の分泌は，口腔粘膜，舌咽頭，消化管粘膜への刺激が，求心性に唾液分泌の中枢に伝達され，鼓索神経を介して唾液腺が活性化する．
原因疾患	1．脱水：腎盂腎炎などの腎性水喪失，下痢，嘔吐 2．尿崩症 3．糖尿病 4．口腔乾燥：Sjögren症候群，抗うつ剤，抗神経剤，抗ヒスタミン剤 5．低カルシウム血症：カリウム欠乏，下痢，嘔吐，インシュリン投与 6．抗カルシウム血症

	7．渇中枢の障害：視床下部の腫瘍，炎症
	8．心因性：緊張，ショック

22 るいそう　emaciation

るいそうとは	体脂肪量および体タンパク量が著明に減少した状態で，標準体重より20％以上の減少をみる場合をるいそうという．BMIが18.5 kg/m²以下を低体重という．
発生機序	**1．エネルギー摂取量の減少** 　食欲の抑制，摂食行動の抑制があり，脳機能の低下と食調整物質の障害に起因する．とくに，脂肪細胞から分泌されるレプチンは食欲調整機構に重要な因子である． **2．エネルギー消費調節機能の亢進** 　レプチンが視床下部 ─ 交感神経系を介して褐色脂肪組織の熱産生を亢進させ，エネルギー消費量を高める．
原因疾患	1．中枢神経疾患：神経性食欲不振症，うつ病，頭蓋咽頭腫，下垂体腺腫 2．内分泌系疾患：糖尿病，シモンズ病，Addison（アジソン）病，甲状腺機能亢進症，褐色細胞腫 3．消化器疾患：クローン病，潰瘍性大腸炎，慢性膵炎，胃・腸切除，齲蝕，歯周病 4．膠原病 5．悪性腫瘍：癌，肉腫，白血病，悪性リンパ腫 6．重症結核，AIDS，敗血症 7．薬物（抗癌剤，甲状腺ホルモン製剤），中毒（アルコール，麻薬）

23 疼　　痛　pain

疼痛とは	1．侵襲性刺激からの生体防御反応の1つであり，痛覚は皮膚，筋膜，骨膜，関節，腱，血管，粘膜などに神経終末として分布している． 2．痛みは，受容器からの求心神経は有髄Aδ線維と無髄C線維に連絡して脊髄後根を上行し，視床路を介して大脳皮質に至る．
疼痛の性質	疼痛の性質は鈍痛，激痛，疝痛がある． 　これらの疼痛の拍動性の有無（拍動痛），部位，持続時間，軽減状態や増悪状態の因子の有無を知ることが重要である．そのほかに次の点を把握する必要がある． 1．圧痛部位． 2．知覚障害の有無． 3．疼痛を訴える患者の表現を知るために生活環境，社会的背景，精神心理学的背景． 4．感情としての疼痛の有無（例：心身症，ヒステリー，抑うつ症，試験などの逃避としての頭痛など）．
疼痛の種類	1．頭　痛 2．胸　痛 3．腹　痛 4．腰背部痛 5．関節痛 6．神経痛 7．四肢痛 8．歯　痛
腰背部痛の原因	**1．内科的疾患** 　十二指腸潰瘍，胆囊疾患，肝膿瘍，尿路結石，大腸・直腸の拡張，急性膵炎，膵臓癌，リウマチ性多発性筋炎，多発性筋炎，剝離性大動脈瘤，ウイルス感染（風邪症候群），敗血症，肥満，心因性腰背痛 **2．産婦人科・泌尿器科疾患** 　月経，妊娠，骨盤内膿瘍，炎症，前立腺炎，前立腺癌 **3．整形外科疾患** 　腰部椎間板ヘルニア，変形性脊椎症，骨粗鬆症による圧迫骨折，脊椎転移癌，腰部脊椎管狭窄症，結核性脊椎炎，硬直性脊椎炎，脊椎腫瘍，側彎症，脊椎骨軟骨症，化膿性脊椎炎，カルペ扁平脊椎，椎体内ヘルニア，棘突起骨

四肢痛の種類と原因	1. 筋　肉 　　栄養障害（ビタミンＢ欠乏），寄生虫症（せん毛虫症），急性感染症（とくに，ウイルス感染），筋の過度の使用，筋内出血，筋炎，筋筋膜症 2. 腱，靱帯，筋膜，滑液嚢 　　外傷，炎症，間質の増加 3. 骨，骨膜 　　骨結核，化膿性骨髄炎，骨腫瘍，骨膜炎，くる病，骨膜下出血，骨折 4. 血　管 　　閉塞性動脈硬化症，閉塞性血栓血管炎，レイノー病，血栓性静脈炎，先端異常感覚症，肢端紅痛症 5. 末梢神経 　　外傷，炎症，腫瘍，感染症，職業病，多発性の場合はビタミンＢ欠乏，糖尿病，悪性貧血，アルコール中毒，急性伝染病 6. 中枢神経 　　多くは放散痛として生じる．脊椎疾患，脊髄疾患，脳疾患	
注意すべき点		
神経痛とは		
四肢痛のメカニズム	糖質代謝の異常が起こり，酵素や補酵素（ビタミンB_1，ニコチン酸，リボフラビン）の欠乏，ブドウ糖，乳酸などの中間代謝物質の増加，水電解質バランスの異常をきたし，それらが末梢神経を刺激する．	
関節痛の種類と原因	1. 単発性関節痛 　1）外傷および後遺症 　　　腰椎，股，肘，膝，くるぶしなどに好発する． 　　　外傷後数年経過して後遺症の形で出現することがある． 　2）変形性関節症 　　　高齢者の股，膝，肘などに単発性に発生することがあるが，通常は多発性である． 　3）化膿性関節炎 　　　疼痛は拍動性で，関節運動で増悪する．関節の発赤，腫脹，激烈なる疼痛が出現． 　4）腫　瘍 　　　疼痛は激烈，関節の不規則な腫脹，特有なエックス線像がある． 　5）結核性関節炎 　　　倦怠感，るいそう，微熱，寝汗などにはじまり，機能障害が出現する． 　6）非関節性関節痛 　　　① 指関節：野球指 　　　② 肘関節：テニス肘，滑液嚢炎 　　　③ 肩関節：四十肩 　　　④ 股関節：変形性関節炎 　7）足痛風 　　　健康な高齢者の拇指に突然発熱，腫脹，約２時間の激烈なる疼痛，発作が発生する． 2. 多発性関節痛 　　全身疾患の部分症として発現する場合が多い． 　　また，ペニシリンやサルファー剤，利尿剤，抗結核剤の服用により多発性関節痛の出現がある． 　1）リウマチ熱 　2）痛　風 　3）関節リウマチ 　4）骨関節症（高齢者の関節に徐々にはじまり，機能障害をきたし，運動時関節痛が出現） 　5）筋筋膜症（中年以降にはじまり，全身の関節に軽い鈍痛が出現） 　6）化膿性関節炎 　7）急性感染症 　8）急性白血病 　9）ブルセラ症	
注意すべき点	心筋梗塞，肝・胆道疾患，横隔膜疾患の放散痛が肩甲関節痛や歯痛と誤られることがある．	
神経痛とは	神経の退行性変化，神経炎，神経周囲からの物理的圧迫などにより，疼痛が発生する．	

B 全身性疾患

| 種類 | 1．ウイルス性疾患
　1）風　疹
　2）麻　疹
　3）伝染性単核症
　4）水　痘
　5）AIDS
2．細菌感染症
　1）結　核
　2）梅　毒
3．代謝障害
　1）甲状腺機能異常
　2）副甲状腺機能異常
　3）下垂体機能異常
　4）副腎機能異常
　5）糖尿病
4．栄養障害 | 1）ビタミンA欠乏
2）ビタミンB欠乏
3）ビタミンC欠乏
4）ビタミンD欠乏
5．血液疾患
　1）鉄欠乏性貧血
　2）悪性貧血
　3）溶血性貧血
　4）再生不良性貧血
　5）血小板減少性紫斑病
　6）血友病
　7）遺伝性出血性末梢血管拡張症
　　（Osler病）
　8）播種性血管内凝固症候群（DIC）
　9）白血病 |

1　ウイルス性疾患　（9章 口腔粘膜の疾患を参照）

2　細菌感染症　（9章 口腔粘膜の疾患を参照）

3　代謝障害　（10章 顎骨の病変を参照）

4　栄養障害　（10章 顎骨の病変を参照）

5　血液疾患

1）鉄欠乏性貧血　iron deficiency anemia

疾患の特徴	鉄欠乏により血色素が減少した貧血をいう．
欠乏の原因	1．食事摂取での鉄分不足． 2．胃酸欠乏による鉄吸収不全． 3．月経過多，胃腸潰瘍の出血による失血． 4．感染症，悪性腫瘍による鉄消費量の増大． 5．学童期，妊娠期における消費量の増大による不足．
全身所見	女性に好発し，皮膚蒼白，疲労，食欲不振，心障害，軽度の浮腫を認める．
口腔所見	粘膜蒼白，口角の亀裂，舌粘膜の萎縮，舌乳頭の萎縮，角化の欠如，潰瘍形成などが認められる．とくに，舌は粘膜が菲薄化し，萎縮がみられる．
関連症候群とその病態特徴	Plummer-Vinson（プランマー・ビンソン）症候群は，鉄欠乏症による低血色素性貧血があり，口腔，咽頭，食道の粘膜に萎縮性変化が発現し，嚥下障害をきたした病変である．
臨床所見	1．中年の女性に好発し，爪は薄くスプーン状にくぼむ． 2．口唇縁は薄く，口角びらんがみられる． 3．粘膜は蒼白で，萎縮性であり，この変化は舌粘膜に認められる．
注意すべき点	胃粘膜の萎縮などがみられることから，粘膜の癌化傾向がある．
ポイントワード	鉄欠乏，胃粘膜萎縮，感染，悪性腫瘍，粘膜蒼白，舌粘膜萎縮

2）悪性貧血　pernicious anemia

疾患の特徴	赤血球の成熟が阻害されることにより，発生する貧血である．
原因と発症過程	1．原因はビタミンB_{12}の欠乏である． 2．ビタミンB_{12}はDNA合成に必要な物質であり，悪性貧血の場合は胃液中の内因子の欠乏により腸粘膜を通過するビタミンB_{12}を輸送できなくなる．その結果，吸収不全となり，赤血球の成熟障害を引き起こす．

全身所見	3．内因子または胃粘膜に対する自己免疫反応が考えられている．
全身所見	皮膚は黄色蒼白，無酸素症，萎縮性胃炎などが発症し，呼吸困難，食欲不振，下痢，下肢の知覚運動麻痺，精神失調症などの症状が起こる．
口腔内所見	1．口腔粘膜は淡黄色の蒼白を呈し，萎縮や発赤がみられる． 2．舌の糸状乳頭は萎縮し，平坦化を認める．このような状態をハンター氏舌炎という．
注意すべき点	胃切除を受けた患者に悪性貧血が起こりやすい．
ポイントワード	赤血球，ビタミンB_{12}欠乏，貧血，ハンター氏舌炎，粘膜萎縮，糸状乳頭萎縮

3）溶血性貧血 hemolytic anemia

疾患の特徴	骨髄の血球産生能力が低下した状態である汎血球減少症による貧血，易感染性，出血傾向を示す疾患で，骨髄の造血性幹細胞の障害が原因である．
原　因	1．薬剤性：クロラムフェニコール，抗痙攣剤． 2．中毒：ベンゼンなど． 3．感染：ウイルス． 4．先天性：先天性再生不良性貧血（ファンコニー貧血 Fanconi anemia）． 5．特発性：原因不明であり，日本ではこの型が多い．
全身所見	1．骨髄造血の抑制による強い貧血． 2．血小板減少による出血傾向． 3．顆粒球の減少（リンパ球は正常である）による易感染．
口腔内所見	1．歯肉出血，口腔粘膜の点状あるいは斑状出血． 2．潰瘍形成． 3．口腔粘膜の壊疽性炎の発症．
ポイントワード	貧血，易感染，出血，骨髄造血抑制，薬物中毒，ファンコニー貧血

4）血小板減少性紫斑病 thrombocytopenic purpura

疾患の特徴	血小板の減少（10万/μl以下）により，出血傾向をきたし皮下出血がみられる状態をいう．
分類と原因	1．続発性血小板減少性紫斑病 secondary thrombocytopenic purpura 　薬剤，白血病，再生不良性貧血，骨髄への悪性腫瘍の転移，骨髄線維症，全身性エリテマトーデス，感染症，尿毒症などが原因となり，二次的に発症するもので，骨髄巨核球が破壊されることによる． 2．特発性血小板減少性紫斑病 idiopathic thrombocytopenic purpura（ITP） 　ウエルホーフ病 Werlhof disease ともいう． 　2〜8歳の小児に好発し，ウイルス感染による急性型が多く，風疹，麻疹，水痘，ウイルス生ワクチン接種後に続発することが多い． 　慢性型は成人女性に好発し，自己免疫やピロリ菌感染が原因と考えられる． 3．血栓性血小板減少性紫斑病 thrombotic thrombocytopenic purpura（TIP） 　不規則に破壊，変形，断片化された赤血球（破砕赤血球）がみられ，全身の小動脈，毛細血管に血栓を形成する． 　1）特徴的臨床所見 　　① 血小板減少 　　② 破砕赤血球による溶血性貧血 　　③ 精神，神経異常 　　④ 発　熱 　　⑤ 腎障害 　本疾患は塩酸チクロピジンの重篤な副作用としても発症している．
ポイントワード	血小板減少，出血，骨髄巨核球，ウエルホーフ病，血栓，生ワクチン

5）血友病 hemophilia

疾患の特徴	伴性劣性遺伝疾患で，血液凝固因子の欠乏により生じ，反復性の出血を認める．
分類とその特徴	1．血友病A（古典的血友病）：第Ⅷ凝固因子欠乏 2．血友病B（クリスマス病）：第Ⅸ凝固因子欠乏
全身所見	1．皮下深部出血，筋肉内出血，関節内出血，諸臓器内出血による血腫形成がある． 2．血小板数，出血時間，毛細血管抵抗性は正常であるが，凝固時間は延長する．

口腔内所見	歯肉出血が多く，次いで舌に出血がみられる．
注意すべき点	軽微な外傷により大出血を引き起こすために，抜歯後の出血に注意が必要である．
ポイントワード	血液凝固因子，出血，止血，クリスマス病，凝固時間

6）遺伝性出血性末梢血管拡張症（オスラー病）
hereditary hemorrhagic teleangioectasis (Osler disease)

疾患の特徴	優性遺伝性疾患で，皮膚，粘膜，その他の部位で末梢血管拡張を生じる疾患である．
全身所見	顔面，指の皮膚に点状あるいは網状血管腫性病変（血管拡張）を認める．
口腔内所見	口唇，舌，歯肉に血管の拡張を認め，血管壁は薄く，出血しやすいために口腔粘膜出血や鼻出血が反復性にみられる．
ポイントワード	末梢血管拡張，粘膜出血，鼻出血，優性遺伝

7）播種性血管内凝固症候群　disseminated intravascular coaglation (DIC)

疾患の特徴	全身の小血管内に多発性の小血栓が形成され，出血を伴う疾患である．
原　因	悪性腫瘍末期，重症感染症，血管炎，産科的疾患（胎盤剥離，胎盤壊死），ショック，急性骨髄性白血病などに合併して発症する．
発生機序	1．ショックや広範囲性の組織壊死は凝固を亢進させ，血栓形成をもたらす． 2．さまざまな疾病により，血管内皮細胞の障害はフィブリン溶解性を活性化させ，血栓の溶解と血栓形成を抑制し，出血となって現れる．
全身所見	1．腎臓，脾臓，肺，副腎，消化管などにフィブリン血栓を生じる． 2．その後，全身組織に出血がみられる．
口腔内所見	歯肉出血や口腔粘膜に点状出血がみられる．
ポイントワード	血栓，出血，歯肉出血，ショック，全身小血管

8）白血病　leukemia

疾患の特徴	骨髄，リンパ組織などで造血幹細胞が腫瘍化したものをいう．
特異的変化	1．造血組織における未熟な白血球の増殖が認められる． 2．腫瘍化した細胞はさまざまな臓器内へ浸潤し，そこで増殖する． 3．末梢血内に未熟白血球が出現する． 4．骨髄内で腫瘍細胞の増殖による赤芽球細胞の減少による貧血の発症や巨核球の減少による出血性素因が発症する．
分　類	1．骨髄性白血病 　1）急性骨髄性白血病 　2）慢性骨髄性白血病 2．リンパ性白血病 　1）急性リンパ性白血病 　2）慢性リンパ性白血病 3．単球性白血病

（1）急性骨髄性白血病　acute myeloid leukemia (AML)

疾患の特徴	1．未熟な骨髄芽球の形態を示し，成熟型への連続性が認められない白血病裂孔を呈する． 2．日本での発生率は約50％と白血病のなかで一番高い．
臨床所見	発熱，貧血，出血（皮膚出血斑）が主症状としてみられ，肝臓や脾臓の腫大は少ない．
病理組織所見	1．骨髄芽球はアズール顆粒に乏しく，ペリオキシダーゼ反応が陽性で，アウエル小体を有する．このタイプを急性骨髄性白血病のM1と称する． 2．骨髄芽球にアズール顆粒の形成が明瞭なものをM2と称する． 3．類似疾患として急性前骨髄球性白血病があり，前骨髄球類似の形態像を呈し，多数のアウエル小体が認められ，このタイプをM3と称する．
口腔内所見	1．歯肉，口蓋扁桃へ白血病細胞浸潤を認め，経過中に壊死をきたし，潰瘍形成がある． 2．二次感染により壊疽性口内炎を発症する． 3．前骨髄性白血病の場合は歯肉や口腔粘膜に点状出血をきたし，口内炎や潰瘍性舌炎を発症する．
ポイントワード	白血病裂孔，未熟な骨髄芽球，出血，ペリオキシダーゼ陽性，アウエル小体

（2）慢性骨髄性白血病　chronic myeloid leukemia (CML)

疾患の特徴	急性に次いで好発し，白血病の約20%を占める．経過は長く，3〜10年である．
臨床所見	1．本疾患の病期は，慢性期，移行期，急性転化期に分けられる． 2．慢性期は無症状が多いが，白血球増加と脾腫を認める． 3．末梢血中には各成熟段階の白血球が認められる． 4．大きな特徴は，22番染色体の一部が9番染色体へ転座していることである．これをフィラデルフィア染色体といい，本疾患の95%に認められる．
病理組織所見	22番染色体の長腕にはBCR遺伝子があり，9番染色体の長腕にはABL遺伝子がある．これらの遺伝子が癒合してBCR/ABLキメラをつくり，チロシンカイネースの活性が上昇することで，慢性骨髄性白血病の発症に関与している．
口腔内所見	1．歯肉，舌根部リンパ節，口蓋扁桃への白血病細胞の浸潤． 2．末期になると浸潤部は潰瘍形成し，出血性壊死を伴う．
ポイントワード	フィラデルフィア染色体，慢性，急性転化，歯肉壊死，BCR遺伝子

（3）急性リンパ性白血病　acute lymphatic leukemia (ALL)

疾患の特徴	小児や若年者に好発する急性白血病で，異型リンパ芽球とリンパ球の増殖がみられるが，末梢血の変化は少ない．
臨床所見	脾腫，咽頭，腸管，リンパ節の腫大と各臓器への白血病細胞浸潤がみられる．
口腔内所見	歯肉腫脹，粘膜出血がみられ，ときに潰瘍形成をみる．
病理組織所見	本疾患はL1，L2，L3の3つに分類される． ・L1：小型細胞が主体となる． ・L2：大型細胞が主体となる． ・L3：バーキットリンパ腫と類似．
注意すべき点	小児の急性リンパ性白血病の5%，成人の急性リンパ性白血病の30%はフィラデルフィア染色体が陽性で，予後不良となる．
ポイントワード	小児，若年者，異型リンパ芽球，脾腫，リンパ節腫大，L1，L2，L3

（4）慢性リンパ性白血病　chronic lymphatic leukemia (CLL)

疾患の特徴	1．高齢者に好発する低悪性型のB細胞性の白血病である． 2．末梢血中に小型のリンパ球が異常に増加する疾患で，非ホジキンリンパ腫の小細胞型と同一である．
臨床所見	肝腫，脾腫，リンパ節腫大が強く発現する．
口腔内所見	舌根部リンパ節腫大，扁桃の腫大，歯肉出血，粘膜出血がみられる．
ポイントワード	高齢者，B細胞，小型リンパ球，肝腫，舌根リンパ節，歯肉出血

（5）単球性白血病　monocytic leukemia

疾患の特徴	1．骨髄や末梢血中に単球の幼若細胞が増加した白血病である． 2．本疾患は，骨髄単球性（M4）と単球性（M5）に分類される． 3．一般に歯肉腫脹や出血をきたすことが特徴である．
臨床所見	臨床的な症状は急性骨髄性白血病に類似するが，皮膚，粘膜への白血病細胞浸潤が強く発現する．
口腔内所見	白血病細胞浸潤により強い歯肉腫脹がみられることが特徴である．しかし，慢性型では歯肉腫脹はほとんどみられない．
ポイントワード	単球，骨髄単球，M4，M5，粘膜浸潤，歯肉腫脹

18 口腔病変と症候群

1 歯・顎骨の病変を主徴候とする症候群

Albright 症候群	（アルブライト症候群 Albright syndrome） 多発性線維性骨異形成症，口腔粘膜のメラニン沈着，性的早熟．
Down 症候群	（ダウン症候群 Down syndrome） 唇裂口蓋裂，巨大舌，溝状舌，特異顔貌，精神発達遅延，トリソミー21．
Gardner 症候群	（ガードナー症候群 Gardner syndrome） 過剰歯・埋伏歯，骨腫，軟組織腫瘍（線維腫，神経腫，脂肪腫），類皮嚢胞． 大腸の多発性腺腫ポリープは常染色体優性遺伝で，第5染色体の長腕にある大腸腺腫様ポリポーシス遺伝子（APC）の変異により生じる．
Gorlin 症候群 （類母斑基底細胞癌症候群）	（ゴーリン症候群 Gorlin syndrome） 多発性顎嚢胞（歯原性角化嚢胞），皮膚基底細胞癌，二分肋骨，脳硬膜石灰化． 常染色体優性遺伝で，PTCH1遺伝子（癌抑制遺伝子の1つ）の挿入/欠失変異によって生じる．
Hutchinson 症候群	（ハッチンソン症候群 Hutchinson syndrome） 切歯（ハッチンソンの歯），臼歯（ムーンの歯，フルニエの歯），実質性角膜炎，内耳性難聴，晩期型の先天性梅毒．
Pierre Robin 症候群	（ピエール・ロバン症候群 Pierre Robin syndrome） 先天性小下顎症（小顎U字型の口蓋裂，口蓋垂）により嚥下困難，開口障害，鳥顔，呼吸困難，チアノーゼ，口蓋裂（80％）．
Treacher-Collins 症候群	（トレチャー・コリンズ症候群 Treacher Collins syndrome） 高口蓋，口蓋裂，咬合異常，下顎骨形成不全による鳥顔，下眼瞼縁欠損，耳の異常（耳介形成不全，位置異常，副耳，外耳道狭窄，聴覚障害，第一鰓弓および第二鰓弓由来の組織発育不全で両側性に発生する．
Goldenhar 症候群	（ゴルドナール症候群 Goldenhar syndrome） 外耳奇形，小耳症，耳介低位，副耳，上顎骨・頬骨・下顎骨形成不全（片側性），顔面筋・咀嚼筋の低形成，唾液分泌低下，舌・軟口蓋の機能不全，顔面神経麻痺，片側性頸椎欠損，頸椎癒合． 本疾患は第一・第二鰓弓症候群で，胎生期に出現する第一と第二鰓弓由来の器官形成不全である．特徴は小耳症と下顎形成不全である． Treacher-Collins 症候群との違いは，多くが片側性に発生すること，鳥顔貌を呈さないこと，遺伝性を認めないことである．
Turner 症候群	（ターナー症候群 Turner syndrome） 高口蓋，歯列不正，下顎骨形成不全，性腺萎縮または無形成，性染色体Xの欠如． 発育不全の症状は，矮小発育，外反射，翼状頸部，ハト胸，未熟な性的発育，無月経がみられ，卵巣には原始細胞がない．

2　口腔軟組織の病変を主徴候とする症候群

Melkersson-Rosenthal 症候群	（メルカーソン・ローゼンタール症候群 Melkersson-Rosenthal syndrome） 肉芽腫性口唇炎，溝状舌，顔面麻痺．
Osler-Rendu-Weber 症候群	（オスラー・ランデュ・ウエーバー症候群 Osler-Rendu-Weber syndrome） 口腔の血管腫，皮膚・粘膜の毛細血管拡張，反復性鼻出血，内臓出血，（毛細血管拡張）． 　本疾患は遺伝性出血性毛細血管拡張症で，おもに皮膚粘膜の多発性毛細血管拡張がみられ，拡張した毛細血管は容易に破綻する． 　常染色体優性遺伝で，19番染色体に遺伝子座があり，エンドグリンタンパクをコードする遺伝子（TGF-β受容体に関連）の変異である．
Papillon-Lefèvre 症候群	（パピヨン・ルフェーブル症候群 Papillon-Lefèvre syndrome） 高度の歯周炎，早期の乳歯・永久歯の脱落，手掌角化症，掌蹠角化症． 　口腔内所見では，歯の動揺・脱落，炎症性歯肉肥大，歯肉潰瘍，重度の歯周ポケット形成がみられる． 　本病変は手掌と足底の先天性角化症で，2歳になると乳歯および永久歯の周囲歯槽骨の進行性破壊病変が起こる．両親の血族結婚の場合に高発現することから，常染色体劣性遺伝形質である．
Plummer-Vinson 症候群	（プランマー・ビンソン症候群 Plummer-Vinson syndrome） 舌炎，舌乳頭の萎縮，嚥下困難，鉄欠乏性貧血，粘膜萎縮． 　嚥下困難では，下咽頭から食道への移行部に粘膜の贅片（Web）が形成される．
Stevens-Johnson 症候群	（スティーブン・ジョンソン症候群 Stevens-Johnson syndrome） びらん性口内炎，高熱，結膜炎，角膜炎，皮膚の紅斑性丘疹，水疱． 　本病変は多型紅斑の水疱型の一型であり，経過は急性で，約6週間で治癒するが，重篤な症状を示し，致命的になることもある．

3　皮膚・粘膜の色素沈着の病変を主徴候とする症候群

Addison 病	（アジソン病 Addison disease） 粘膜・皮膚の褐色メラニン沈着，副腎皮質機能不全（副腎皮質の破壊，萎縮），電解質コルチコイド・糖質コルチコイド・副腎性ステロイドの合成，分泌不全．
Peutz-Jeghers 症候群	（ポイッツ・イエーガー症候群 Peutz-Jeghers syndrome） 口唇・口周囲皮膚・指の色素沈着（カフェオーレ斑），胃，大腸のポリポーシス（多発性ポリープ）． 　色素沈着は出生時または幼児期より発生し，加齢的に増加する． 　本病変は常染色体優性遺伝で，19番染色体短腕のセリン／スレオニンキナーゼ遺伝子（STK11）の一種であるLBK1遺伝子の変異により生じる．
Albright 症候群	（アルブライト症候群 Albright syndrome） 多発性線維性骨異形成症，口腔粘膜のメラニン沈着，性的早熟． 　思春期直前の女児に好発し，不整形の茶色の皮膚斑状色素沈着と内分泌機能不全を伴う多発性線維性骨異形成が特徴である．
von Recklinghausen 病	（フォン・レックリングハウゼン病 von Recklinghausen disease） 末梢の多発性神経線維腫，皮膚・粘膜のメラニン沈着． 　本病変はⅠ型（末梢型）とⅡ型（中枢型）がある． 1．Ⅰ型 　　Ⅱ型より発生頻度が高い． 　　皮膚の色素沈着と末梢の多発性神経線維腫が発現することが特徴である． 　　常染色体優性遺伝で，17番染色体長腕11領域に遺伝子座があり，ニューロフィブロミンをコードするNF-1遺伝子の変異により生じる． 2．Ⅱ型 　　皮膚症状の発現はなく，両側性の聴神経鞘腫を生じ，聴力障害が発現する． 　　常染色体優性遺伝で，22番染色体の長腕11領域に遺伝子座があり，メルリンをコードするNF-2遺伝子の変異により発生する．

4 神経の病変を主徴候とする症候群

Ramsay-Hunt 症候群	（ラムゼイ・ハント症候群 Ramsay-Hunt syndrome） 顔面麻痺，帯状疱疹（耳介や外耳道に発生する：耳神経節，膝状神経節），感音性難聴． 　本病変は herpes zoster virus の感染が顔面神経節を障害した場合の末梢性顔面神経麻痺である．また，帯状疱疹が顔面神経麻痺後に出現することがあり，帯状疱疹が顔面神経麻痺と合併したときに Ramsay-Hunt 症候群と呼ぶ．
Bell 麻痺	（ベル麻痺 Bell palsy） 末梢性顔面神経麻痺である． 　原因は外傷，手術による損傷あるいは中耳炎や顎関節部の炎症，腫瘍などと考えられていたが，近年原因の多くが単純ヘルペスウイルスの再活性化に起因していることが判明した．また，本症のなかに Ramsay-Hunt 症候群と同じ帯状疱疹ウイルスの再活性化によるものも含まれている．なお，Ramsay-Hunt 症候群とは異なり，聴覚障害は少ない．
Sturge-Weber 症候群	（スタージー・ウェーバー症候群 Sturge-Weber syndrome） 三叉神経第1枝領域の血管腫性母斑（ポートワイン母斑），大脳皮質の石灰化，てんかん，精神障害，牛眼，緑内障，腕皮膚の母斑と片麻痺． 　口腔粘膜では，頬粘膜や歯肉に血管腫の発生がみられる．

5 代謝および内分泌病変を主徴候とする症候群

Cushing 症候群	（クッシング症候群 Cushing syndrome） 満月様顔貌，高血圧，多毛症，肥満，伸展性皮膚線条． 　原発性，二次性の副腎皮質機能亢進症によるもので，ACTH 過剰分泌，異所性 ACTH 産生腫瘍，副腎の自律性コーチゾン過剰分泌が原因となる．

6 唾液腺病変を主徴候とする症候群

Sjögren 症候群	（シェーグレン症候群 Sjögren syndrome） 口腔乾燥症，乾燥性角結膜炎，関節リウマチ．
Mikulicz 症候群	（ミクリッツ症候群 Mikulicz syndrome） 両側性唾液腺の腫脹，両側性涙腺の腫脹． 　慢性リンパ性白血病，悪性リンパ腫，サルコイドーシス，結核，梅毒などにより，二次性に唾液腺，涙腺が慢性的，無痛性，対称性に腫脹する． 　組織学的には，小葉内導管周囲にリンパ球浸潤がみられ，腺房の萎縮，導管の扁平上皮化生，筋上皮島の形成がみられ，良性リンパ上皮性疾患である．
Heerfordt 症候群	（ヘールフォルト症候群 Heerfordt syndrome） 両側耳下腺腫脹，ブドウ膜炎，発熱，顔面麻痺（Bell 麻痺） 　本疾患はサルコイドーシスの病変である．サルコイドーシスは肺病変が特徴で，両側肺門リンパ節が腫脹し，皮膚の紅斑性病変，眼のブドウ膜炎，肝臓の肉芽腫がみられる． 　耳下腺腫脹や顔面麻痺，発熱がみられた場合は Heerfordt 症候群という． 　口腔粘膜にも肉芽腫性の結節病変を認める．

7 その他の病変を主徴候とする症候群

Reiter 症候群	（ライター症候群 Reiter syndrome） 口腔潰瘍，結膜炎，淋菌性皮膚角化症，尿道炎，多発性関節炎，口腔粘膜潰瘍． 　本病変は若い男性に好発し（男女比は5：1），尿道炎，結膜炎，関節炎の三徴候を呈し，ときに下痢を伴う．これらの症状が月または年単位で反復するが，関節炎はつねに持続する． 　感染性腸炎またはクラミジア感染尿道炎の罹患後に発生することが多く，HLA-B17 が高い値を示すことからアレルギーの関与がある．
Frey 症候群	（フライ症候群 Frey syndrome） 耳介側頭神経支配領域の発汗，発赤． 　本疾患は耳下腺炎，脳炎，耳下腺部などの頭頸部手術後，感染症，外傷などで発症し，咀嚼運動のみで片側の耳介側頭神経支配領域に発汗がみられる．
後天性免疫不全症候群 （AIDS）	（エイズ acquired immunodeficiency syndrome） カンジダ症，毛様白板症，ニューモシスチス・カリニ肺炎，カポジ肉腫，カンジダ症，サイトメガロウイルス症，非ホジキンリンパ腫． 　本病変はヒト免疫不全ウイルス（HIV-1）の感染で，CD4 を表面に有する細胞であるヘルパーTリンパ球が標的となる． 　HIV に対する抗体は感染後約6週から6か月で出現し，全身リンパ節の腫脹，発熱，体重減少，痴呆，慢性的下痢などが初期でみられる．発症から2～5年で日和見感染と合併症が出現する．

19 口腔病変の病理組織診断

病理組織診断とは	細胞あるいは組織の形態学的構造を光学顕微鏡で観察し，病変名を決定する診断法である．
病理診断の種類	1．細胞診 　粘膜表面を擦過して細胞を採取したり，組織中に穿刺し，細胞を採取し，採取細胞から細胞構造を診断する方法である． 2．組織診（病理組織検査） 　手術前に病変組織の一部を採取し，診断する方法である． 　生検と手術摘出された組織から診断する方法がある． 3．術中迅速診断 　手術中に病変組織から診断する方法である． 4．剖検組織診断 　病理解剖で摘出された組織を診断し，病変の最終診断，死因，治療効果，病変の進展状況などの診断を行う．

1　細 胞 診

細胞診とは	細胞診とは，組織表面を擦過して，細胞を採取し，染色後，顕微鏡にて細胞構造，核構造，染色性を観察して，病変の推測（スクリーニング）を行う方法である． 1．擦過細胞診：組織表面を擦過して細胞を採集する．おもに子宮頸部や口腔粘膜で用いられる． 2．捺印細胞診：採取された組織の切断面をスライドガラス表面に圧迫し，ガラス表面に細胞を付着させる方法である． 3．穿刺吸引細胞診：組織深部の病変部に注射針を刺し，吸引して細胞を採取する方法である． 4．喀痰細胞診：喀痰をスライドガラスに付着させ，細胞を採取する方法である．
細胞診の方法	1．鋭匙，綿棒，歯間ブラシ，婦人科頸部ブラシなどを使用し，粘膜表面を擦過する． 2．採取器具に付着した検体をスライドガラス上に軽くこすりつけ，ガラス表面に細胞を付着させる． 3．95％エタノールで，30分間固定（室温）する． 4．染色を行う．
細胞診の染色	一般的には，パパニコロウ染色 papanicolaou stain が行われる． 　そのほかに，ギムザ染色，PAS染色 periodic acid Schiff stain，免疫染色などがある．
粘膜細胞のパパニコロウ染色所見	1．角化表層細胞（角質細胞）：黄色から橙色あるいは淡赤色を呈する． 2．重層扁平上皮の中間層（棘細胞層）：緑色を呈する． 3．重層扁平上皮の深層（基底細胞層）：深緑色を呈する．
パパニコロウ分類と3段階病変評価	表●パパニコロウ分類と3段階病変評価 | パパニコロウ分類 || 3段階評価 | |---|---|---| | クラス　Ⅰ | 正常細胞 | 良　性 | | クラス　Ⅱ | 良性であるが，軽度異型細胞を含む | 擬陽性 | | クラス　Ⅲ | 良性・悪性の判断がしがたい | 擬陽性 | | クラス　Ⅳ | 悪性を強く疑う病変 | 悪　性 | | クラス　Ⅴ | 悪性である | 悪　性 |

2　病理組織検査　histopathological examination

病理組織検査とは	術前に組織の一部を採取して，組織学的に病変を診断する方法（生検）である．また，術後は摘出標本をすべて組織学的に診断する． 　口腔癌の場合は次の点に注意して組織診断する． 1．上皮性悪性腫瘍であることの確定診断． 2．癌細胞の分化度診断． 3．癌細胞の浸潤形式の診断． 4．癌細胞の周囲組織への伸展状況診断．とくに切除断端における癌細胞の有無の判定は最も重要である． 5．脈管浸潤の有無診断． 6．抗癌剤有効判定診断．
生検方法	正常領域を含め病変部を一部切除する． 　とくに，前癌病変を疑う場合は表層のみでなく，結合組織を含めて切除することが重要である．
切除組織の固定	1．10％ホルマリンで，約1日，室温で固定する． 2．大きな組織では約3日の固定期間が必要である． 3．固定液は組織の大きさの約10倍量の固定液を使用する．
骨組織の標本作製	1．骨組織は10％ホルマリンで，軟組織の固定時間の2〜3倍の時間固定する． 2．固定後，骨組織をダイヤモンドカッターで約1cmの厚さに切り出す． 3．切り出した骨組織片は再度1日間固定する． 4．10％ギ酸溶液にて脱灰する． 5．脱灰後，水洗する． 6．その後の標本作製過程は軟組織と同じである．
標本作製法	1．組織を固定後，約3〜5 mmの厚さに切り出す．切り出しは病変の位置，大きさ，色，硬さなどを記録する． 2．アルコール系列を用いて組織を脱水する． 3．組織中のアルコールをキシレンと置換させるために，キシレンに浸漬する． 4．キシレンとパラフィンを置換させ，組織中にパラフィンを浸透させたのち，パラフィンで包埋する． 5．ミクロトームを用いて，組織を約4ミクロンの厚さに薄切りし，スライドガラスに貼り付けて乾燥させ，キシレンで脱パラフィンを行う． 6．ヘマトキシリン・エオシン染色を行う．
ヘマトキシリン・エオシン染色（H-E染色）	この染色は最も基本的な染色法である． 1．核：ヘマトキシリンで，紫藍（青）色になる． 2．細胞質，結合組織線維：エオシンで，さまざまな程度の濃度を示すピンク色となる．
特殊染色	1．膠原線維：アザン染色で鮮やかな青色，マロリー染色で青色に染色される． 2．弾性線維：エラスチカ・ワンギーソン染色で黒ないし紫黒色に染色される． 3．好銀線維：渡辺法，過ヨウ素酸メセナミン銀染色（PAM）で，黒色に染色される． 4．多糖体：ムチカルミン染色で赤色，PAS染色で赤から赤紫色に染色される． 5．酸性ムコ多糖類：トルイジンブルー染色で青色，アルシアンブルー染色で薄い青色に染色される． 6．アミロイド：コンゴーレッド染色で薄い赤色に染色される． 7．脂肪：ズダンIII染色で黒色，オイルレッドオー染色で赤色に染色される． 8．鉄：ベルリンブルー染色で青色に染色される． 9．カルシウム：コッサ染色で黒褐色に染色される． 10．真菌：グロコット染色で黒褐色，PAS染色で赤色に染色される． 11．結核菌：チール・ネールゼン染色で鮮紅色に染色される．

和文索引

あ

アウエル小体　181
悪性血管内皮腫　142
悪性黒色腫　84, 146
悪性混合腫瘍　159
悪性上皮性腫瘍　134
悪性腎硬化症　95
悪性線維組織球性腫瘍　141
悪性多形腺腫　160
悪性非上皮性腫瘍　140
悪性貧血　179, 180
悪性リンパ腫　144, 160
アザン染色　188
アジソン病　83, 184
アズール顆粒　181
アスコルビン酸欠乏性歯肉炎　43
アスピリン投与　128
亜脱臼　102
アデノイド　91
アトピー性皮膚炎　64
アナフィラキシーショック　175
アパタイトの結晶　1
アフタ性潰瘍　72
アフタ性口内炎　72, 73
アペール症候群　11, 60
アポトーシス　137
アマルガム入墨　83
アミロイド　117
アミロイドーシス　70
アミロイド沈着　166
アミロイド変性　33
アミロイド様物質　117
アメロゲニン　1
アルカリホスファターゼ　91
アルブライト症候群　83, 121, 183, 184
アレルギー性水腫　169
アングルの分類　10
鞍状歯列弓　9
アントニーA型　131
アントニーB型　131

い

胃液の嘔吐　17
移行上皮癌　75, 136
意識障害　173
萎縮　170
萎縮型扁平苔癬　78
異常髄質角　4
移植歯のセメント質の吸収　50
異所性脂腺　57
Ⅰ型アレルギー反応　175
一次口蓋　53
一次口蓋の披裂　55
一次止血　170
一次性齲蝕　25
一次性咬合性外傷　46
一次性脱水　172
一次リンパ濾胞　171
溢出型　113
移転　8
遺伝性疾患に伴う歯周炎　44
遺伝性出血性末梢血管拡張症　181
イニシエーション　136
飲水メカニズム　176
インターロイキン1　44, 78, 138, 167
インターロイキン6　167
インターロイキン8　138
インディアンファイル配列　158
陰部潰瘍　73
インボルクリン　81

う

ウイルス感染症　167
ウイルス性唾液腺炎　152
ウイルスの再活性化　66
ウェゲナー肉芽腫　75
齲蝕　23
齲蝕円錐　25

え

エイズ　186
栄養障害型表皮水疱症　69
栄養障害関連歯肉炎　43
栄養不良関連性歯肉炎　43
壊死性潰瘍性歯周炎　45
壊死性潰瘍性歯肉炎　45
壊死性歯周疾患　45
壊死性唾液腺化生　150
壊疽性口内炎　72
壊疽性歯髄炎　31
エックス線不透過像　96, 119
エナメル芽細胞　116
エナメル器　1, 107, 116
エナメル結節　1
エナメル質齲蝕　25
エナメル質形成不全　12, 13
エナメル質減形成　61, 62
エナメル質低形成　88
エナメル質の2段階形成　1
エナメル小柱　25
エナメル上皮腫　108, 116
　　──：顆粒細胞型　116
　　──：基底細胞型　116
　　──：棘細胞腫型　116
　　──：骨外型/周辺型　116
　　──：叢状型　116
　　──：単嚢胞型　117
　　──：類腱型　116
　　──：濾胞型　116
エナメル上皮線維歯牙腫　119
エナメル上皮線維歯牙肉腫　123
エナメル上皮線維腫　118
エナメル上皮線維象牙質腫　118
エナメル上皮線維肉腫　123
エナメル真珠　4
エナメル髄細胞　116
エナメル髄様細胞　118
エナメル叢　26
エナメル象牙境　1
エナメルタンパク　1
　　──の脱却　1
エナメル滴　4
エナメル網状期　1
エナメル葉　26
エプーリス　45
エプスタイン・バーウイルス　77, 135, 138, 146
エブネル腺　148
エラー蓄積説　163
エラスチカ・ワンギーソン染色　188
エリス・ファンクフェルト症候群　61
エレファントフット　86
塩基性線維芽細胞増殖因子　138
嚥下障害　95, 176, 179
炎症性角化症　104
炎症性水腫　169
炎症性囊胞　109
炎症の5大徴候　29
円錐歯　2, 3
円板状エリテマトーデス　133
円板状紅斑性狼瘡　73, 74

お

横顔裂　55
黄色腫　126
黄色腫病変　126
嘔吐　168
オウムのくちばし　11
横紋筋腫　130
横紋筋肉腫　143
悪心　168
オスラー・ランデュ・ウエーバー症候群　81, 184
オスラー病　181
おたふくかぜ　152
オトガイ隆起の無形成　59
オレンジ皮様　121
オンコサイト　149, 166
オンコサイトーマ　150, 155, 160

か

ガードナー症候群　7, 127, 128, 183
外エナメル上皮　1
開咬　9, 10, 90
開口障害　95
介在性象牙粒　35
介在部導管　148
外耳道欠損　12

外斜視　89
外傷性顎関節炎　102
外傷性咬合　46
外傷性骨折　98
外傷性骨嚢胞　111
外傷性ショック　175
外傷性病変　70
外側口蓋板　53
外側鼻突起　53
外胚様異形成症　14
海綿状血管腫　81
海綿状リンパ管腫　86
潰瘍　170
外来性色素　21
外来性色素沈着　83
カエル様顔貌　11, 89
過蓋咬合　9, 101
下顎窩　166
下顎感染性頬部嚢胞　110
下顎顔面異骨症　10, 55, 61, 90
下顎弓　53
下顎骨原基　127
下顎骨減形成　61
下顎骨折　99
下顎骨と中顔面の低形成　90
下顎前突　9
化学的顎骨炎　97
化学的歯髄炎　33
化学的損傷　17
下顎頭　101
下顎頭の変形　105
下顎無顎症　58
下顎隆起　128
下眼瞼の欠損　90
下関節腔　101
角化細胞　120
角化性嚢胞性歯原性腫瘍　108
顎下腺　148
角化栓　86
角化嚢胞性歯原性腫瘍　118
顎関節強直症　105
顎関節症　103, 105
顎関節の発生　101
顎口蓋裂　55
顎骨壊死　97
顎骨および顎関節の加齢的変化　165
顎骨骨髄炎　96
顎骨骨膜炎　95
顎骨中心性癌　140
顎骨中心性線維腫　126
核内癌遺伝子　137
核内封入体　65
顎嚢胞　108
核の淡明化　77
鵞口瘡　78
仮骨期　48
化骨性骨膜炎　96
化骨性線維腫　127, 129
過酸化酵素　163
過剰根　4
過剰歯　5
下唇小帯　58
下唇裂　55

下垂体　13
下垂体機能亢進症　92
下垂体機能低下症　92
下垂体好酸性腺腫　92
下垂体性巨人症　92
下垂体性小人症　92
下垂体前葉好酸性腺腫　59
仮性象牙粒　35
化生的変化　149
仮性副甲状腺機能低下症　14
家族性アルツハイマー病　163
カタル性結膜炎　68
褐色腫　129
喀痰細胞診　187
滑膜肉腫　142
滑膜の水腫　105
化膿性顎関節炎　103
化膿性骨膜炎　95
化膿性疾患　167
化膿性肉芽腫　80
痂皮　170
過敏症　152
カフィー病　93
カフェオーレ斑　10, 83, 132
カポジ肉腫　77, 82, 143
ガマ腫　113, 150
仮面様顔貌　95
カラベリー結節　4
カリクレイン　148
顆粒細胞腫　131
ガルゴイズム　9
加齢　163
加齢に伴う口腔組織の変化　165
ガレー骨髄炎　96
癌遺伝子　137
眼球突出　89
間隙歯列弓　9
間歇熱　167
眼瞼黄色腫　126
眼瞼痙攣　174
眼瞼裂の斜下　90
肝細胞癌　138
眼歯骨異形成症　61
眼歯指異形成症　14
含歯性嚢胞　107
眼耳脊椎異形成症　60
眼耳脊椎形成不全症　55
カンジダ症　77, 78, 80, 135
間質嚢胞　116
冠状縫合　89
関節炎　73
関節円板　101
　　──の穿孔　105
関節窩　101
関節雑音　103
関節痛　95, 177
　　──の種類と原因　178
関節突起　59
　　──の過形成　102
　　──の形成不全　101
　　──の欠如　59
　　──の無形成　101
乾癬　78, 104

感染性関節炎　103
乾癬性関節炎　104
感染性唾液腺病変　151
完全脱臼　102
乾燥性角結膜炎　153
間代性痙攣　174
顔面骨折　99
顔面神経　53
顔面神経麻痺　66
顔面と顎の非対称　59
顔面麻痺　153

き

義歯性線維腫　126
偽上皮腫様過形成　131
偽腺腔　118
基底細胞癌　75, 116, 136
基底細胞腺腫　154
基底細胞母斑症候群　108
機能的頭痛　173
偽嚢胞　111
ギムザ染色　187
逆性乳頭腫　125
逆生　8
臼後結節　4
球状上顎嚢胞　111
球状突起　53
丘疹　169
丘疹性黄色腫　126
丘疹性紅斑　65
急性一部性（全部性）化膿性歯髄炎　30
急性一部性漿液性（単純性）歯髄炎　30
急性ウイルス性感染症　167
急性齲蝕　24
急性外傷性顎関節炎　102
急性化膿性骨髄炎　37
急性偽膜性カンジダ　79
急性骨髄性白血病　181
急性根尖性化膿性歯周炎
急性根尖性歯周炎　37
急性根尖性漿液性歯周炎　37
急性歯髄炎　30
急性唾液腺炎　151
急性転化期　182
急性び慢性化膿性歯周炎　37
急性疱疹性歯肉口内炎　64
急性リンパ性白血病　182
9 番染色体　182
臼傍結節　4
キュットナー腫瘍　152
凝血期　48
頬骨弓減形成　61
頬骨弓骨折　99
頬骨骨折　99
狭窄歯列弓　9
頬小帯　58
強直　105
強直性間代性痙攣　174
強直性痙攣　174
胸痛　174, 177
頬粘膜癌　139
強皮症　95

棘細胞層の肥厚　77, 85
棘細胞融解　68
巨口症　10, 90
巨細胞腫　129
巨細胞性エプーリス　46
巨細胞性腫瘍病変　129
巨細胞肉芽腫　129
巨細胞封入体症　152
巨舌症　57, 91
巨大歯　3
魚様顔貌　90
亀裂　170
筋腫　130
筋上皮癌　159
筋上皮系細胞　154
筋上皮細胞　148, 159
筋上皮腫　154
筋上皮島　153

く

クインケ水腫　169
空胞変性　33
掘削性齲蝕　25
クッシング症候群　185
くびれた核　145
クラインフェルター症候群　4
クランプ　174
クリスマス病　180
クリッキング　105
クリプトコックス症　71, 79
クリペル・トレナリィー・ウエバー症候群　81
クルーゾン症候群　11, 60, 89
グルテン　69
くる病　6, 13
クレチン病　6, 13
クレピタス　105
クローン病　153
グロコット染色　79, 188
グロブリン分画の異常　144

け

形質転換増殖因子α　138
形質転換増殖因子β　138
傾斜　7
傾眠　173
稽留熱　167
痙攣　174
血液凝固機構　171
血液性チアノーゼ　172
結核　70, 152
血管筋腫　130
血管腫　81, 130, 160
血管腫性エプーリス　46
血管神経性水腫　169
血管内皮細胞　143
血管内皮細胞増殖因子　138
血管肉腫　142
月経周期関連歯肉炎　43
血行性歯髄炎　32
血漿　169

血小板減少性紫斑病　180
血小板増殖因子　137
血小板由来内皮細胞成長因子　138
血清ALP　129
血清パラトルモン　92, 129
結節　170
結節性黄色腫　126
結節性筋膜炎　126
結節性紅斑性皮膚疹　73
血栓性血小板減少性紫斑病　180
血餅期　48
結膜炎　73, 104
血友病　180
ケラチンタンパク　154
ケルビズム　87, 122, 129
眩暈　174
幻影細胞　120
腱黄色腫　126
犬歯結節　4
原始口窩上皮　116
原生セメント質の増生　49
原発性齲蝕　25
原発性骨内癌　123
原発性軟骨肉腫　142
原病巣　51
研磨標本　26, 27

こ

高位　8
口蓋垂裂　61
口蓋腺　148
口蓋突起　53
口蓋乳頭嚢胞　110
口蓋膿瘍　38
口蓋の発生　53
口蓋隆起　128
口蓋裂　10, 55, 60, 61, 89, 90, 91
口蓋裂症候群　60
口角びらん　179
口角裂　12
口角瘻　57
口渇　176
高カルシウム血症　129
睾丸炎　152
口峡咽頭癌　140
口腔咽頭嚥下障害　176
口腔顎顔面の発生　53
口腔乾燥症　153
口腔顔面指趾症候群Ⅰ型　60
口腔底癌　139
口腔底蜂窩織炎　37
口腔粘膜の萎縮　95
口腔粘膜の加齢的変化　166
口腔扁平苔癬様薬物反応　74
硬結性潰瘍　70
高口蓋　10, 11, 60, 61, 62, 89, 90
硬口蓋癌　139
咬合性外傷　46
交叉咬合　9
好酸性物質　117, 118
膠質浸透圧　169
口臭　20

溝状舌　56
甲状舌管　53, 113
甲状舌管嚢胞　113
甲状舌瘻　56
甲状腺　13
　──の発生　53
口唇癌　139
口唇腺　148
口唇ヘルペス　65
口唇疱疹　65
口唇瘻　57
高タンパク尿　144
高張性脱水　172
後天性表皮水疱症　70
紅斑　169
紅板症　81, 133
紅斑性丘疹　73
紅斑性天疱瘡　68
紅斑性狼瘡　73
後方脱臼　102
酵母菌症　72, 79
咬耗　15
高リン血症　14
高齢者の疾病の特徴　165
ゴーリン症候群　108, 183
コーンコブの形成　19
呼吸困難　175
コクサッキーウイルス　66
黒毛舌　83
骨外性骨肉腫　142
骨芽細胞腫　128
骨形成間葉組織　141
骨形成性エプーリス　46
骨形成性線維腫　121
骨形成タンパク　1
骨形成不全症　87
骨形成不全症Ⅰ型　88
骨形成不全症Ⅱ型　88
骨形成不全症Ⅲ型　88
骨形成不全症Ⅳ型　88
骨硬化症　93
コッサ染色　188
骨腫　127, 129
骨髄腫　70, 144
骨性強直　105
骨性獅面症　59
骨折　102
　──の合併症　99
　──の治癒　98
骨粗鬆症　93
骨軟化症　93
骨肉腫　59, 141
骨抜打ち像　100
骨の好酸性肉芽腫　100
骨ページェット病　59, 91
骨膜下膿瘍　37, 95
骨膜性骨肉腫　142
古典的血友病　180
コプリック斑　67
ゴム腫　71
こむら返り　174
コラーゲン合成　165
コラーゲン性石灰化　2

191

孤立性骨髄腫　144
孤立性骨嚢胞　111
ゴルドナール症候群　12, 60, 183
コレステリン　109, 112
コレステリン結晶　39, 107
根管の異常分岐　4
混合腺　148
コンゴーレッド染色　117, 188
昏睡　173
根尖膿瘍　98
棍棒体　71
昏迷　173
根面齲蝕　25

さ

鰓下隆起　56
細管状腺腫　156, 160
鰓弓　112
鰓弓症候群　12
細菌性歯髄炎　30
サイクリンD1　145, 146
サイクロスポリン　43, 85
鰓原性癌　112
鰓溝　90
再植歯のセメント質の吸収　50
サイトケラチン　158
サイトメガロウイルス　152
鰓嚢　90, 112
鰓嚢胞　112
再発性アフタ性潰瘍　73
再発性アフタ性口内炎　72
再発性齲蝕　25
再発性単純ヘルペス感染症　65
細胞診　187
鰓裂　112
鰓瘻　58
鎖骨頭蓋異骨症　6, 11, 89
錯角化　77
擦過細胞診　187
サプレッサーT細胞　171
サルコイドーシス　152, 185
三叉神経　53, 65, 94
酸蝕症　17
酸性線維芽細胞増殖因子　138
残存嚢胞　48, 110, 123
酸脱灰・タンパク溶解説　23
酸脱灰説　23

し

シェーグレン症候群　153, 185
耳介の変形　90
歯牙エナメル上皮腫　119
歯牙腫　119, 128
耳下腺　148
色素性乾皮症　133
色素性母斑　84, 132
色素斑　169
色素変性　33
子宮頸部癌　138
歯頸部齲蝕　25
歯頸ループ　1

止血異常　171
止血機構異常疾患　171
歯原性角化嚢胞　108, 118, 123
歯原性癌肉腫　123
歯原性幻影細胞癌　123
歯原性腫瘍　115
歯原性上皮性嚢胞　107
歯原性石灰化上皮腫　117
歯原性線維腫　120
歯原性肉腫　123
歯原性粘液腫　120
歯原性嚢胞に由来する癌腫　123
歯原性扁平上皮腫　117
歯原性明細胞癌　123
歯垢　19
耳口蓋指症候群　60
自己複製能　138
自己免疫疾患　95, 146, 153
自己免疫反応　180
歯根と歯槽骨の強直　50
歯根肉芽腫　39, 98
歯根嚢胞　39, 98, 109
歯根膜　120
四肢痛　177
　──の種類と原因　178
　──のメカニズム　178
歯周炎　43
歯周嚢胞　110
歯周病　41, 91
茸状乳頭　94
糸状乳頭　77
歯小嚢　1, 120
歯髄萎縮　33
歯髄壊疽　31
歯髄炎　29
歯髄切断と覆髄　35
歯髄の化生　35
歯髄の進行性病変　34
歯髄の創傷の治癒　35
歯髄の退行性病変　33
歯髄の変性　33
歯性上顎洞炎　38, 51, 98
歯性病巣感染　51
歯石　20
脂腺細胞　148
脂腺腫　155
歯槽硬線の消失　92
下掘れ齲蝕　25
弛張熱　167
歯痛　177
実質性角膜炎　71
実質嚢胞　116
歯堤　116
歯内歯　4
歯肉縁下歯石　20
歯肉縁上歯石　20
歯肉癌　139
歯肉腫脹　182
歯肉線維腫症　43, 126
歯肉増殖　43
歯肉増殖症　85
歯肉嚢胞　108, 109
歯肉膿瘍　37

歯肉の形成機序　20
歯乳頭　1, 119, 120
歯胚上皮　117
シバッテ小体　78
紫斑　169
脂肪細胞　148
脂肪腫　128, 130
脂肪肉腫　141
脂肪変性　33
斜顔裂　55
若年性黄色腫　126
若年性黒色腫　133
若年性歯周炎　44
若年性（侵襲性）化骨性線維腫　127
11番染色体　132
集合型歯牙腫　119
13番染色体　138
重積歯　4
17番染色体　132
18番染色体　145
10番染色体　132
重複口蓋　59
修復性病変　121
周辺性エナメル上皮腫　116
周辺性巨細胞肉芽腫　80
周辺性骨腫　127
周辺性軟骨肉腫　142
14番染色体　145
数珠状拡張　26
出血　129
出血傾向　170
出血性骨嚢胞　111
出血性ショック　175
術後性上顎嚢胞　111
出産歯　5
術中迅速診断　187
10％ホルマリン　188
腫瘍壊死因子　167
腫瘤　170
シュワン細胞　131
上咽頭癌　138
漿液細胞　148
漿液腺　148
漿液半月　148
小下顎症　59
上顎骨骨折　99
上顎骨縦骨折　99
上顎骨の吹き抜け骨折　99
小顎症　59, 61, 90
上顎前突　9, 101
上顎洞炎　113, 140
上顎洞癌　140
上顎洞水瘤　113
上顎洞蓄膿症　111
上顎突起　53
上顎無顎症　58
小下顎症　101
小窩裂溝齲蝕　24
上下両無顎症　58
小口症　58, 60
上行性歯髄炎　32
症候性頭痛　173
硝子変性　33

小上顎症　59
上唇小帯　58
　——の短縮　61
上唇裂　55
小耳症　12
静水圧　169
小舌症　56
小帯の異常　58
小唾液腺　148, 156
　——の腫瘍　160
小柱鞘　25
小児の骨折　99
小児皮質骨過剰症　93
小囊胞　108
娘囊胞　108
上皮異形成症　81
上皮筋上皮癌　158
上皮性異形成　133
上皮性歯髄ポリープ　32
上皮増殖因子　137, 138
上皮内癌　123, 134
上皮成長因子　1
小リンパ球性リンパ腫　145
初期浸潤癌　134
職業性酸蝕症　17
食道性嚥下障害　176
食欲調節機構　168
食欲不振　168
ショック　175
歯蕾　1
視力障害　176
歯列不正　101
唇顎裂　55
神経原性ショック
神経鞘腫　131
神経性皮膚炎　64
神経線維腫　131
神経線維腫症　132
神経痛　174, 177
神経内浸潤　158
神経リンパ隙　158
心原性ショック　175
進行性顔面半側萎縮　94
進行性全身性硬化症　95
人字縫合　89
侵襲性歯周炎　44
侵襲性線維腫症　126
尋常性乾癬　104
尋常性天疱瘡　67
腎性高血圧　95
腎性骨異栄養症　93
新生歯　5
新生児メレナ　21
真性象牙粒　35
心臓性動悸　168
深達性齲蝕　25
人中　89
真皮内母斑　84, 132
蕁麻疹　169
唇裂　55, 60
唇裂口蓋裂症候群　60

す

髄外性形質細胞腫　144
水癌　72
水酸化カルシウム　35
水痘　65
水疱　170
水疱・帯状疱疹ウイルス　65
水疱型多形紅斑　73
水疱型扁平苔癬　78
水疱性類天疱瘡　68
髄膜炎の極期　167
垂裂　55
スーパーオキサイド　163
スタージー・ウェーバー症候群　81, 185
スターリング力　169
ズダンⅢ染色　188
頭痛　173, 177
スティーブン・ジョンソン症候群　73, 184
スティップリング　42
　——の消失　165
ステンセン管　148
スパスム　174
スピロヘーター　45
すりガラス状　91, 121, 127
すりガラス様変化　93
スルファターゼ説　23

せ

正角化　77
正角化歯原性囊胞　118
生検　188
静止性骨空洞　112
生歯病　6
星状細胞　120
青色母斑　84, 133
成人性歯周炎　43
成人軟部腫瘍　141
成人の急性骨髄炎　96
成人の歯肉囊胞　108
正中下顔裂　55
正中頸部囊胞　113
正中唇裂　55
正中囊胞　112
正中離開　8, 58
正中菱形舌炎　56, 80
清明　173
セコンダリーエラー説　163
舌咽神経　53
切縁咬合　9
石灰化亢進　165
石灰化歯原性囊胞　120
石灰化上皮性歯原性腫瘍　117
石灰化巣　118
石灰化囊胞性歯原性腫瘍　120
石灰変性　33
舌下温　167
舌下垂　90
舌下腺　148
舌癌　139
舌強直症　57

石けん泡状　120, 122
舌甲状腺　56
接合性母斑　84, 132
接合部型表皮水疱症　69
舌後腺　148
舌根癌　140
舌根沈下　10
切歯管囊胞　110
切歯結節　4
舌小帯　58
　——の短縮　95
接触性アレルギー　74
舌組織の加齢的変化　166
切端咬合　9
舌沈下　90
舌の形成異常　56
舌の発生　53
舌盲孔　54
舌盲孔部　127
舌癒着症　57
セメント芽細胞腫　129
セメント質齲蝕　27
セメント質形成性エプーリス　46
セメント質の吸収　49
セメント質の増殖　49
セメント質の肥厚　165
セメント質の病変　48
セメント粒　49, 165
セリンプロテアーゼ　148
線維黄色腫　126
線維芽細胞成長因子-4　1
線維腫　125, 128
線維腫症　126
線維性異形成症　121
線維性エプーリス　46
線維性強直　105
線維性骨異形成症　59, 127, 129
線維性骨病変　93
線維性治癒　48
線維肉腫　141
腺管構造　118
前癌状態　133
前癌病変　133
尖圭コンジローマ　85
穿下性吸収　47
穿刺吸引細胞診　187
腺腫様歯原性腫瘍　118
栓状歯　3
線条部導管　148
全身因子関連歯肉炎　42
全身性紅斑性狼瘡　73, 74, 153
全身性疾患　179
全身の症候　167
前舌腺　148
穿通性齲蝕　25
先天性異常過誤腫病変　122
先天性エプーリス　46, 131
先天性口角小窩　57
先天性口唇小窩　57
先天性再生不良性貧血　180
先天性表皮水疱症　14
先天性風疹症候群　82
先天性傍正中口唇小窩　57

先天梅毒　6, 13
尖頭合指症　11, 60
前頭突起　53
腺房細胞癌　157, 160
前方脱臼　102
腺房部　148
腺様歯原性嚢胞　109
腺様嚢胞癌　158, 160
　　――：管状型　158
　　――：充実型　158
　　――：腺性（篩状）型　158
腺様扁平上皮癌　75

そ

早期萌出　5
象牙芽細胞　1
象牙橋　35
象牙質・歯髄複合体の加齢的変化　34
象牙質異形成症　14
象牙質齲蝕　26
象牙質形成性幻影細胞腫瘍　120
象牙質形成不全症　14
象牙質腫　118
象牙質の増生　34
象牙粒　34
桑実状白歯　13
巣状骨多孔性骨髄欠損　95
叢状神経線維腫　131
巣状肉芽腫　71
増殖性天疱瘡　68
叢生　8, 10
象皮症　169
側頸嚢胞　112
側枝　4
束状型　131
足底皮膚小窩　108
側嚢胞　112
続発性血小板減少性紫斑病　180
続発性軟骨肉腫　142
側方唇裂　55
側方性歯周嚢胞　109
続発疹　170
粟粒結核　167
側彎症　90
鼠咬症　167
組織液　169
組織診　187
ソニックヘッジホック　1

た

ターナー症候群　10, 183
ターナーの歯　12, 38
第一・第二鰓弓症候群　10, 12, 55
第一鰓弓　53, 90
大顎症　59
第IX因子　171
第IX凝固因子欠乏　180
第三鰓弓　53
第三象牙質　34, 165
胎児型横紋筋肉腫　143
胎児性赤芽球症　22

退縮エナメル上皮　107, 117
帯状ヘルペス　65
帯状疱疹　65
大泉門　89
大唾液腺　148
　　――の開口部　148
　　――の導管　148
大腸の多発性ポリープ　128
第VII因子　171
第二鰓弓　53
第二セメント質の増生　49
第二象牙質　34
第VIII因子関連抗原　142
第VIII凝固因子欠乏　180
第8脳神経性難聴　71
大葉性肺炎　167
第四鰓弓　53
ダイランチン　43, 85
大理石骨病　88
大量骨融解　93
第六鰓弓　53
タウトン型巨細胞　126
タウロドンティズム　4
タウロドント　4
ダウン症候群　4, 41, 44, 62, 90, 163, 183
唾液腺症　151
唾液腺組織像　112
唾液腺導管癌　159
唾液腺の悪性腫瘍　156
唾液腺の疾患　147
唾液腺の内分泌　151
唾液腺の発生　148
唾液腺の良性腫瘍　153
唾液と唾液腺の加齢的変化　166
多核巨細胞　121, 122
多形（滲出性）紅斑　73
多形型横紋筋肉腫　143
多形腺腫　154, 160
多形腺腫内癌腫　159
多形腺腫由来癌　159
多形低悪性度腺癌　158
唾石症　150
脱臼　102
脱水　172
多発性癌　140
多発性関節炎　104
多発性基底細胞癌　108
多発性骨腫　128
多発性骨髄腫　144
多発性神経線維腫　132
多発性線維性骨異形成症　83
多発性内分泌腫瘍症I型　132
多発性内分泌腫瘍症II型　132
多発性内分泌腫瘍症III型　132
多発性ポリープ　7
多分化能　138
たまねぎ状　96
単球性白血病　85, 182
胆色素　21
単純萎縮　33
単純性血管腫　81
単純性骨嚢胞　111, 122

単純性表皮水疱症　69
単純疱疹ウイルス　64
胆石　167
タンニン　21
タンパク溶解キレーション説　23
タンパク溶解説　23

ち

チアノーゼ　172
チール・ネールゼン染色　71, 188
チェディアック・ヒガシ症候群　45
智歯周囲炎　95
致死性表皮水疱症　70
地図状舌　56, 78
緻密骨腫　127
着色　21
中間細胞　157
中心結節　4
中心性巨細胞肉芽腫　80, 121
中心性巨細胞病変　121
中心性骨腫　127
中心性軟骨肉腫　142
中枢性チアノーゼ　172
治癒期　48
長管骨のアダマンチノーマ　117
聴神経腫　132
腸チフス　167
鳥様顔貌　90
チョーク様陰影　88
直腸温　167
チロシンキナーゼ　137
沈着物　19

つ

痛風性関節炎　104

て

手足口病　66
低悪性型B細胞リンパ腫　146
低位　8
低血色素性貧血　179
底鰓節　56
低タンパク血症　169
低張性脱水　172
低ホスファターゼ症　14
低リン血症　129
滴状型上皮突起　82, 133
デスミン　130
デスモグレイン1　67
デスモグレイン3　67
デスモゾーム　67
テタニー発作　92
鉄欠乏性貧血　133, 179
テロメア　164
　　――の短縮　164
テロメラーゼ　164
転移　7
転移性（悪性）エナメル上皮腫　123
てんかん　174
デング熱　167

伝染性軟属腫　67
天疱瘡　67

と

頭蓋咽頭腫　117
頭蓋顔面異骨症　11, 60, 89
頭蓋骨，脊椎の変形　132
導管内乳頭腫　156
導管乳頭腫　156, 160
導管部　148
動悸　168
痘瘡　66
疼痛　177
糖尿病　70
糖尿病関連歯肉炎　43
ドーパー反応　84
トガウイルス　82
特異性唾液腺炎　152
特発性血小板減少性紫斑病　180
兎唇　55
ドライソケット　48
トリソミー21　62, 90
トルコ鞍部　117
トルソー徴候　92
トレチャー・コリンズ症候群　10, 61, 90, 183
トロンビン　171

な

内エナメル期　1
内エナメル上皮　1
内生色素　21
内生色素沈着　83
内側鼻突起　53
内部性吸収　33
内部性肉芽腫　33
捺印細胞診　187
ナトリウム欠乏性脱水　172
ナトリウムの組織内停滞　169
軟口蓋癌　140
軟骨腫　129
軟骨性腫瘍　129
軟骨肉腫　142
軟部悪性腫瘍　142
軟部組織の骨腫　127

に

肉芽腫性エプーリス　45
肉芽組織期　48
肉腫　140
ニコチン性口内炎　76
ニコルスキー徴候　67
二次結核症　70
二次口蓋　53
　──の披裂　55
二次止血　170
二次性齲蝕　25
二次性咬合性外傷　46
二次性脱水　172
二次石灰化　26

二重唇　57
22番染色体　182
二次リンパ濾胞　171
ニッチ　138
ニフェジピン　43, 85
二分肋骨　108
二峰性発熱　167
乳児の急性骨髄炎　96
乳児の黒色性神経外胚葉性腫瘍　122
乳児の歯肉嚢胞　108
乳歯の晩期残存　89
乳頭腫　85, 125
乳頭状過形成　85
乳頭状腺癌　113
乳頭状唾液腺腫　156
乳頭状嚢腺腫　155
乳頭状嚢腺リンパ腫　155
尿酸塩結晶の沈着　104
尿崩症　100
尿路感染症　167
二裂垂　55
妊娠関連歯肉炎　43
妊娠性エプーリス　80

ぬ

抜き打ち像　144

ね

ネフローゼ性浮腫　169
粘液細胞　148
粘液産生細胞　157
粘液腫　126
粘液腺　148
粘液貪食細胞　113
粘液嚢胞　113, 150
捻転　8
粘表皮癌　157, 160
粘膜下口蓋裂　55
粘膜下線維症　133
粘膜関連リンパ組織型リンパ腫　146
粘膜出血　182
粘膜疹　169
粘膜神経腫　132
粘膜水疱性病変　64
粘膜類天疱瘡　68

の

膿原性肉芽腫　80
膿疱　170
嚢胞形成　129
嚢胞性エックス線透過像　92
嚢胞性エナメル上皮腫　116
嚢胞性リンパ管腫　86
ノカルジア症　79

は

バーキットリンパ腫　135, 138, 146
バーベック顆粒　100
ハーラー症候群　9
バイオフィルム　23
敗血症　167
敗血症性ショック　175
肺線維症　95
梅毒　71, 133, 152
梅毒スピロヘーター　2
梅毒性潰瘍　71
ハイドロキシアパタイト　1
拍車状骨添加　47
拍車状石灰化　47
拍車状セメント質の増生　49
白色海綿状母斑　76
白色水腫　76
白板症　77, 133
破骨細胞　129
はしか　67
播種性血管内凝固症候群　181
波状熱　167
発育性嚢胞　107
発癌の多段階説　136
白血病　181
白血病関連歯肉炎　43
白血病化　145
白血病裂孔　181
抜歯後感染症　95
抜歯後菌血症　48
抜歯創の感染　98
抜歯創の治癒　48
ハッチンソン症候群　183
ハッチンソンの3徴候　71
ハッチンソンの歯　2, 13, 71
発熱　167
歯と歯周組織の加齢変化　165
鳩胸　90
歯の破折　16
歯の発生過程　1
歯の萌出異常　5
歯の萌出時期　5
歯の萌出遅延　92
パパニコロウ染色　187
パパニコロウ分類　187
パピヨン・ルフェーブル症候群　41, 44, 184
パラミクソウイルス　67, 152
バルーン変性　66
ハレルマン・ストライフ症候群　61
パロチン　151
斑　169
半顎症　58
瘢痕性類天疱瘡　68
板状硬結　71
ハンセン病　71
半側顔面肥大　94
ハンター氏舌炎　180
ハンド・シュラー・クリスチャン病　99, 100
パンヌス　103

ひ

ヒアリン小体　39
ビークワイズ・ワイドマン症候群　11
鼻咽頭癌　135
ピエール・ロバン症候群　10, 59, 90, 183
非角化性扁平上皮癌　123
皮下膿瘍　37
鼻口蓋管嚢胞　110
肥厚型扁平苔癬　78
肥厚性カンジダ症　79
鼻骨骨折　99
ピコルナウイルス　66
非歯原性嚢胞　110
鼻歯槽嚢胞　111
皮質骨の菲薄化　92
脾腫　182
非受容体型チロシンキナーゼ　137
微小膿瘍　78
非上皮性歯髄ポリープ　32
非心臓性動悸　168
鼻唇嚢胞　111
ヒステオサイトーシスX　99
ヒストプラズマ症　72, 79
ビスホスホネート　97
ビスホスホネート系薬剤関連顎骨壊死　97
ビタミンA　93
ビタミンA過剰　54, 94
ビタミンA欠乏　12, 94
ビタミンB_{12}　179
ビタミンC　93
ビタミンC欠乏　13, 94
ビタミンD　94
ビタミンD過剰　94
ビタミンD欠乏　2, 13, 94
ビタミンD抵抗性くる病　14
ビタミン不足　133
非特異性唾液腺炎　151
ヒト成人T細胞白血病　138
ヒト成人T細胞白血病ウイルス　138
ヒト乳頭腫ウイルス　85
ヒトパピローマウイルス　135, 138
微熱　168
皮膚疹　71, 169
皮膚の類皮嚢胞　128
非プラーク性歯肉炎　43
非ホジキンリンパ腫　145
肥満細胞　131
び慢性大細胞型リンパ腫　145
ビメンチン　158
病期分類　135
表在性齲蝕　25
病巣感染　51
病的骨折　98
平等性拡張　26
表皮水疱症　69, 133
表面齲蝕　25
病理組織検査　187
日和見感染症　71
びらん　170
ビリルビン　21

非淋菌性尿道炎　104
貧血　170

ふ

ファンコニー貧血　180
ファントム骨疾患　93
フィールドキャンサー　140
フィブリノイド変性　105
フィブリノーゲン　171
フィブリン　171
フィブリン血栓　181
フィラグリン　81
フィラデルフィア染色体　182
フィラリア糸状虫　169
風疹　82
風疹ウイルス　2
フェニトイン　43, 85
フォーダイス顆粒　57
フォン・ウィルブランド因子　170
フォン・レックリングハウゼン病　83, 131, 132, 184
不完全脱臼　102
副甲状腺　13
副甲状腺機能亢進症　92, 129
副甲状腺機能低下症　92
副甲状腺腺腫　129
副甲状腺ホルモン　13
複合性母斑　84, 132
複雑型歯牙腫　119
副耳　12
腹痛　177
浮腫　169
不正咬合　92
付着象牙粒　35
フッ素　13
物理的歯髄炎　32
ブドウ房状歯原性嚢胞　109
ブドウ膜炎　73, 153
不透明象牙質　15
不妊症　152
不明熱　168
プラーク　19, 109
プラーク単純性歯肉炎　42
フライ症候群　186
プライマリーエラー説　163
ブラデイワイン型　14
ブランディン・ヌーン嚢胞　150
プランマー・ビンソン症候群　133, 179, 184
フリーラジカル　163
プリン代謝障害　104
フルニエの歯　13
プレーダー・ウイリー症候群　62
ブローアウトフラクチャー　99
ブローカーの分類　15
プログラミング説　163
プログレッション　136
プロスタグランジン2　44
プロトスタイリッド　4
プロモーター　136
分子間架橋　163
分葉舌　56

分離腫　127
分裂舌　56

へ

平滑筋腫　130
平滑筋肉腫　143
平滑面齲蝕　24
ベーチェット病　73
ヘールフォルト症候群　153, 185
ヘマトキシリン・エオシン染色　188
ヘミデスモゾーム　69
ヘモグロビン量　172
ヘモジデリン沈着　111, 130
ペリクル　19
　──の形成　24
ヘリンボーン状　141
ヘルトウィヒ上皮鞘　1
ヘルパーT細胞　171
ヘルパンギーナ　66
ヘルペスウイルス8型　143
ヘルペス性潰瘍　72
ベル麻痺　185
辺縁性歯周炎における歯髄の変化　34
辺縁性歯周組織の病変　41
変形性関節炎　104
変形性骨炎　59
変色　22
ベンスジョーンズタンパク尿　144
変性萎縮　33
扁平上皮化生　111, 116, 140, 149, 150, 151
扁平上皮癌　75, 112, 123, 136, 139
扁平上皮島　117
扁平性歯原性腫瘍　117
扁平苔癬　78, 133

ほ

ポイッツ・イエーガー症候群　83, 184
剖検組織診断　187
傍骨性骨肉腫　142
放射線骨壊死　97
放射線骨髄炎　97
放射線による唾液腺の障害　150
放射線による歯の変化　16
萌出期関連歯肉炎　42
萌出性歯肉炎　42
萌出遅延　6, 61, 88, 89, 91
萌出嚢胞　109
帽状期　1
膨疹　169
疱疹状皮膚炎　69
疱疹性湿疹　64
紡錘細胞癌　75, 136
傍正中下唇瘻　60
放線菌症　71, 152
放線菌性骨髄炎　98
胞巣状横紋筋肉腫　143
傍皮質骨肉腫　142
泡沫細胞　38, 126
ボーエン病　134
ホジキン細胞　145

ホジキン病　167
ホジキンリンパ腫　144
ホスファターゼ説　23
ホタテ貝状の像　122
ポックスウイルス　66
発疹　169
ポリポーシス遺伝子　183
ポルフィリン　21

ま

マイコバクテリア　152
マイコプラズマ肺炎　167
埋伏過剰歯　128
埋伏歯　6, 107, 128
　──の発生　101
膜内骨化　89
マクロファージ　171
麻疹　67, 167
末梢血管拡張　181
末梢性チアノーゼ　172
末端肥大症　92
マッハバンド効果　97
マフッチ症候群　81
磨耗　15
マラッセ上皮遺残　117
マラリア　167
マルファン症候群　61, 90
慢性齲蝕　24
慢性外傷性顎関節炎　103
慢性開放性歯髄炎　31
慢性潰瘍性歯髄炎　31
慢性顎関節炎　103
慢性カンジダ症　79
慢性関節リウマチ　103
慢性硬化性骨髄炎　96
慢性硬化性唾液腺炎　152
慢性骨髄性白血病　182
慢性根尖性化膿性歯周炎　38
慢性根尖性歯周炎　38
慢性根尖性単純性歯周炎　38
慢性根尖性肉芽腫性歯周炎　38
慢性再発性耳下腺炎　151
慢性歯周炎　43
慢性歯髄炎　31
慢性歯槽膿瘍　38
慢性巣状硬化性骨髄炎　97
慢性増殖性歯髄炎　32
慢性唾液腺炎　151
慢性び漫性硬化性骨髄炎　97
慢性閉鎖性歯髄炎　31
慢性リンパ性白血病　182
マントル細胞リンパ腫　145

み

ミオシンタンパク　154
ミクリッツ症候群　153, 185
ミクリッツ病　153
水欠乏性脱水　172
三日はしか　82
ミトコンドリア　149, 155
ミトコンドリア障害説　163

未分化神経外胚葉性腫瘍　143
脈瘤性骨嚢胞　111, 122

む

ムーンの歯　13
無顎症　58
無カタラーゼ血症　41, 44
ムコール症　71, 79
ムコ多糖症　9, 62
無歯顎の進行性萎縮　94
無色素性悪性黒色腫　84
無歯症　2, 5
無舌症　56
ムチカルミン染色　188
ムンプスウイルス　152

め

明細胞　158
迷走神経　53
めまい　174
メラニン細胞　132
メラニン色素沈着　83, 84
メラニン促進ホルモン　83
メラニン沈着　132
メラニン沈着症　83
メラノサイト　83
メルカーソン・ローゼンタール症候群　184
免疫グロブリン　144
綿花状　91

も

毛細血管拡張　169
毛細血管腫　81
毛細リンパ管腫　86
網状型　131
網状血管腫性病変　181
毛状白板症　77
毛舌　77, 83
網様萎縮　33
モルキオ症候群　14

や

薬剤熱　168
薬物アレルギー　74
薬物性歯肉増殖　43

ゆ

ユーイング肉腫　143
融合歯　3
疣贅型黄色腫　126
疣贅性癌　75, 86, 136
遊離性象牙粒　35
幽霊細胞　120
癒着歯　3

よ

溶解原巣　26
溶血性貧血　180
腰背部痛　177
　──の原因　177

ら

癩結節　71
蕾状臼歯　13
蕾状歯　3
ライター症候群　73, 104, 186
らい病　71
ラクーナ細胞　145
ラクビージャージー様紋様　93
落葉性天疱瘡　68
ラシュトン硝子体　39
ラッセル・シルバー症候群　10
ラッパ口状の透過像　132
ラミニン　68
ラムゼイ・ハント症候群　66, 185
ラングハンス巨細胞　71, 153
ランゲルハンス細胞　99, 100
ランゲルハンス細胞組織球症　99
卵巣炎　152

り

リーガ・フェーデ病　6
リード・ステルンベルグ巨細胞　144
リウマチ結節　103
リウマチ性顎関節炎　103
リウマチ性関節炎　153
リウマチ様関節炎　103
リウマトイド因子　103, 104
リゾチーム酵素　88
リバーススモーキング　135, 139
リポタンパク異常　126
流行性耳下腺炎　67, 152
梁状骨腫　127
良性上皮性腫瘍　125
良性セメント芽細胞腫　121
良性非上皮性腫瘍　125
良性リンパ上皮性疾患　153
鱗屑　104, 170
隣接面齲蝕　24
リンパ管腫　86, 130
リンパ還流障害
リンパ上皮性組織　112
リンパ上皮性嚢胞　112
リンパ水腫　169
リンパ性白血病　145
リンパ節腫脹　171
リンパ腺腫　156

る

類基底細胞扁平上皮癌　136
類骨　141
類骨骨腫　111, 128
類上皮細胞　71
るいそう　177

類皮嚢胞　112
類表皮細胞　157
類表皮嚢胞　112
ルービンステイン・テイビー症候群　62

れ

レイノー現象　95
裂隙　26
裂溝状　91
レッチウス成長線　26

レットラー・シーベ病　99, 100

ろ

狼咽　55
老化　163
漏斗胸　90
漏斗状拡張　26
老年病　164
　　——の外因　164
　　——の内因　164

ロゼット形成　118
濾胞性リンパ腫　145
ロンベルク症候群　94

わ

矮小歯　2, 3, 92
ワルシン腫瘍　155
ワルトン管　148
彎曲歯　3

欧文索引

A

ABC トランスポーター　*138*
ABL 遺伝子　*182*
abnormal pulp horn　*4*
abnormal ramification of the root canal　*4*
abrasion　*15*
acantholysis　*68*
acanthosis　*77, 85*
acatalasemia　*44*
acid erosin　*17*
acinic cell carcinoma　*157*
acquired immunodeficiency syndrome　*186*
acrocephalosyndactyly　*60*
actinomycosis　*71, 152*
actinomycosis osteomyelitis　*98*
acute apical purulent periodontitis　*37*
acute apical serous periodontitis　*37*
acute diffuse purulent periodontitis　*37*
acute herpetic gingivostomatitis　*64*
acute lymphatic leukemia　*182*
acute myeloid leukemia　*181*
acute partial（total）suppurative pulpitis　*30*
acute partial serous（simple）pulpitis　*30*
acute purulent osteomyelitis　*37*
acute sialadenitis　*151*
acute traumatic temporomandibular arthritis　*102*
adamantinoma of long bone　*117*
Addison disease　*83, 184*
adenoid cystic carcinoma　*158*
　――：glandular（cribriform）type　*158*
　――：solid type　*158*
　――：tubular type　*158*
adenomatoid odontogenic tumor　*118*
adherent denticle　*35*
aFGF　*138*
agenesis of the condyle　*59*
agenesis of the mental protuberance　*59*
aggressive fibromatosis　*126*
aggressive periodontitis　*44*
aging　*163*
aging of dentin-pulp complex　*34*
aglossia　*56*
agnathia　*58*
AIDS　*77, 82, 143, 186*
Albright syndrome　*83, 121, 183, 184*
alert　*173*
ALL　*182*
alveolar rhabdomyosarcoma　*143*
amalgam tattoo　*83*
amelanotic melanoma　*84*
ameloblastic fibrodentinoma　*118*
ameloblastic fibroma　*118*
ameloblastic fibro-odontoma　*119*
ameloblastic fibro-odontsarcoma　*123*
ameloblastic fibrosarcoma　*123*
ameloblastoma　*116*
　――：acanthomatous type　*116*
　――：basal cell type　*116*
　――：desmoplastic type　*116*
　――：extraosseous/peripheral type　*116*
　――：follicular type　*116*
　――：granular cell type　*116*
　――：plexiform type　*116*
　――：unicystic type　*117*
amelogenesis imperfecta　*13*
AML　*181*
amyloid degeneration　*33*
anemia　*170*
aneurysmal bone cyst　*111, 122*
angiomyoma　*130*
ankyloglossia　*57*
ankylosis　*50*
anodontia　*5*
anomaly of frenulum　*58*
anorexia　*168*
APC　*137, 183*
Apert syndrome　*11, 60*
aphthous stomatitis　*72*
arthritis deformans　*104*
ascending pulpitis　*32*
atrophic lichen planus　*78*
atrophy　*170*
attrition　*15*
Auspitz 現象　*104*

B

bacterial plaque　*19*
ballooning cell　*113*
basal cell adenoma　*154*
basal cell carcinoma　*136*
basal cell nevus syndrome　*108*
basaloid squamous cell carcinoma　*136*
bcl-2　*145*
beaten-silver　*89*
Beckwith-Wiedemann syndrome　*11*
Behçet disease　*73*
Bell palsy　*185*
benign cementoblastoma　*121*
benign epithelial tumor　*125*
benign lymphoepithelial lesion　*153*
benign non-epithelial tumor　*125*
benign tumor of salivary gland　*153*
bFGF　*138*
bifid tongue　*56*
bifid uvula　*55*
bilirubin　*21*
biofilm　*23*
bisferious fever　*167*
bisphosphonate-related osteonecrosis of the jaw　*97*
Blandin-Nuhn cyst　*113, 150*
blastomycosis　*72, 79*
bleeding tendency　*170*
blood clot　*48*
blue nevus　*84, 133*
BMP　*1*
Bowen disease　*134*
BP　*97*
BP180　*69*
branchial cyst　*112*
branchial fistula　*58*
branchiogenic carcinoma　*112*
BRCA-1　*137*
BRONJ　*97*
brown tumor　*129*
browout fracture　*99*
bulla　*170*
bullous disease　*64*
bullous lichen planus　*78*
bullous pemphigoid　*68*
Burkitt lymphoma　*146*
B 型肝炎ウイルス　*138*
B 細胞系骨髄幹細胞　*144*
B リンパ球　*171*

C

C. albicans　*78*
Caffey disease　*93*
calcareous degeneration　*33*
calcifying cystic odontogenic tumor　*120*
calcifying epithelial odontogenic tumor　*117*
calcifying odontogenic cyst　*120*
callus　*48*
canalicular（tubular）adenoma　*156*
candidiasis　*78*
canine tubercle　*4*
cap stage　*1*
capillary hemangioma　*81*
Carabelli's cusp　*4*
carcinoma ex pleomorphic adenoma　*159*
carcinoma in situ　*134*
carcinoma of buccal mucosa　*139*
carcinoma of floor of the mouth　*139*
carcinoma of gingiva　*139*
carcinoma of hard palate　*139*
carcinoma of lips　*139*
carcinoma of maxillary sinus　*140*
carcinoma of oropharynx　*140*
carcinoma of tongue　*139*
carcinomatous hyperplasia　*131*
cavernous hemangioma　*81*
CD　*145*
CD10　*145*
CD20　*145*
CD23　*145*
CD31　*142*

CD34　*142*
CD5　*145*
CD5 陽性　*145*
CD79a　*145*
cemental caries　*27*
cementicle　*49*
cementum hyperplasia　*49*
cementum resorption　*49*
central carcinoma of jaw　*140*
central cusp　*4*
central fibroma of jaw　*126*
central giant cell lesion　*121*
central osteoma　*127*
CEOT　*117*
changes of pulp in marginal periodontitis　*34*
Chédiak-Higashi syndrome　*45*
chemical pulpitis　*33*
chemical osteitis of jaw　*97*
cherubism　*87, 122, 129*
chest pain　*174*
chickenpox　*65*
chondrogenic tumor　*129*
chondroma　*129*
chondrosarcoma　*142*
chronic apical granulomatous periodontitis　*38*
chronic apical purulent periodontitis　*38*
chronic apical simple periodontitis　*38*
chronic articular rheumatism　*103*
chronic closed pulpitis　*31*
chronic diffuse sclerosing osteomyelitis　*97*
chronic focal sclerosing osteomyelitis　*97*
chronic hyperplastic pulpitis　*32*
chronic lymphatic leukemia　*182*
chronic myeloid leukemia　*182*
chronic open pulpitis　*31*
chronic periodontitis　*43*
chronic recurrent parotitis　*151*
chronic sclerosing osteomyelitis　*96*
chronic sclerosing sialadenitis　*152*
chronic sialadenitis　*151*
chronic temporomandibular arthritis　*103*
chronic traumatic temporomandibular arthritis　*103*
chronic ulcerative pulpitis　*31*
cicatricial pemphigoid　*68*
CIS　*134*
Civatte bodies　*78*
clear cell odontogenic carcinoma　*123*
cleaved nucleus　*145*
cleft lip　*55*
cleft lip and palate syndrome　*60*
cleft of lip and alveolus　*55*
cleft palate　*55*
cleft uvula　*55*
cleidocranial dysplasia　*89*
clicking　*105*
CLL　*182*
cluster of differentiation　*145*
CML　*182*

coma　*173*
compact osteoma　*127*
complex odontoma　*119*
complication of bone fracture　*99*
compound nevus　*84, 132*
compound odontoma　*119*
concrescent teeth　*3*
condylar agenesis　*101*
condylar hyperplasia　*102*
condylar hypoplasia　*101*
condyloma acuminatum　*85*
congenital epulis　*46*
congenital lip pit　*57*
contact allergy　*74*
continous fever　*167*
contricted dental arch　*9*
convoluted nucleus　*145*
convulsion　*174*
corrugated appearance　*118*
cotton wool　*91*
coxsackie virus　*66*
cramp　*174*
craniofacial dysostosis　*89*
craniopharyngioma　*117*
crepitus　*105*
cross bite　*9*
Crouzon syndrome　*11, 60, 89*
crowding　*8*
crust　*170*
cryptococcosis　*71, 79*
c-sis　*137*
Cushing syndrome　*185*
cyanosis　*172*
cyst of papilla palatina　*110*
cystic ameloblastoma　*116*
cytomegalic inclusion disease　*152*
C 型肝炎ウイルス　*138*

D

deep over bite　*9*
degenerative atrophy　*33*
dehydration　*172*
delayed eruption of tooth (teeth)　*6*
dence invaginatus　*4*
dens in dente　*4*
dental calculus　*20*
dental caries　*23*
dental focal infection　*51*
dental plaque　*19*
denticle　*34*
dentigerous (follicular) cyst　*107*
dentin bridge　*35*
dentin caries　*26*
dentin hyperplasia　*34*
dentinal dysplasia　*14*
dentinogenesis imperfecta　*14*
dentinogenic ghost cell tumor　*120*
dentinoma　*118*
dentition disease　*6*
denture fibroma　*126*
dermatitis herpetiformis　*69*
dermoid cyst　*112*

developmental cyst　*107*
diabetes-associated gingivitis　*43*
DIC　*181*
diffuse large cell lymphoma　*145*
dilaceration　*3*
discoid lupus erythematosus　*73*
discoloration　*22*
disseminated intravascular coaglation　*181*
distmolar cusp　*4*
DLE　*73*
DNA ポリメラーゼ　*164*
double lip　*57*
double palate　*59*
Down syndrome　*4, 41, 44, 62, 90, 163, 183*
drug allergy　*74*
dry socket　*48*
ductal papilloma　*156*
dysconsciousness　*173*
dysphagia　*176*
dyspnea　*175*
dystrophica associated gingivitis　*43*

E

EBV　*77, 135, 138, 146*
eczema herpeticum　*64*
edema　*169*
edge-to-edge occlusion　*9*
EGF　*1, 137, 138*
Ellis-van Creveld syndrome　*61*
emaciation　*177*
embryonal rhabdomyosarcoma　*143*
enamel caries　*25*
enamel drop　*4*
enamel pearl　*4*
eosinophilic granuloma of bone　*100*
epidemic parotitis　*67, 152*
epidermoid cyst　*112*
epidermolysis bullosa　*69*
epidermolysis bullosa acquisita　*70*
epidermolysis bullosa dystrophica　*69*
epidermolysis bullosa lethalis　*70*
epidermolysis bullosa simplex　*69*
epithelial dysplasia　*133*
epithelial pulp polyp　*32*
epithelial-myoepithelial carcinoma　*158*
Epstein-Barr virus　*146*
Epstein 真珠　*108*
epulis　*45*
epulis cementoplastica　*46*
epulis fibromatosa　*46*
epulis granulomatosa　*45*
epulis gravidarum　*80*
epulis hemangioatosa　*46*
epulis osteoplastica　*46*
erb-B　*137*
erosion　*170*
eruption　*169*
eruption cyst　*109*
erythema (exsudativum) multiforme　*73*
erythema　*169*

erythroblastosis fetalis　*22*
erythroplakia　*81*, *133*
Ewing sarcoma　*143*
extramedullary plasamacytoma　*144*
extraosseous osteosarcoma　*142*

F

false denticle　*35*
Fanconi's anemia　*180*
fatty degeneration　*33*
fever　*167*
FGF-4　*1*
fibroma　*125*
fibromatosis　*126*
fibromatosis gingivae　*126*
fibrosarcoma　*141*
fibrous dysplasia　*121*
fibrous dysplasia of bone　*127*
fibrous healing　*48*
fibroxanthoma　*126*
field cancer　*146*
fissure　*170*
fissured tongue　*56*
focal osteoporotic bone marrow defect　*95*
follicular lymphoma　*145*
Fordyce's granules　*57*
fos　*137*
fracture　*102*
fracture of teeth　*16*
free denticle　*35*
Frey syndrome　*186*
fused teeth　*3*

G

G1 チェックポイント　*137*
gangrenous pulpitis　*31*
gangrenous stomatitis　*72*
Gardner syndrome　*7*, *127*, *128*, *183*
Garré osteomyelitis　*96*
general symptoms　*167*
geographic tongue　*78*
German measles　*82*
ghost cell　*120*
giant cell epulis　*46*
giant cell granuloma　*129*
giant cell tumor　*129*
gingival abscess　*37*
gingival cyst　*108*
gingival cyst of adults　*108*
gingival cyst of infants　*108*
gingival hyperplasia　*43*, *85*
glandular odontogenic cyst　*109*
globulomaxillary cyst　*111*
gnathopalatoschisis　*55*
Goldenhar syndrome　*12*, *60*, *183*
Gorlin syndrome　*108*, *183*
gouty arthritis　*104*
granular cell tumor　*131*
granulation tissue　*48*
granuloma　*121*
G タンパク　*137*

H

hairy leukoplakia　*77*
hairy tongue　*77*
hairy tongue　*83*
Hallermann-Streiff syndrome　*61*
hand, foot and mouth disease　*66*
Hand-Schüller-Christian disease　*100*
HBV　*138*
HCV　*138*
headache　*173*
healing　*48*
healing extraction wound　*48*
healing of fracture　*98*
Heerfordt syndrome　*153*, *185*
hemangioma　*81*, *160*
hemangioma simplex　*81*
hemangiosarcoma　*142*
hematogenous pulpitis　*32*
hemifacial hypertrophy　*94*
hemignathia　*58*
hemolytic anemia　*180*
hemophilia　*180*
hemorrhagic bone cyst　*111*
herpangina　*66*
herpes labialis　*65*
herpes zoster　*65*
histoplasmasis　*72*
HLA-B27　*104*
Hodgkin cell　*145*
Hodgkin lymphoma　*144*
Hofrath 歯周嚢胞　*110*
HPV　*85*, *138*
HPV-11 型　*85*
HPV-16 型　*135*
HPV-6 型　*85*
HTLV1　*138*
Hurler syndrome　*9*
Hutchinson syndrome　*183*
hyaline body　*39*
hyaline degeneration　*33*
hyperparathyroidism　*92*
hyperpituitarism　*92*
hyperplasia of primary cementum　*49*
hyperplasia of secondary cementum　*49*
hyperplasia of spike-like cementum　*49*
hypertrophic lichen planus　*78*
hypoparathyroidism　*92*
hypopituitarism　*92*

I

idiopathic thrombocytopenic purpura　*180*
IL-1　*138*
IL-1β　*44*
IL-8　*138*
impacted teeth　*6*
In balance　*172*
incisive canal cyst　*110*
incisor tubercle　*4*
infantile cortical hyperostosis　*93*
infection disease of salivary gland　*151*
infectious arthritis　*103*
inflammatory cyst　*109*
infraversion　*8*
intermittent fever　*167*
internal granuloma　*33*
internal resorption　*33*
internal secretion of salivary gland　*151*
interstitial denticle　*35*
intradermal nevus　*84*, *132*
intraductal papilloma　*156*
inversion　*8*
inverted papilloma　*125*
iron deficiency anemia　*179*
ITP　*180*

J

jun　*137*
junctional epidermolysis bullosa　*69*
junctional nevus　*84*, *132*
juvenile melanoma　*133*
juvenile periodontitis　*44*
juvenile xanthoma　*126*
juvenile (aggressive) ossifying fibroma　*127*
juxtracortical osteosarcoma　*142*

K

Kaposi sarcoma　*82*, *143*
keratocystic odontogenic tumor　*118*
Klinefelter syndrome　*4*
Klippel-Trenaunay-Weber syndrome　*81*
Köbner 現象　*104*
koilocytosis　*77*
Koplik spots　*67*
Küttner tumor　*152*

L

lacuna cell　*145*
Langerhans cell histiocytosis　*99*
lateral branch　*4*
lateral cervical cyst　*112*
lateral cleft lip　*55*
lateral periodontal cyst　*109*
LBK1　*184*
LCH　*99*
Le Fort 分類　*99*
leiomyoma　*130*
leiomyosarcoma　*143*
leprosy　*71*
Letterer-Siwe disease　*100*
leukemia　*181*
leukemia-associated gingivitis　*43*
leukoedema　*76*
leukoplakia　*77*, *133*
lichen planus　*78*
lingual thyroid　*56*
lip fistula　*57*
lipoma　*130*
liposarcoma　*141*

lobulated tongue　*56*
lupus erythematosus　*73*
luxation　*102*
lymphadenoma　*156*
lymphadenopathy　*171*
lymphangioma　*86*
lymphoepithelial cyst　*112*

M

M1　*181*
M2　*181*
M4　*182*
M5　*182*
macrodontia　*3*
macroglossia　*57*
macrognathia　*59*
macula　*169*
Maffucci syndrome　*81*
malignant fibrohistiocytic tumor　*141*
malignant hemangioendothelioma　*142*
malignant lymphoma　*144, 160*
malignant melanoma　*84, 146*
malignant tumors of salivary gland　*156*
MALT（Mucosa Associated Lymphoid Tissue）-type lymphoma　*146*
mandible cleft　*55*
mandibular agnathia　*58*
mandibular protrusion　*9*
mandibulofacial dysostosis　*61, 90*
mantle cell lymphoma　*145*
marble bone disease　*88*
Marfan syndrome　*61, 90*
massive osteolysis　*93*
maxillary agnathia　*58*
maxillary and mandibular agnathia　*58*
maxillary protrusion　*9*
maxillofacial asymmetry　*59*
measles　*67*
median cervical cyst　*113*
median cleft lip　*55*
median cleft of lower lip　*55*
median diastema　*8*
median rhomboid glossitis　*56, 80*
melanin pigmentation　*83*
melanotic neuroectodermal tumor of infancy　*122*
melena neonatorum　*21*
Melkersson-Rosenthal syndrome　*184*
menstrual cycle-associated gingivitis　*43*
MEN　*132*
metaplasia　*149*
metaplasia of the pulp　*35*
metastasizing（malignant）ameloblastoma　*123*
micro abscess　*78*
microdontia　*3*
microglossia　*56*
micrognathia　*59*
microstomia　*58*
Mikulicz syndrome　*153, 185*
Mikulicz 病　*153*
mixed appearance　*154*

molluscum contagiosum　*67*
monocytic leukemia　*182*
MSH　*83*
mucoepidermoid carcinoma　*157*
mucopolysaccharidosis　*62*
mucormycosis　*71, 79*
mucosal neuroma　*132*
mucous cyst　*113, 150*
mucous membrane pemphigoid　*68*
multi-differentiate potential　*138*
multiple carcinoma　*140*
multiple myeloma　*144*
mumps　*67, 152*
myc　*137, 146*
myeloma　*144*
myoepithelial carcinoma　*159*
Myoepithelial cell　*148*
myoepithelioma　*154*
myoma　*130*
myxoma　*126*

N

nasoalveolar cyst　*111*
nasolabial cyst　*111*
nasopalatine duct cyst　*110*
nausea　*168*
necrotizing sialometaplasia　*150*
necrotizing ulcerative gingivitis　*45*
necrotizing ulcerative periodontitis　*45*
neurofibroma　*131*
neurofibromatosis　*132*
NF-1　*137, 184*
NF-2　*137, 184*
niche　*138*
nicotine stomatitis　*76*
nocardiosis　*79*
nodular fasciitis　*126*
nodule　*170*
noma　*72*
non plaque induced gingivitis　*43*
non-epithelial pulp polyp　*32*
non-odontogenic cyst　*110*
non-specific sialadenitis　*151*
NUG　*45*

O

oblique facial cleft　*55*
occlusal trauma　*46*
oculoauriculovertebral dysplasia　*60*
oculodentodigital dysplasia　*61*
odontoameloblastoma　*119*
odontogenic carcinosarcoma　*123*
odontogenic epithelial cyst　*107*
odontogenic fibroma　*120*
odontogenic ghost cell carcinoma　*123*
odontogenic keratocyst　*108, 118*
odontogenic maxillary sinusitis　*38, 98*
odontogenic myxoma　*120*
odontogenic sarcoma　*123*
odontoma　*119*
oncocyte　*149*

oncocytoma　*150, 155*
open bite　*9*
oral florid papaillomatosis　*85*
orofaciodigital syndrome I　*60*
orthokeratinized odontogenic cyst　*118*
Osler-Rendu-Weber syndrome　*81, 184*
ossifying fibroma　*121, 127*
osteoblastoma　*128*
osteogenesis imperfecta　*87*
osteoid osteoma　*128*
osteoma　*127*
osteomyelitis of jaw　*96*
osteopetrosis　*88*
osteosarcoma　*141*
otopalatodigital syndrome　*60*
Out balance　*172*

P

p16　*137*
p21　*137*
p53　*137*
Paget disease of bone　*91*
pain　*177*
palatal abscess　*38*
palpitation　*168*
papanicolaou stain　*187*
papillary adenocarcinoma　*113*
papillary cystadenoma　*155*
papillary hyperplasia　*85*
papillary sialadenoma　*156*
papilloma　*85, 125*
Papillon-Lefèvre syndrome　*41, 44, 184*
papule　*169*
paradental cyst　*110*
paramolar cusp　*4*
paramyxo virus　*67*
parosteal osteosarcoma　*142*
PAS 染色　*79, 187*
pathological changes of cementum　*48*
pathological fracture　*98*
PDGF　*137, 138*
Pel-Ebstein 熱　*167*
pellicle　*19*
pemphigus　*67*
pemphigus erythematosus　*68*
pemphigus foliaceus　*68*
pemphigus vegetans　*68*
pemphigus vulgaris　*67*
periodic acide Schiff stain　*187*
periodontitis　*43*
periodontitis associated with genetic disease　*44*
periosteal osteosarcoma　*142*
periostitis　*95*
periostitis ossificans　*96*
peripheral ameloblastoma　*116*
peripheral giant cell glanuloma　*80*
peripheral osteoma　*127*
pernicious anemia　*179*
Peutz-Jeghers syndrome　*83, 184*
PGE2　*44*
phantom bone disease　*93*

phlegmon of the floor of oral cavity　37
physical pulpitis　32
picornavirus　66
Pierre Robin syndrome　10, 59, 90, 183
pigment degeneration　33
pigment nevus　84
pigmentation　21, 169
pigmented nevus　132
Pindborg tumor　117
plaque induced simple gingivitis　42
pleomorphic adenoma　154
pleomorphic rhabdomyosarcoma　143
plexiform neurofibroma　131
Plummer-Vinson syndrome　133, 179, 184
PNET　143
polymorphous low-grade adenocarcinoma　158
porphyrin　21
postextraction bacteremia　48
postoperative maxillary cyst　111
pox virus　66
Prader-Willi syndrome　62
precancerous lesions　133
pregnancy-associated gingivitis　43
premature eruption　5
primary intraosseous carcinoma　123
primary occlusal trauma　46
progressive atrophy in edentulous jaw　94
progressive facial hemiatrophy　94
progressive systemic sclerosis　95
protostylid　4
pseudo cyst　111
psoriatic arthritis　104
PTCH1　183
PTH　92, 129
puberty-associated gingivitis　42
pulp atrophy　33
pulp gangrene　31
pulpitis　29
punched-out lesion　100, 144
purpura　169
pustule　170
pyogenic glanuloma　80

R

radicular cyst　39, 109
radicular granuloma　39
radio osteomyelitis　97
radio osteonecrosis　97
Ramsay-Hunt syndrome　66, 185
ranula　113, 150
ras　132, 137
Rb　137, 138
recurrent aphthous stomatitis　72
recurrent aphthous ulcer　73
recurrent HSV infection　65
Reed-Sternberg giant cell　144
Reiter syndrome　73, 104, 186
remittent fever　167
renal osteodystrophy　93

residual cyst　48, 110
reticular atrophy　33
RET　132
rhabdomyoma　130
rhabdomyosarcoma　143
rheumatoid temporomandibular arthritis　103
Rh 血液型　22
Riga-Fede 病　6
Romberg syndrome　94
rotation　8
RS 細胞　144
rubella　82
rubeola　67
Rubinstein-Taybi syndrome　62
Rushton hyaline body　39
Russell-Silver syndrome　10

S

S-100 タンパク　131, 154, 158, 159
saddle-shaped dental arch　9
salivary duct carcinoma　159
sarcoidosis　152
scale　170
schwannoma　131
scleroderma　95
sebaceous adenoma　155
secondary dentin　34
secondary occlusal trauma　46
secondary thrombocytopenic purpura　180
seizure　174
self-renewal ability　138
senility　163
shock　175
sialoadenosis　151
sialolithiasis　150
simple atrophy　33
simple bone cyst　111, 122
SIN　133
Sjögren syndrome　153, 185
SLE　73
SMAD2　137
small lympocytic lymphoma　145
small pox　66
soap-bubble appearance　120
solitary bone cyst　111
solitary myeloma　144
somnolence　173
spaced dental arch　9
spasm　174
specific sialadenitis　152
spindle cell carcinoma　136
squamous cell carcinoma　75, 112, 136
squamous intraepithelial neoplasia　133
squamous metaplasia　150
squamous odontogenic tumor　117
src　137
static bone cavity　112
Stensen duct　148
Stevens-Johnson syndrome　73, 184
stupor　173

Sturge-Weber syndrome　81, 185
subcutaneous abscess　37
submucous cleft palate　55
submucous fibrosis　133
subperiosteal abscess　37, 95
supernumerary root　4
supernumerary teeth　5
suppurative temporomandibular arthritis　103
supraversion　8
synovial sarcoma　142
syphilis　71, 152
systemic lupus erythematosus　73

T

taurodont　4
taurodontism　4
teleangioectaticum　169
telomea　164
temporomandibular ankylosis　105
temporomandibular arthrosis　105
tertiary dentin　34
TGF-α　138
TGF-β　138
thirst　176
thrombocytopenic purpura　180
thrombotic thrombocytopenic purpura　180
thyroglossal duct cyst　113
thyroglossal fistula　56
TIP　180
tipping　7
TNF　167
TNM 分類　135
tooth bud　1
torus mandibularis　128
torus palatinus　128
trabecular osteoma　127
transitional cell carcinoma　136
transposition　8
transverse facial cleft　55
traumatic bone cyst　111
traumatic fracture　98
traumatic lesions　70
traumatic temporomandibular arthritis　102
Treacher Collins syndrome　10, 61, 90, 183
trisomy 21　90
true denticle　35
tuberculosis　70, 152
tubular adenoma　156
tumor　170
tumors of minor salivary gland　160
Turner syndrome　10, 183
Turner's teeth　38

U

ulcer　170
undulant fever　167
urticaria　169

203

V

vacuolar (hydropic) degeneration *33*
VEGF *138*
verruciform xanthoma *126*
verrucous carcinoma *86*, *136*
version *7*
vertigo *174*
viral disease of sakivary gland *152*
visual disturbance *176*
vomiting *168*
von Recklinghausen disease *83*, *132*, *184*
von Recklinghausen 病 *131*
von Willebrand 因子 *142*, *170*
V-shaped dental arch *9*
v-sis *137*

W

Warthin tumor *155*
Warthin 腫瘍 *160*
Wegener granuloma *75*
Wharton duct *148*
wheal *169*
white sponge nevus *76*
wolf's throat *55*

X

xanthoma *126*

Y

yes *137*

口腔顎顔面疾患学　臨床口腔病理診断学

2010年12月20日　第1版第1刷発行

著　　者　立川　哲彦
発 行 者　木村　勝子
発 行 所　株式会社 学建書院
〒113-0033　東京都文京区本郷 2-13-13　本郷七番館 1F
TEL(03)3816-3888
FAX(03)3814-6679
http://www.gakkenshoin.co.jp
印刷製本　三報社印刷㈱

© Tetsuhiko Tachikawa, 2010. Printed in Japan［検印廃止］

JCOPY 〈(社)出版者著作権管理機構 委託出版物〉
本書の無断複写は著作権法上での例外を除き禁じられています．複写される場合は，そのつど事前に，(社)出版者著作権管理機構（電話 03-3513-6969, FAX 03-3513-6979）の許諾を得てください．

ISBN978-4-7624-0674-4